W0061424

SCORPIO

JÖRG TACKE
KIRSTEN DEUTSCHLÄNDER

QUANTEN-
MEDIZIN

Wie Sie als Patient maßgeblich zur
Heilung beitragen können

SCORPIO

ZU DEN AUTOREN:

Dr. med. Kirsten Deutschländer ist Fachärztin für Allgemeinmedizin, Naturheilverfahren und Akupunktur. Sie verfügt über eine zwanzigjährige Berufspraxis, u.a. als niedergelassene praktische Ärztin sowie als Chefärztin einer Reha- und Präventionsklinik. Darüber hinaus ist sie ausgebildete Yogalehrerin und bietet Gesundheitsseminare und Vorträge an.

Dr. Jörg Tacke studierte Maschinenbau und war Geschäftsführer verschiedener Firmen aus dem Bereich Zukunftstechnologie, ehe er sich 2002 als Unternehmensberater und Mentaltrainer selbstständig machte. In Seminaren und Vorträgen vermittelt er insbesondere Techniken zur Quanten-Heilung. Seit 2010 ist er Dozent an der Universität Passau zu den Themen Stressbewältigung und Prävention.

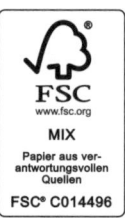

© 2012 Scorpio Verlag GmbH & Co. KG, Berlin · München
Umschlaggestaltung und Motiv:
David Hauptmann, Hauptmann & Kompanie Werbeagentur
Bildnachweis: S. 16, 17: Wikimedia Commons; S. 71: Gisela Rüger
Satz: BuchHaus Robert Gigler, München
Druck und Bindung: GGP Media GmbH, Pößneck
ISBN 978-3-942166-83-6

www.scorpio-verlag.de

INHALT

ES BRENNT! 8

DAS WELTBILD DES MODERNEN PATIENTEN 13
Ungeahnte Lösungsmöglichkeiten der
  Quanten-Medizin 14
Der Geist steuert die Materie 15
Das Resonanzgesetz 19
Quanten-Verschränkung und Nichtlokalität der
  Information 21
Der Beobachtereffekt als Filtereffekt 24
Heilung durch Bewusstsein 26
»Angst und Hoffnung« werden zu »Eigenverantwortung
  und Glück« 27
Der Mensch im Mittelpunkt 29
Bewusstheit fördert Widerstandskraft und Gesundheit 29
Der Patient in der Quanten-Medizin:
  der mündige Patient auf Augenhöhe 30
Der Arzt in der Quanten-Medizin:
  der weise Ratgeber 31

KRANK ODER GESUND? 32
Der Einfluss der Ernährung 35
Die China-Studie 37
Die Grundfesten des medizinischen Denkens
   werden erschüttert 67
Der Einfluss des Mentalen 68
Grundlagen seelischer Gesundheit 92
Die Hitliste der beliebtesten Blockaden 94
Die Grundlagen geistig-spiritueller Gesundheit 108
Der Einfluss der Bewegung 112

WIESO HAT SICH NOCH NICHTS GEÄNDERT? 114
Informationsstrategien von Ärzten und Politik 115
Der Nachteil, dass Mediziner auch nur Menschen sind 117
Ernährungslügen der Nahrungsmittelindustrie 118
Wahrheit wird verschleiert 119
Wie werden Forschungsergebnisse manipuliert? 120
Das Ganze ist mehr als die Summe seiner Einzelteile 122
Industrie und Gesundheitsbranche verdienen am besten
   an kranken Menschen 123
Volkswirtschaftlicher Schaden der Unwissenheit 125
Menschliche Eigenschaften, die Veränderung verhindern 126

WARUM WIR NICHT SO WEITERMACHEN
KÖNNEN WIE BISHER 131
Ein krankes System 131
Warum werden wir bei steigenden Kosten kränker? 136
Was tragen wir zur Krankheits- und Kostenexplosion bei? 137
Krank gemacht 141

QUANTEN-MEDIZIN IM ALLTAG 172
Analyse des Ist-Zustands 172

UNSERE GEISTIGEN FÄHIGKEITEN – TURBOLADER
IN HEILUNGSPROZESSEN 174
Selbstanwendung: 2-Punkte-Methode 174
Wie arbeitet der Quanten-Mediziner? 199
Entspannung im Alltag 202

EINFLUSS DER ERNÄHRUNG AUF DIE
GESUNDHEIT 207
Was bedeutet *gesunde* Ernährung? 207
Ernährungsempfehlungen bei ausgewählten
Erkrankungen 220

BEWEGUNG IST LEBEN 229

KLEINE AUSWAHL AN HAUSMITTELN
UND ALTERNATIVEN HEILMETHODEN 232

WIE FINDE ICH DEN RICHTIGEN ARZT? 240

DAS 30-TAGE-PROGRAMM DER
QUANTEN-MEDIZIN 259

ÄRZTELISTE 282

REGISTER 286

ES BRENNT!

Vermutlich lesen Sie dieses Buch aus einem von zwei Gründen: Im günstigen Fall hat Ihr Arzt Ihnen diesen Patientenratgeber empfohlen, damit Sie besser verstehen, was für Ihre Gesundheit wichtig ist, wie Krankheiten entstehen und, vor allem, was Sie zu Ihrer eigenen Heilung beitragen können. Wenn Ihr Arzt Ihnen dieses Buch empfohlen hat, dann hat bei ihm bereits ein Umdenken eingesetzt. Er weiß, dass alle Heilungsprozesse Selbstheilungsprozesse sind, und er arbeitet mit diesen.

Oder aber Sie haben ein gesundheitliches Problem, bei dem Ihnen keiner helfen kann, Sie sind frustriert mit dem Gesundheitssystem und suchen nach wirksamen Alternativen. Zu oft haben Sie erlebt, dass eine Pille Ihr Problem nicht löst, dass Sie sich bei einer Behandlung nicht mit einbezogen und unverstanden fühlen, dass naturheilkundliche Leistungen von den Krankenkassen nicht bezahlt werden und Sie von gestressten Ärzten abgefertigt werden, die zu wenig Zeit für Sie haben. Sie haben erlebt, dass die Schulmedizin für jede Erkrankung das passende Medikament verspricht, aber die tiefer liegenden Ursachen nicht berücksichtigt. So haben Sie z.B. bei einem grippalen Infekt die Erfahrung gemacht, dass anstatt eines Gesprächs, in dem die

Hintergründe erforscht werden, was Ihnen auf der Seele liegt und warum Ihr Immunsystem so angeschlagen ist, recht schnell ein Antibiotikum verschrieben wird. Sie sind frustriert und lösen das Rezept nicht mal mehr ein, zumal Sie nach Lektüre des umfangreichen Beipackzettels erst recht verunsichert worden sind. Sie als mündiger Patient sind sich bereits bewusst, dass so etwas nicht gesundheitsförderlich sein kann.

Die Krankenkassenbeiträge steigen immer schneller und damit auch Ihre Lohn- oder Gehaltsabzüge. Gleichzeitig wird von uns eine stärkere finanzielle Eigenleistung verlangt. Sie bekommen immer weniger für Ihr Geld. Immer wieder lesen Sie in der Zeitung von neuen Reformen und Methoden, die alles verbessern sollen, aber auch von ärztlichen Abrechnungsbetrügereien, Streit um die Finanzen und teuer abgerechneten medizinisch-technischen Hilfsmitteln wie Zahnprothesen und künstlichen Gelenken, die sich in Wahrheit als Billigimporte herausstellen. Sie wissen nicht mehr, wem und welcher Information Sie noch vertrauen können. Wo soll das alles noch hinführen? Lässt sich daran etwas ändern?

Wir sind der Meinung, dass sich wirklich etwas ändern muss! Es ist höchste Zeit umzudenken, denn wenn wir so weitermachen wie bisher, sind die steigenden Krankheitskosten nicht mehr zu bezahlen. Dann sind wir bald zu krank, um die steigenden Krankheitskosten überhaupt verdienen zu können. Die Veränderung beginnt mit einem Umdenkprozess, mit einer Veränderung, die im Bewusstsein passiert. Die Veränderung beginnt in jedem Einzelnen, und in der Gesamtheit führt sie dann zur neuen »Quanten-Medizin«. Eine Medizin, die den Menschen wieder in den Mittelpunkt rückt.

Wir nennen die Medizin, die auf einer ganzheitlichen Grundlage basiert, Quanten-Medizin. Die Quanten-Medizin ist ein Medizinsystem, das erkannt hat,

- dass Menschen hochkomplexe Wesen sind, die durch übergeordnete Felder gesteuert werden.
- dass Menschen Energiefelder sind, die durch Lichtquanten (Photonen) reguliert werden.
- dass Bewusstseinsprozesse heilend wirken können.
- wie wichtig Sonnenlicht für unsere Gesundheit ist.
- wie wichtig seelische und geistig-mentale Faktoren sind.
- wie wichtig Stressreduktion und Tiefenentspannung sind.
- wie wichtig gesunde Ernährung in Form von vollwertiger pflanzlicher Kost ist.
- dass weniger manchmal mehr ist, insbesondere beim Einsatz technischer Medizin.
- dass das ärztliche Gespräch ein wichtiges Heilmittel ist.
- dass der Placeboeffekt heilend eingesetzt werden kann.

Ein wichtiges Kernstück der Quanten-Medizin, wie wir sie verstehen, ist eine Methode, die das Bewusstsein heilend mit einbezieht: die 2-Punkte-Methode. Dieses Verfahren der Quantenheilung ist leicht selbst anzuwenden, und es hilft uns dabei, krank machende Blockaden, die im Unterbewusstsein wirken, wie Schätze an die Oberfläche – also in unser Bewusstsein – zu bringen. Dort lässt sich dann im Hier und Jetzt das lebensbereichernde Potenzial dieser vormals unbewussten Hemmnisse nutzen und umwandeln.

Zum quantenmedizinischen Weltbild gehört auch die Sichtweise, dass alles mit allem verbunden ist. Daher gehören Umweltschutz,

Tierschutz (Ablehnung der Massentierhaltung) und ein verantwortungsvoller, achtsamer und respektvoller Umgang miteinander, ein bewussteres Konsumverhalten genauso zur ganzheitlichen Gesundheit wie die medizinischen und psychologischen Themen.

In diesem Buch werden Sie erfahren, wie Sie als Patient den aktuellen Trend des schulmedizinischen Systems verändern können. Wir vermitteln Ihnen die Informationen, die Sie für Ihre Gesundheit brauchen, zeigen Ihnen, wie Sie als Patient Ihr Verhalten ändern können, um optimal zu Ihrer Heilung beizutragen. Sie erfahren, wie Sie herausfinden können, welche Ärzte schon nach diesem neuen Prinzip arbeiten. Außerdem zeigen wir Ihnen, wie Sie verhindern können, an den Volkskrankheiten zu erkranken. Wir lösen die gängigsten Irrtümer über Krankheit und Heilung auf und stellen Ihnen die neuesten wissenschaftlichen Erkenntnisse zum Thema Heilung vor. Dieses Buch gibt Ihnen die Möglichkeit, von der ohnmächtigen Opferrolle sanft in die Position der Eigenverantwortlichkeit zu wechseln, in eine neue Patientenrolle, eine, in der Sie als mündiger Patient dem Arzt auf Augenhöhe begegnen. Sie sind sich Ihrer natürlichen Selbstheilungskräfte bewusst und wissen, dass kein Arzt Sie gesund machen kann, wohl aber zu den Bedingungen beitragen kann, dass Ihre Selbstheilungskräfte wieder aufblühen und Sie dadurch wieder gesund werden.

Gelingt es uns, Sie für diese neue Patientenrolle zu begeistern, wäre der Lohn vielfältig:
1. Sie sind gesünder und haben dadurch mehr Freiheit im Leben.
2. Sie müssen weniger Geld für Krankheit ausgeben.

3. In unserem medizinischen System würde es endlich wieder um den Patienten gehen, um Gesundheit und echte Vorsorge statt Reparaturmedizin.

Selbst wenn Sie sich im Moment davon nicht betroffen fühlen, werden Sie früher oder später gezwungen sein, mehr als die Kosten für die Tatsache zu tragen, dass wir immer schneller immer kränker werden und gleichzeitig die Kosten explodieren.

Über 80 Prozent der Erkrankungen[1] werden durch das eigene Verhalten verursacht. Die Folge daraus sind die chronischen Krankheiten, an denen wir auch sterben.

Immer noch unberührt? Oder neugierig darauf, wie Sie die Krankheiten verhindern und was Sie zu Ihrer eigenen Heilung beitragen können? Neugierig darauf, warum es dem Arzt in diesem System nahezu unmöglich gemacht wird, in Ihrem Interesse als Patient zu handeln, und weshalb er Ihnen Ihre Verantwortung für Ihre Gesundheit gar nicht abnehmen kann? Neugierig darauf, wie Sie Ihre Verantwortung für Ihre Gesundheit heilend umsetzen können?

Dann lassen Sie uns beginnen.

---

1 Stewart B. W., Kleinhues P. (Hg.): World Cancer Report: WHO IARC Press, Lyon 2003

12

DAS WELTBILD DES MODERNEN PATIENTEN

Die Haltung allem Leben und Sein gegenüber, die sich in einem bestimmten Weltbild oder Menschenbild ausdrückt, ist die Grundlage für unser Denken und Handeln – auch in der Medizin. Das traditionelle Weltbild, das auf den Gesetzen von Isaac Newton beruht, besagt – vereinfacht ausgedrückt –, dass das Universum und der Mensch eine Maschine sind und sich alles verstehen lässt, wenn man die Einzelteile untersucht. Dieses Weltbild gibt uns Orientierung in allen Lebensfragen. Bisher handelt die Schulmedizin nach diesem Modell. Sie teilt den Menschen in einzelne Fachbereiche auf und behandelt die einzelnen Symptome. Doch das newtonsche Weltbild ist seit der Entdeckung der Quantenphysik vor 100 Jahren überholt!

Die Quantenphysik untersucht immer Ganzheiten, da man Energien nicht teilen kann. Überträgt man dies auf die Medizin, muss man den Menschen ganzheitlich betrachten.

Der Begriff *Quant* ist aus der Physik entliehen und dient nur als Symbol für das veränderte Denken. Der Quanten-Sprung ist zwar eigentlich die kleinstmögliche Bewegung, aber manchmal reicht genau diese Bewegung aus, um neue Erkenntnisse einer breiten Öffentlichkeit bewusst zu machen. Der Begriff *Quant* macht deutlich, dass die wissenschaftlichen Grundlagen für dieses neue Denken seit der Entdeckung der Quanten-Physik vorhanden sind. Seit 100 Jahren! Und immer noch nicht in der Medizin angekommen. Obwohl ohne sie u. a. kein Computer und keine bildgebenden Verfahren, wie CT (Computertomografie) oder MRT (Magnetresonanztomografie), funktionieren würden. Die Quanten-Physik steckt insofern zwar in den Geräten der Mediziner, aber sie ist nicht in den Sichtweisen und in den Köpfen der Mediziner angekommen. Wir haben versucht, mit unserem ersten Buch *Der Quanten-Mediziner – Bewusstsein als Heilmittel in der ärztlichen Praxis* einen Schritt dazu beizutragen. Damit Ärzte und Patienten im gleichen Weltbild der Quanten-Medizin zueinanderfinden können, beschreiben wir nun in einem zweiten Schritt das quantenmedizinische Weltbild für den Patienten.

Ungeahnte Lösungsmöglichkeiten der Quanten-Medizin

Versucht man, einen Computer zu reparieren, und ignoriert dabei die Software, wird man höchstwahrscheinlich scheitern. Mittlerweile weiß jeder, dass Software benötigt wird, um Hardware zu testen. Ein Computertechniker, der bei der Analyse und Diagnose stur und steif behaupten würde, dass es hier schließlich um die Technik ginge und das mit der Software nichts zu tun habe, erinnert an einen Mediziner, der bei der Untersuchung und Diagnose behauptet, dass die psychischen und geistig-mentalen Aspekte eines Menschen hier nichts zu suchen hätten, weil es hier schließlich um die Medizin ginge.

Nachdem wir längst erkannt haben, dass sich die Sonne nicht mehr um die Erde dreht, nähern wir uns der Erkenntnis, dass Viren auf Computern die gleiche verheerende Wirkung wie krank machende Überzeugungen oder Denkmuster bei Menschen haben. Daraus ergeben sich viele Fragen: Welche Erfahrungen kennen wir aus unserem täglichen Leben, die uns dabei helfen können, dieses neue Menschenbild zu verstehen und umzusetzen? Inwieweit passen diese Erfahrungen mit der Quantenphysik zusammen? Welches Bild einer neuen Medizin entsteht daraus? Welche Rolle spielt der Arzt oder Therapeut in dieser neuen Medizin?

Der Geist steuert die Materie

Haben Sie das schon einmal erlebt? Sie sind super drauf, dann lesen, hören oder sehen Sie etwas, was Sie völlig aus der Fassung bringt. Ihr Zustand hat sich schlagartig geändert. Umgekehrt haben Sie vielleicht auch schon erlebt, in Zeiten, in denen Sie bedrückt waren, dass es Ihnen durch eine gute Nachricht schlagartig besser ging.

Das ist an sich ein ganz normaler menschlicher Vorgang, mögen Sie denken, daran ist ja wohl nichts Besonderes. Ist es auch nicht! Erstaunlich ist nur, dass wir diese Tatsache komplett ausblenden, wenn es um unsere Gesundheit geht. Noch erstaunlicher ist, dass die Spezialisten für Gesundheit und Heilung, die Ärzte, es auch ausblenden. Woran mag das liegen? Liegt es an der inneren Haltung oder dem Weltbild der Mediziner? Sie haben während ihres intensiven sechsjährigen Studiums und ihrer fünfjährigen Facharztausbildung nicht gelernt, dass sich Denken und die Einstellung des Patienten auf den Körper auswirken.

Dabei könnten sich Ärzte und die Patienten jederzeit vom Gegenteil überzeugen: Dank unserer geistigen Kraft können wir körperliche Vorgänge, wie z. B. Bewegungen, in Gang setzen, d. h. der Geist steuert sehr wohl die Materie.

Suchen wir nach Rückhalt für diese Selbstverständlichkeit in der Wissenschaft, so sind sowohl die Physik als auch die Quantenphysik hilfreich: Es gibt in der gesamten Physik vier Grundkräfte: die Schwerkraft (Gravitation), die schwache und die starke Kernkraft und die elektromagnetischen Kräfte. Die elektromagnetische Kraft ist diejenige, die unser Leben neben der Schwerkraft am stärksten beeinflusst. Das Licht z. B. ist elektromagnetische Strahlung, die für den Menschen im Frequenzbereich von 380 bis 780 Nanometern sichtbar ist. Die für uns unsichtbaren Bereiche der elektromagnetischen Strahlung sind z. B. die Radiowellen, Mikrowellen, Infrarotstrahlung und Röntgenstrahlung. Wir und der gesamte Kosmos bestehen sozusagen aus elektromagnetischen Kräften (Abb. 1).

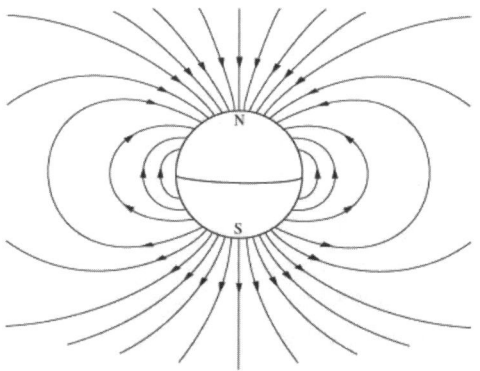

Abb. 1

Aus der Schule kennen Sie sicher den Versuch mit Eisenspänen und Stabmagneten.

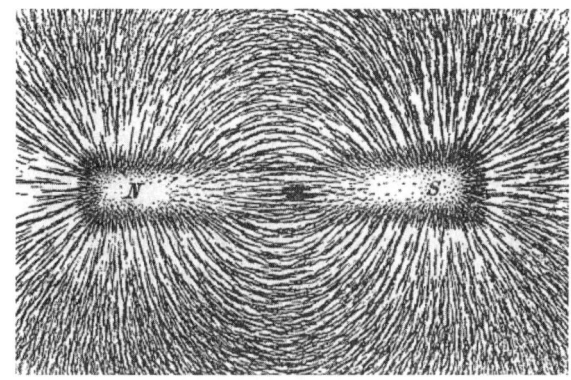

Abb. 2

Reibt man ein Stück Eisen an einer Feile, so fallen die Späne willkürlich auf ein Blatt Papier. Hält man einen Stabmagneten darunter, so richten sich die Späne als Linien aus. Diese Linien nennen wir Magnetfeldlinien, sie machen das Magnetfeld sichtbar (Abb. 2). Das Magnetfeld ist es also, das in diesem Fall die Materie steuert. Ohne dieses Magnetfeld zu verstehen, wäre es unmöglich, Bewegung und das Verhalten und die Ausrichtung der einzelnen Eisenspäne zu verstehen.

Bei uns Menschen ist unser Geist das Feld, das die Materie bzw. den Körper steuert. Wir können nicht nur entscheiden, den Körper zu bewegen, sondern wir können über unseren Geist sogar unsere Atmung steuern, wir können unseren Puls verlangsamen oder beschleunigen, können unseren Blutdruck erhöhen oder senken, wir können unsere Körpertemperatur verändern und sogar unsere Gene.

Viele von den gerade genannten Beispielen haben Sie sicher selbst schon erlebt. Wir können durch unseren Geist sogar unsere Schmerzempfindung beeinflussen: Hat man beispielsweise Zahnschmerzen und liest ein spannendes Buch oder man sieht einen spannenden Film, dann bemerkt man, dass man den Schmerz quasi vollkommen vergisst. Das liegt daran, dass wir nicht zwei Dinge gleichzeitig wirklich hoch konzentriert wahrnehmen können. Diese Tatsache ist vor der Entdeckung der Narkosemittel schmerzstillend eingesetzt worden. Die Technik nennt sich Schmerzkompensation: Es wird an einer entfernten Körperstelle absichtlich ein sich permanent verändernder Schmerz verursacht, um so von dem ursächlichen Schmerz oder dem Operationsschmerz abzulenken.

Dass wir durch unseren Geist unsere Gene verändern, wird seit der Zwillingsforschung nicht mehr infrage gestellt: Eineiige Zwillinge haben bei der Geburt exakt gleiche Gene. Nach Jahrzehnten jedoch stellt sich heraus, dass die Gene nicht mehr gleich sind.[2] Wenden wir dieses Prinzip auf unsere Gesundheit an, erkennen wir:

Unser Denken, unsere Überzeugungen etc. ermöglichen Erkrankung und Heilung.

Wir Patienten entscheiden, wie wir unseren Körper bewegen, was wir zu uns nehmen, was wir sehen, hören und denken. Da unser Denken und unsere Wahrnehmung nicht von unserem Körper getrennt, sondern diese 24 Stunden am Tag miteinander verbunden sind, beeinflussen unser Denken, Fühlen und unsere Seele unseren Körper. Ärgern wir uns häufig und stehen unter starkem Druck, so können Magenschmerzen, Kopfschmerzen oder

---

2   Sorensen T. I. et al.: »Genetic and environmental influences on premature death in adult adoptees«. N Engl. J Med (1988)

Rückenschmerzen entstehen. Schlucken wir unsere Wut häufig hinunter, führt das nicht selten zur Gallenkolik. Mangelt es an Ruhe und Entspannung, meldet sich vielleicht ein Hörsturz mit Ohrgeräuschen (Tinnitus) – unsere »inneren Alarmglocken« läuten. Wir können also unseren Geist unbewusst einsetzen, um zu erkranken, aber genauso, um zu gesunden.

Das Resonanzgesetz

Treffen wir auf eine Person mit schlechter Laune, so kann uns das leicht anstecken. Begegnen wir jemandem, der vor Glück strahlt, wirkt auch das meistens auf uns. Wiederum ein selbstverständliches Erlebnis, werden Sie denken. Und wiederum drängt sich die Frage auf, warum diese Wirkungen bei der Heilung nicht bewusst eingesetzt werden. Denn immerhin sind sie überall verfügbar und haben keine schädlichen Nebenwirkungen. Die Antwort muss wohl ähnlich lauten: Weder die Patienten noch die Ärzte haben es gelernt.

Gibt es für diese Effekte eigentlich technische Erklärungen? Sehr wohl! Dazu ist es hilfreich, sich kurz mit der Frage auseinanderzusetzen, was Materie eigentlich ist. Früher nahm man an, dass Materie etwas Festes und Starres ist. Heute wissen wir durch Experimente, dass Materie nichts Festes und Starres ist und nicht aus greifbaren Bausteinen besteht. Materie besteht im Kern aus kleinsten Energiezuständen, die nach der String-Theorie auch Strings genannt werden. String ist das englische Wort für Saite, also etwa eine Gitarrensaite. Sie beschreibt schwingende Energie. Diese Strings sind superwinzig, aber sehr kraftvoll – Atome sind aus Strings zusammengebaut. Stellen Sie sich vor, ein String wäre so groß wie ein Baumstamm, dann hätte ein Atom die Größe des gesamten Universums. Jede Materie, egal ob menschliches Fleisch, Blut oder Beton, ist so aufgebaut. Das bedeutet: Egal wie weich oder hart Materie nach außen scheint, innen drin handelt es sich immer um herumschwirrende Energiezustände. Da Energie immer schwingt, wirkt sie auch ständig auf ihre Umgebung. Nach dem Resonanzgesetz verdoppeln sich die Höhen der Wellen, wenn gleiche Schwingungen aufeinandertreffen.

Da wir Menschen auch aus solcher Materie bestehen, also aus Energie, haben wir immer eine bestimmte Ausstrahlung, ob wir wollen oder nicht. Der Volksmund kennt das. Er sagt: »Der strahlt eine große Ruhe aus« oder »Der strahlt eine Riesenhektik aus«. Dem Resonanzgesetz ist es ganz gleich, ob Ruhe, Hektik, Stress oder Liebe ausgestrahlt wird. Zwei Menschen wirken quasi als Sender und Empfänger. Wenn einer Stress ausstrahlt und der andere damit in Resonanz geht, also sich auf den Zustand einschwingt, dann schaukeln sich die Wellen ebenfalls hoch. Verliebt man sich, dann passiert das Gleiche: Die Gefühle füreinander erzeugen einen Zustand, in dem man »Berge versetzen« könnte. Man fühlt sich energiegeladen und leistungsfähig wie nie. Wenden wir dieses Prinzip auf den medizinischen Alltag an, erkennen wir leicht: Ein gestresster Arzt kann nicht heilen!

Nicht nur der wissenschaftliche Beirat der Bundesärztekammer weist ausdrücklich darauf hin, dass die Arzt-Patienten-Beziehung der ausschlaggebende Faktor ist. Das Vertrauen in den Arzt trägt mitunter mehr zur Heilung bei als die gewählte Therapie. Ein gestresster Arzt überträgt Stress auf den Patienten, der selbst meist durch Stress krank wurde. So scheint es völlig logisch, dass ein gestresster Arzt nicht heilen kann. 52 Prozent der Ärzte befinden sich nach eigener Auskunft bereits im Burn-out. Vor dem Hintergrund des Resonanzgesetzes, also vor dem Hintergrund der Annahme, dass Gleiches Gleiches anzieht, erscheint nun völlig logisch, warum wir immer kränker werden. Kränkere Ärzte bedeuten kränkere Patienten. Aus diesem Grund bieten wir den Ärzten an, auf unseren Seminaren zur Quanten-Medizin die weiter unten näher erläuterte Selbstanwendung der 2-Punkte-Methode zu lernen, um diese in der ärztlichen Praxis zu nutzen. Der nachweislich tiefe Entspannungseffekt führt zur entspannteren Ausstrahlung und wirkt heilend auf die Patienten. Zudem kann er die 2-Punkte-Methode einsetzen, um die Selbstheilungskräfte des Patienten zu aktivieren. Er kann seinen Patienten diese Methode zur Selbstanwendung beibringen, damit sie diese zur Unterstützung der Heilung von körperlichen und seelischen Problemen jederzeit anwenden können.

Quanten-Verschränkung und Nichtlokalität der Information

Hatten Sie schon einmal das Gefühl, Sie werden beobachtet? Sie drehen sich um und merken, dass Ihre Wahrnehmung Sie nicht getäuscht hat. Können Sie sich daran erinnern, dass Sie wahrgenommen hatten, dass jemand, der entfernt ist, an Sie gedacht hat? Eine solche Gedankenübertragung ist sicher vielen bekannt. Welche Erklärungen oder welche Parallelen gibt es dazu aus anderen Wissenschaften?

Alte Philosophien von fast jedem Kontinent und östliche Erfahrungsreligionen kennen den Leitspruch: Alles ist miteinander verbunden oder alles ist eins. Der griechische Philosoph Heraklit kam zeitgleich mit Buddha 2500 v. Chr. auch zu dieser Erkenntnis. Auch hierzu gibt es zwei Parallelen aus der Quanten-Physik. Die erste Parallele ist die Quanten-Verschränkung. Sie besagt, wenn zwei Teilchen, die einmal miteinander verbunden waren, auch dann miteinander verbunden bleiben, wenn sie nicht mehr am gleichen Ort sind. Dies wurde erstmalig 1982 von Alain Aspect am Genfer Kernforschungszentrum CERN durch ein Experiment bewiesen. In dem riesigen Teilchenbeschleuniger, einem Tunnel von 27 km Länge und einem Durchmesser von 8,5 km, schickte er zwei kleinste gleiche Teilchen in entgegengesetzte Richtungen. An der Stelle, an dem beide Teilchen den größten Abstand hatten, zwang er eines der beiden Teilchen auf eine von zwei möglichen Bahnen. Die spannende Frage war, was das Zwillingsteilchen tun würde. Würde es in der alten Bahn weiterlaufen oder, wie das gezwungene Teilchen, auch die Bahn wechseln? Tatsächlich verhielt sich das nicht gezwungene Teilchen exakt gleich wie das gezwungene. Dann stellt sich natürlich die Frage, ob dies ein Zufall war oder ob sich dieser Effekt wiederholen ließe. Die Wissenschaftler wiederholten diesen Versuch so oft, bis sich herausstellte, dass jedes Mal das Gleiche passierte, und das über eine Entfernung von 8,5 km. Dann wurden sie neugierig, wie diese Art der Informationsübertragung zustande kam. Wie wusste das eine Teilchen vom anderen? Sie berechneten, dass das Verhalten so zeitgleich war, dass eine Informationsübertragung vom einen Teilchen zum anderen Teilchen gar nicht infrage kam. So kamen sie zu dem Schluss, dass die Vermutung der Teilchenverschränkung zutrifft und die zugehörigen Berechnungen ebenfalls. Das Modell der Verschränkung stellt man sich folgendermaßen vor: Das Universum funktioniert wie ein großes, einheitliches Vakuumfeld. Im Vakuumfeld liegen Energie und Information als codierte Wellenfunktion frei von Raum und Zeit vor. D. h., an jeder Stelle im Vakuum ist die gesamte Information, die es überhaupt gibt, überall gleichzeitig vorhanden. Verändert das verschränkte Teilchen Nr. 1 seine Position, gibt es diese Information an das Vakuumfeld weiter. Das verschränkte Teilchen Nr. 2, das als Zwilling in Resonanz geht, liest diese Information heraus und reagiert entsprechend sofort mit, egal wo im Universum es sich befindet.[3] Der Quanten-Physiker Prof. Anton Zeilinger hat die Fernwirkung auf große Distanzen nachgewiesen und führt aktuell Teleportationsexperimente mit Molekülen durch, die reproduzierbar gelingen.[4]

Der russische Wissenschaftler Dr. Vladimir Poponin führte ein Experiment mit gleichem Ergebnis anhand von Genen (DNA) durch. Er teilte einen DNA-Strang, entfernte die beiden Teile mehrere Kilometer voneinander und veränderte dann einen der beiden Stränge. Die gleiche Reaktion war an dem zweiten Strang zu beobachten.

Auch in der Quanten-Physik gibt es das Gegenstück zu dem philosophischen Satz »Alles ist eins«. Die Quanten-Physiker haben herausgefunden, dass die gleiche Information an verschiedenen Orten vorhanden ist. Sie haben nachgewiesen, dass die gesamte Information des Kosmos überall gleichzeitig vorhanden ist. Manche Menschen haben eine starke Intuition, d. h., sie wissen und erkennen Dinge, ohne ihren Verstand zu benutzen. Die Quanten-Medizin nutzt diesen Effekt des intuitiven Erlebens, das eigentlich jedem Menschen gegeben ist. Der Therapeut kann so über sein Bewusstsein auf die Selbstheilungskräfte der Patienten einwirken. Er kann mittels dieser Gesetze auch eine Fernwirkung auslösen, indem er sein Bewusstsein auf das umgebende Quantenfeld und den Patienten richtet. Diese Wirkung ist von der Entfernung unabhängig und als Fernheilung bekannt. Der Heilimpuls entsteht durch die Änderung einer Information. So ist der Fernef-

---

3   Warnke U.: Quantenphilosophie und Spiritualität. Scorpio, München 2011
4   Zeilinger A.: Einsteins Schleier. C. H. Beck, München 2003

fekt einer Heilwirkung erklärbar und auch, warum eine gemeinsame Meditation, z. B. für Frieden, tatsächlich zum Frieden beiträgt.

Informationen sind zur gleichen Zeit und überall abrufbar, da sie über ein Feld miteinander verbunden sind. Die Quanten-Physik hat uns gezeigt, dass dieses Quanten-Feld das gesamte Universum ausfüllt und dadurch die gesamte Information an jedem Ort und zu jeder Zeit gleichzeitig vorhanden ist (Nichtlokalität). So ist der Ferneffekt einer Heilwirkung erklärbar.

Der Beobachter-Effekt als Filtereffekt

»Du siehst ja immer nur das, was du sehen willst!« oder »Das bildest du dir ein!« lauten gängige Vorwürfe in Diskussionen. Diese Erfahrung, dass man sich in einer festen Vorstellung total geirrt hat, ist sicher jedem schon passiert. Man sucht eine DVD mit grüner Verpackung und findet sie nicht, weil sie in Wirklichkeit gelb ist. Man sieht sie deshalb nicht, weil das, was wir erwarten, nicht da ist. Bittet man hingegen jemanden, an gleicher Stelle eine DVD mit einer bestimmten Aufschrift zu suchen, ohne dass man ihm die Farbe nennt, wird er sie wahrscheinlich finden. Derselbe Effekt tritt ein, wenn wir auf der Suche nach etwas sind oder etwas Besonderes begehren. Ein umgekehrter Effekt ist, dass die Wahrnehmung eines Objekts dadurch verstärkt wird, dass man es sich gerade selbst wünscht. Die Frau mit einem Kinderwunsch entdeckt plötzlich mehr Schwangere und Kinderwagen als sonst. Der Mann mit einem Autowunsch lenkt seine Aufmerksamkeit auf sein Lieblingsmodell und sieht dies gehäuft. Der Grund für diese Erlebnisse liegt in der Arbeitsweise unseres Gehirns. Ist uns etwas besonders wichtig oder begehren wir es stark oder haben Angst davor, dann neigen wir dazu, das auch verstärkt zu sehen und zu erleben. Unser Gehirn filtert quasi alles heraus, was dem nicht entspricht. Dieser Filtereffekt ist beim Überqueren der Straße lebenswichtig. Ist er einem aber unbewusst, dann ist er leidvoll. Beim Überqueren der Straße sind hauptsächlich die Gefahrenquellen wichtig, also herannahende Autos, Lkw, Baustellen, Glatteis etc. Und genau darauf konzentriert sich das Gehirn. Würden wir gleichzeitig noch auf kleine zarte Pflänzchen in Asphaltspalten achten und uns daran erfreuen – nun, gesund wäre das nicht. Vermute ich in jeder Schlangenlinie eine Schlange und Gefahr, dann wird das Leben zur Hölle. In der Quanten-Physik wurde dieser Effekt nachgewiesen. Er bedeutet, dass wir als Beobachter immer auch einen Einfluss nehmen auf das, was wir beobachten. Beobachten wir eine Messung, beeinflussen wir, was gemessen wird.

Die Art der Messung verändert das Gemessene.
Im medizinischen Alltag bedeutet dies: Das Patientenbild
des Arztes beeinflusst den Krankheitsverlauf.

Die Quanten-Medizin ist sich des Beobachtereffekts bewusst. Der Arzt achtet auf das Bild, das er sich von einem Patienten macht. Er entmutigt den Patienten nicht durch schlechte Prognosen. Der amerikanische Arzt Dr. med. Bernie Siegel, später auch Professor für Medizin an der Yale University, dessen Patienten viele Spontanheilungen erfuhren, hat seinen Patienten niemals eine Prognose gegeben. Er war sich bewusst, dass eine Prognose zu einer selbsterfüllenden Prophezeiung wird. Denke ich ständig: »Das wird schiefgehen«, so wird es auch schiefgehen. Die negative Sichtweise wird zur Wirklichkeit. Diese negativen Prognosen und Sichtweisen von Ärzten können schwerwiegende Folgen haben.

> Zusammenfassung:
Die Quanten-Medizin erkennt selbstverständlich an, dass unser Feld, also unser Geist, unseren Körper steuert. Im Gegensatz zur Schulmedizin nutzt sie diesen Effekt. Sie setzt auf die Stärkung der Selbstheilungskräfte der Patienten, da sie weiß, dass Gesundheit durch das dynamische Ausbalancieren aller körperlichen Vorgänge erfolgt. Der Quanten-Mediziner ist sich bewusst, welche tieferen Ursachen Krankheiten ermöglichen, und achtet vor allem darauf, dass der Patient seine Balance erhält: durch Stressreduktion, gesunde Ernährung, Bewegung, Entspannung, durch seelischen Ausgleich und positives Denken und Fühlen und eine insgesamt sinnstiftende Lebensweise. Dadurch kommt das Immunsystem wieder ins Gleichgewicht, die Selbstheilungskräfte lassen den Patienten gesunden. Die Quanten-Medizin weiß, dass sie niemanden gesund machen kann, sondern dass sie im besten Fall die Bedingungen schaffen kann, die zur Heilung führen. Sie rückt den Menschen in den Mittelpunkt – nicht die Medikation oder gar die Medizin!

Heilung durch Bewusstsein

In der Quanten-Medizin ist das Bewusstsein das heilende Bindeglied zwischen Geist und Körper. Deshalb nennen wir die Quanten-Medizin auch Bewusstheitsmedizin. Um es einmal klar und deutlich zu sagen: Ohne Bewusstsein geht nichts; ohne Bewusstsein können wir uns weder an etwas erfreuen noch etwas erleben.

Je unbewusster und uninformierter wir sind, desto mehr sind wir von der Schulmedizin abhängig. Je bewusster und aufgeklärter wir sind, desto klarer wird uns, dass wir letztendlich das tun, was wir denken, und somit zum Selbstheilungsprozess beitragen. In der Regel sind uns nur etwa vier Prozent unserer Gedanken bewusst. Die restlichen 96 Prozent sind unbewusst, wie Wissenschaftler herausgefunden haben. Da unsere Worte, Taten und unser Handeln unseren Gedanken folgen, bedeutet das, dass 96 Prozent unseres gesamten Verhaltens unbewusst ablaufen. Es geht also darum, die eigenen Verhaltensweisen, Denkgewohnheiten und Glaubenssätze kennenzulernen. Als hilfreiche Mittel zur Bewusstwerdung haben sich bestimmte Meditationstechniken, Gesprächstherapien oder auch die weiter unten genau beschriebene 2-Punkte-Methode erwiesen. Man kann sich auch durch das unendliche Wiederholen von »Fehlern« den Zusammenhang zwischen Ursache und Wirkung bewusst machen. Die vorher genannten Methoden sind wesentlich müheloser, kostengünstiger und weniger zeitaufwendig.

Am Ende des Buches finden Sie ein Verzeichnis von Ärzten und Heilpraktikern, die bereits so arbeiten.

»Angst und Hoffnung« werden zu »Eigenverantwortung und Glück«

Je bewusster wir bezüglich der eigenen geistigen Prozesse und deren Einfluss auf unsere Gesundheit sind, desto mehr können wir die geistigen und mentalen Mittel der Quanten-Medizin schon selbst nutzen. Sind wir unbewusst, leben wir in dem alten Weltbild, d. h. überwiegend in Angst und Unverständnis, Angst vor Krankheit, Armut, Umweltgiften etc. Dadurch entsteht nicht nur eine miserable Lebensqualität, sondern das Weltbild birgt noch weitere Nachteile: Sind wir von Angst geprägt, verursacht das Krankheit und Unfälle, da Angst uns in Stress versetzt. Und Stress ist der Nährboden für Krankheit und Unfälle. Außerdem machen wir uns durch dieses Weltbild zu Opfern von allen möglichen Anbietern von Rettungsleistungen, angefangen von Vollkasko- und Lebensversicherungen bis zu Wundermitteln aller Art. Schlimmer noch, durch diese Sichtweise bleiben wir im Leidenskreislauf gefangen. Gehe ich beispielsweise im Falle von Rückenschmerzen wiederholt zum Arzt, ohne mir meine Gedanken und Bewertungsmuster darüber bewusst zu machen, wie ich dazu beitrage, diesen Schmerz auszulösen, wird sich dieser Vorgang unzählige Male in meinem Leben wiederholen. Beginnen wir dagegen, in die Selbstverantwortung zu gehen und zu erkennen, dass wir sehr wohl einen Einfluss auf diese Dinge haben, verlassen wir die Opferrolle. Wir schieben also nicht die Verantwortung an den Arzt ab, sondern nehmen sie selbst an. Dadurch gelangen wir vom Opfer zum Gestalter.

Im neuen Weltbild leben wir wesentlich bewusster, eben ohne diese Angst, weil wir Zugang zu unserem geistig-mentalen Heilungspotenzial haben. Wir verstehen die Ursache von Krankheit, ändern deshalb unsere Gewohnheiten, stärken unsere Gesundheit – d. h. unser Immunsystem – und werden weniger krank. Wenn wir krank werden, wählen wir Behandlungsmethoden, die unser Immunsystem stärken und es nicht schwächen.

Die Änderung der Sichtweise und des Verhaltens führt nicht nur dazu, dass wir weniger krank werden, und wenn, dann für einen kürzeren Zeitraum mit weniger Aufwand und weniger Nebenwirkungen. Erst dann haben wir den größten Einfluss auf die gesamten Krankheitskosten, denn 50 Prozent der Krankheitskosten, die ein Mensch verursacht, entstehen in seinen letzten Lebensjahren.[5]

Man kann beobachten, dass Menschen so sterben, wie sie gelebt haben. Und da es fast unmöglich ist, sein Verhalten usw.

---

5 Statistisches Bundesamt: Pressemitteilung Nr. 280 (8/2008)

sprichwörtlich in letzter Sekunde zu ändern, bereiten wir dieses durch unsere gewohnten Sichtweisen und Entscheidungen vor. Das bedeutet, dass man durch den Umgang mit seiner Gesundheit quasi vorher die Weichen stellt, ob man unter Neonleuchten an wahrscheinlich mehreren Geräten im Krankenhaus den letzten Schritt geht, in der Hoffnung, das Leben noch um einige Stunden oder Tage zu verlängern, anstatt sich im Kreise seiner Lieben auf ein menschenwürdiges Sterben vorzubereiten. Durch den Umgang mit Ihrer Gesundheit entscheiden Sie darüber, ob Sie einfach an Altersschwäche sterben, also sozusagen »gesund« sterben, oder an einer der Volkskrankheiten.

Der Mensch im Mittelpunkt

Die Quanten-Medizin rückt den Menschen in den Mittelpunkt, weil sie sich bewusst ist, dass kein Arzt einen Patienten »gesund machen« kann. Wie der Gehirnforscher und Medizinprofessor Dr. Gerald Hüther erklärt: »Alle Heilungsvorgänge sind Selbstheilungsprozesse.«[6] Die Quanten-Medizin nutzt also die Selbsteinschätzung und die Selbstheilungskräfte eines Patienten. Neben diesen grundlegenden Fähigkeiten nutzt sie die fast unglaubliche Fähigkeit unserer Vorstellungskraft und unseres Geistes. Der Quanten-Mediziner ergänzt die klassischen Strukturen der Medizin und richtet sich in seiner Diagnose- und Therapiewahl danach, inwieweit ein Patient Einfluss auf seine Krankheit hat.

---

6 Hüther G.: »Eröffnungsrede des Hauptstadtkongress 2011 in Berlin« vom 11.–13.5.2011 im ICC Berlin. Prof. Dr. Gerald Hüther ist Leiter der Zentralstelle für Neurobiologische Präventionsforschung der Klinik für Psychiatrie und Psychotherapie der Universitätsmedizin Göttingen.

Bewusstheit fördert Widerstandskraft und Gesundheit

Die moderne Wissenschaft findet langsam, aber sicher den Weg zu den alten Heilsystemen zurück. Diese gehen davon aus, dass der harmonische Fluss der Lebensenergie die Grundlage der Heilung ist. Moderner ausgedrückt: In jeder Sekunde laufen etwa sieben Trillionen Reaktionen in unserem Körper ab, die den Körper im Gleichgewicht halten. Unser Körper reguliert sich also selbst, wenn wir ihn dabei nicht durch Gedanken, Emotionen, Glaubenssätze, Ernährungs- oder Umweltfaktoren aus dem Gleichgewicht bringen. Zu diesen Heilsystemen zählen die traditionelle chinesische Medizin (TCM), der Ayurveda und das Yoga. Es ist faszinierend, dass über 3.000 Jahre alte Systeme wussten, was ein Mensch benötigt, um gesund zu bleiben: gesunde Ernährung, ausreichende Bewegung, richtige Entspannung, richtige Atmung sowie positives Denken und Meditation.

In der heutigen Zeit haben wir den Luxus, je nach Bedarf dieses Wissen mit der modernen Medizin kombinieren zu können.

Je bewusster wir werden, desto bewusster fördern wir unsere Gesundheit durch Ernährung, Bewegung und Meditation.

Der Patient in der Quanten-Medizin: der mündige Patient auf Augenhöhe

Der Patient der Quanten-Medizin hat die Zusammenhänge zwischen seinem Denken, Handeln und Überzeugungen und seiner Gesundheit verstanden. Er weiß, dass er sich nicht vor Krankheiten fürchten muss. Er sieht, wie wichtig es ist, das Immunsystem und somit die Selbstheilungskräfte zu stärken und zur Heilung einzusetzen. Er lässt sich vom Arzt informieren und behandeln, aber er lässt den Arzt nicht allein entscheiden. Er ist bereits selbstverantwortlich oder sucht nach Unterstützung, durch die er selbstverantwortlich werden kann. Denn er weiß, dass das einer der ausschlaggebenden Heilungsfaktoren ist. Er wählt seinen Arzt danach aus, inwieweit dieser die Diagnose- und Selbstheilungskräfte seiner Patienten nutzt. Er meidet die Acht-Minuten-Medizin gestresster Ärzte.

Der Arzt in der Quanten-Medizin: der weise Ratgeber

Der Quanten-Mediziner hat die Rolle des Gesundheitsmechanikers verlassen. Er weiß, dass er nicht gesund machen kann, sondern im besten Fall die Selbstheilungskräfte des Patienten aktivieren. Er kann ihn entspannen und beraten, wie er ein entspanntes und sinnvolles und dadurch freudigeres Leben führen kann. Er versucht, ihn zu inspirieren und ihm zu erklären, warum es sich lohnt, sich um seinen Körper zu kümmern. Er hilft ihm, mit seiner sinngebenden Lebensaufgabe in Kontakt zu kommen und seinen Körper wieder als Ratgeber zu entdecken. Er unterstützt den Patienten, bei Bedarf selbstverantwortlich zu werden, ohne ihn zu überfordern. Er informiert den Patienten über die möglichen Behandlungsmethoden, aber er entscheidet nicht für diesen. Er gibt dem Patienten ausreichend Zeit, sich zu entscheiden. Ist dieser dazu noch nicht in der Lage, unterstützt er ihn dabei, zu lernen, selbst zu entscheiden. Er erzeugt keinen unnötigen zeitlichen Druck. Der Quanten-Mediziner achtet auf seine geistige und körperliche Gesundheit, weil er sich der Wirkung seiner Ausstrahlung auf die Gesundheit seiner Patienten bewusst ist. Dementsprechend richtet er seine Arbeitsabläufe ein.

KRANK ODER GESUND?

Krankheit und Gesundheit lassen sich nicht wirklich voneinander trennen. Schwere Krankheit ist auch gleichzeitig eine schwache Gesundheit. Eine gute Gesundheit ist das Ergebnis ungestörter Selbstregulierung (Homöostase). Funktioniert diese einwandfrei, fühlen wir uns gesund. Ist diese gestört, sind wir »krank«. Aber wie viel krank oder gesund? Zehn Prozent krank und 90 Prozent gesund? Nützlicher ist die Frage, wie gut die Selbstregulierung funktioniert. Von dieser hängen die Abwehrkräfte und die Gesundheit ab. Dabei ist das Mentale nicht vom Körperlichen zu trennen. Eine gestörte seelisch-geistige Selbstregulierung führt immer auch zu einer körperlichen Störung. Sorgen und Ängste führen zu Verspannungen und körperlichen Stresserscheinungen. Die wichtigsten Bereiche, die unsere Gesundheit bestimmen, sind auf der körperlichen Ebene Ernährung und Bewegung – sowie auf der übergeordneten Ebene die seelischen und geistig-mentalen Faktoren.

Kirsten Deutschländer: Nach sechs Jahren Studium und fünf Jahren Facharztausbildung hatte ich weder in der Uni noch in der Ausbildung zum Facharzt für Allgemeinmedizin etwas Grundlegendes darüber gelernt, wie seelisches Befinden und körperliche

Beschwerden miteinander zusammenhängen. An mir selbst hatte ich wesentliche Beobachtungen gemacht. *Ein grippaler Infekt erwischte mich immer nur dann, wenn ich mindestens in zwei Lebensbereichen unter Druck stand und mir der Stress zu viel wurde. Schmerzen im Bereich der Halswirbelsäule und Spannungskopfschmerzen traten nur dann auf, wenn ich mir zu viel Arbeit aufhalste und ich die anfallenden Probleme nicht gleich lösen konnte. Wenn ich dann auch noch auf zu wenig Entspannungspausen achtete und mich zu wenig bewegte, kamen Schlafstörungen hinzu. Bei meinen Patienten konnte ich unzählige Zusammenhänge erkennen, wie sich seelischer Schmerz im Körper zeigt. Migränepatienten neigen beispielsweise häufig dazu, ihren Ärger und ihre Wut hinunterzuschlucken und somit die Aggression gegen sich selbst zu wenden. Bei der Arbeit mit Fibromyalgie-(Muskelrheuma-)Patienten hatte ich oft den Eindruck, als sei der Schmerz ein »Schrei der Seele«. Diese Patienten kümmerten sich oft aufopferungsvoll um andere und übergingen dabei ihre eigenen Bedürfnisse.*

Das Faszinierendste für mich war die Beobachtung, dass es keine klaren Regeln gab zwischen dem seelischen Thema und den körperlichen Symptomen. Jeder Mensch scheint tatsächlich ganz individuell zu reagieren. Diese Erkenntnis zeigte mir, dass wir Menschen hochkomplexe Wesen sind, die sich niemals mit einfachen schulmedizinischen Erklärungen beschreiben lassen. Niemals gibt es nur eine Ursache für eine Erkrankung. Auch Bücher, die körperlichen Symptomen eine seelische Ursache zuordnen, können nur als Anregung verstanden werden, da kein Mensch ist wie der andere. Jeder Mensch hat einen einmaligen Fingerabdruck, und so ist auch jedes Organ einmalig, wie die Immunologie festgestellt hat.

Bei jeder Erkrankung liegen sowohl individuelle seelische als auch körperliche Ursachen vor.

Insbesondere bei der Arbeit mit Krebspatienten konnte ich feststellen, dass die geistig-mentalen Einstellungen ganz entscheidend am Heilprozess beteiligt sind. Nur diejenigen Patienten, die sich nicht gleich aufgaben, hatten überhaupt eine Chance auf Heilung. Wenn der Wille des Patienten, gesund zu werden, die Heilbemühungen des Arztes boykottiert, hat dieser keine Chance. Im Laufe der Erfahrungen wurde mir die Dominanz geistig-mentaler Faktoren bewusst.

Traurig war es für mich, zu erkennen, dass sich die Ausbildung der Mediziner sehr wenig mit diesen Fragen beschäftigt. Wir sind in unserer Ausbildung darauf programmiert worden, Probleme mit Medikamenten, Geräten oder Operationen lösen zu wollen, anstatt sich zuerst den naheliegenden Umgebungsfaktoren zuzuwenden; sich zuerst Gedanken zu machen darüber, wie die Lebensweise, die Konflikte im Leben, das Ernährungs- und Bewegungsverhalten, die Überzeugungen, nach denen ein Mensch handelt, sich auf die Gesundheit eines Patienten auswirken können. Zugegeben, dies ist ein hoher Anspruch, eine große Herausforderung und benötigt sehr viel Zeit. Noch dazu erfordert es ein individuelles Eingehen auf den Patienten. Aber letztendlich würde dadurch viel Geld gespart, denn so manche der technischen Untersuchungen, die nicht nur oft teuer sind, sondern auch immer Nebenwirkungen haben, würden überflüssig. Die große Kunst und große Schwierigkeit, Menschen bei ihrer Heilung zu helfen, liegt darin, dass jeder Mensch auf Methoden und Medikamente unterschiedlich reagiert. Diese Erkenntnis veranlasste mich zu erforschen, was denn eigentlich letztendlich heilt.

Wir wollen nun die komplexen Zusammenhänge zwischen Körper, Geist und Seele genauer betrachten. Beginnen werden wir mit der körperlichen Ebene, da diese am einfachsten zu beeinflussen und jeder Mensch sofort in der Lage ist zu erkennen, was seinem Körper guttut. Über die Themen Ernährung, Bewegung, Mentales (das Geistig-Seelische) kommen wir zum Thema Stress, was uns einen guten Übergang zwischen der körperlichen und der seelischen Ebene bietet. Sie werden erfahren, wie sich Konflikte und seelische Traumata auf den Körper auswirken. Wie dies biochemisch funktioniert, zeigen wir anhand des Zusammenhangs zwischen Gehirn und den Körperorganen. Den mächtigsten Einfluss auf unsere Gesundheit haben jedoch die geistig-mentalen Faktoren. Darunter versteht man das Bewusstsein und vor allem das Unterbewusstsein. Wie Wissenschaftler schätzen, laufen über 90 Prozent unserer Gedanken und Gefühle unbewusst ab. Diese unbewussten Gedanken und Gefühle führen auch zu unbewusstem Verhalten und haben einen enormen Einfluss auf unseren Gesundheitszustand. Dies dem Leser bewusst zu machen ist eines unserer größten Anliegen. Wie Sie genau das Wissen und die Erkenntnisse aus diesem Kapitel im Alltag nutzen können, um Ihre Gesundheit zu fördern oder im Krankheitsfall zu Ihrer Heilung beitragen zu können, haben wir im Kapitel »Quantenmedizin im Alltag« zusammengestellt. Dort stellen wir Ihnen Methoden vor, die in unserer täglichen Praxis erprobt sind und sich als sehr wertvoll herausgestellt haben.

Der Einfluss der Ernährung

Kirsten Deutschländer: Seit über 25 Jahren bin ich nun im »Medizingeschäft«. Es wundert mich immer wieder, wie wenig wir als Mediziner in Ernährungslehre ausgebildet wurden. Uns wurden lediglich die Grundlagen der verschiedenen Nahrungsbestandteile (Kohlenhydrate, Fette, Eiweiße) erklärt, wobei es darum ging, die verschiedenen Abbauzyklen biochemisch zu verstehen. Im Rahmen einer weiteren Vorlesung lernten wir, welche Vitamine essenziell bzw. wasserlöslich oder fettlöslich waren. Wie stark der Einfluss der Ernährung jedoch auf die Entwicklung von Krankheiten ist, wurde nicht herausgestellt, geschweige denn wurde über das Thema »gesunde Ernährung« referiert. Im Lauf des Lebens probiert wohl fast jeder Diäten aus, und als Arzt wird man ständig dazu befragt. Ich stellte bei mir fest, dass ich genauso verunsichert war über die meisten Fragen bezüglich optimaler Ernährung. Wie viele Proteine braucht der Mensch? Machen Kohlenhydrate dick? Braucht man deswegen eine »Low-Carb-Diät«? Wie wichtig ist eine fettreduzierte Ernährung? Wie wichtig sind Omega-3-Fettsäuren? Wie oft sollte man Fisch essen pro Woche? Braucht man Nahrungsergänzungsmittel? Wie gefährlich sind Giftstoffe (Toxine), Antibiotika und andere Schadstoffe im Essen? Ist es wichtig, Bioprodukte zu essen? Ist es schlecht, Fleisch zu essen? Können Milchprodukte schaden? Bekommt man mit vegetarischer Ernährung wirklich auch alle Nährstoffe? Gibt es unterschiedliche Diäten, die man für verschiedene Erkrankungen empfehlen kann? Ist vegane Ernährung verrückt oder schädlich? Und noch vieles mehr. Neben meiner eigenen Verunsicherung beobachtete ich bei mir, dass ich meine Meinung darüber, was wichtig ist, regelmäßig änderte! Es war schwierig, glaubhafte und überzeugende Informationen über die richtige »gesunde Ernährung« zu erhalten. So viele Studien gab es, die sich widersprachen. Auch mir als Medizinerin fiel es schwer, mich im Dschungel der Informationsflut zu orien-

tieren. Erst jetzt, bei der Recherche zu diesem Buch, stieß ich auf die wohl umfangreichste Studiensammlung und Zusammenfassung, wie sich Ernährungsverhalten auf die Entstehung unserer Volkskrankheiten auswirkt, auf die China-Studie. Sie untersucht den Zusammenhang zwischen einer veganen Ernährung, also der Vermeidung aller tierischen Produkte, wie Eier, Milch, Geflügel, Fleisch, und Gesundheit.[7] Meine Überzeugungen über gesunde Ernährung wurden aufs Tiefste erschüttert, mehr noch, diese Ergebnisse rütteln am Fundament der Schulmedizin, nämlich an den Erklärungsmodellen, wie chronische Krankheiten entstehen, und an allen damit verbundenen Medikamenten und Therapien. Ich war nach der Lektüre des Buches tief betroffen und überwältigt. Mir wurde klar, dass die Erkenntnisse über die wahren Ursachen von Gesundheit in unserem System entweder nicht bekannt sind, ignoriert oder in großem Ausmaß verschleiert werden. Wer hat das zu verantworten?

Die China-Studie

Die »China-Study« ist ein Buch und das Lebenswerk des amerikanischen Biochemieprofessors T. Colin Campbell und seines Sohns Dr. med. Thomas M. Campbell. Colin Campbell widmete sich sein Leben lang der Erforschung des Einflusses unserer Ernährung auf die Entstehung von Krebs und anderen chronischen Krankheiten. Er leitete das größte die Ernährung betreffende Forschungsprojekt zwischen China und den USA. Ausgangspunkt war die Erstellung eines Krebsregisters für China. Dabei wurden 880 Millionen Einwohner und ihre Erkrankungen registriert, das sind 96 Prozent

---

7   Campbell C., Campbell T.: Die China-Studie. Wissenschaftliche Begründung für eine vegane Ernährung. Verlag Systemische Medizin, Bad Kötzting 2011

aller Chinesen, die zum Zeitpunkt der Studie gelebt haben! Daraus entstand der umfangreichste Krebsatlas aller Zeiten. Es fiel auf, dass bestimmte Krebsarten regional häufiger vorkamen als an anderen Orten. Einige Krebsarten waren sogar auf bestimmte Orte begrenzt. Campbell stellte sich die Frage, warum es derartige gewaltige Schwankungen zwischen den verschiedenen Landkreisen gab, während der genetische Hintergrund aller Chinesen sehr ähnlich ist – 95 Prozent der Bevölkerung gehören zur ethnischen Gruppe der Han-Chinesen. Könnte es möglich sein, dass Krebs größtenteils auf Umwelt- und Lebensstilfaktoren und nicht auf genetische Faktoren zurückzuführen war? In den Landkreisen mit der höchsten Häufigkeit einiger Krebstypen war die Häufigkeit mehr als 300-mal höher als in Landkreisen mit dem niedrigsten Auftreten dieser Krebsarten. Die erste Schlussfolgerung, die Campbell daraus zog, war, dass Krebs sich überwiegend durch die Umgebungsfaktoren beeinflussen bzw. auslösen lässt. Forscher sind sich mittlerweile einig, dass genetische Ursachen nur zwei bis drei Prozent ausmachen. Die auffälligste Beobachtung jedoch, die Campbell machte, war die, dass genau dort, wo die besser situierten Chinesen leben, das höchste Vorkommen von Krebs war. Seine Hypothese lautete daher, dass es mit den veränderten Lebensgewohnheiten der Reichen zu tun haben könnte. Was unterscheidet die Lebensweise der ärmeren von der der reicheren Bevölkerung? Neben den besseren hygienischen Verhältnissen kam Campbell in erster Linie darauf, dass es mit dem Proteingehalt der Ernährung zu tun haben müsse. Reichere Chinesen essen mehr tierisches Eiweiß, sprich mehr Fleisch, Fisch, Geflügel, Milch, Käse und Eier. Das ist ein allgemeines Kennzeichen von reicheren Gesellschaften. Je ärmer eine Gesellschaft, desto mehr ernährt sie sich von pflanzlichen Produkten, je reicher eine Gesellschaft, desto eher stehen tierische Produkte auf dem Speisezettel. Tierisches Eiweiß in der Ernährung hat z. B. auch dazu geführt, dass die durchschnittliche Körpergröße in westlichen Ländern in den letzten Jahrzehnten zugenommen hat. Wir Menschen im Westen sind im Durchschnitt größer als die Asiaten oder die Inder. Der höhere Wohlstand führte zum Rückgang rein pflanzlicher Ernährungsgewohnheiten und zur Zunahme tierischer Produkte in der Ernährung.[8]

Mit den veränderten Ernährungsgewohnheiten entstanden in China zwei Gruppen von Erkrankungen: jene, die typischerweise in wirtschaftlich höher entwickelten Regionen vorkommen (Erkrankungen durch Überfluss), und jene, die typischerweise in ländlich geprägten Gebieten auftreten (Erkrankungen durch Armut).

Erkrankungen, die durch Überfluss (Nahrungsüberfluss) entstehen, sind: Krebs (Dickdarm, Lunge, Brust, Blutkrebs (Leukämie), Gehirntumore bei Kindern, Magen, Leber), Zuckerkrankheit (Diabetes mellitus), Herzinfarktgefahr (koronare Herzerkrankung), Fettsucht (Adipositas), erhöhter Cholesterinspiegel, Alzheimer, multiple Sklerose und Autoimmunkrankheiten wie Rheuma etc.

Erkrankungen, die durch Armut (mangelhafte Ernährung und schlechte hygienische Bedingungen) entstehen, sind: Lungenentzündung, Darmverschluss, Magengeschwür, Verdauungskrankheiten, Lungentuberkulose, parasitäre Erkrankungen, rheumatische Herzerkrankungen, Stoffwechselerkrankungen (mit Ausnahme von Diabetes mellitus), Erkrankungen während der Schwangerschaft und viele andere.

---

8 Campbell T. C., Chen J., Brun T. et al.: »China: from diseases of poverty to diseases of affluence. Policy implications of the epidemiological transition«. Ecol. Food Nutr. 27 (1992): S. 133–144

Wenn man sich nun die Ernährungsgewohnheiten der westlichen Welt ansieht, so fällt auf, dass die tiereiweißreiche Ernährung der Standard ist. Weiterhin fällt auf, dass trotz medizinischen Fortschritts die chronischen Erkrankungen zunehmen. Wir werden trotz Wohlstand und neuester Medizintechnologie immer kränker. Zu unseren Volkskrankheiten zählen Adipositas, Herz-Kreislauf-Erkrankungen, Krebserkrankungen, Diabetes mellitus, Fettstoffwechselstörungen, Osteoporose und noch einige mehr. Vergleicht man die Liste der Wohlstandserkrankungen, so sind unsere Volkskrankheiten genau jene, die auch bei den wohlhabenden Chinesen, die sich tierproteinreicher ernähren, vorkommen. Sollte tatsächlich tierisches Eiweiß für den Menschen ungesund sein? Leider ja!

Woran liegt das? Campbell und sein Team erforschten in über fünf Jahrzehnten, wie sich der erhöhte tierische Proteingehalt im Körper bemerkbar macht.

Der erste bewiesene Faktor ist, dass mit steigendem Verzehr tierischer Nahrungsmittel die Blutcholesterinwerte steigen. Das vom Menschen benötigte Cholesterin bildet er im Körper selbst. Nimmt man über tierische Nahrung zusätzlich Cholesterin auf, führt das zu einer »Überdosis« an Cholesterin. Bei rein pflanzlicher Ernährung sinkt der Blutcholesterinspiegel drastisch. Wenn wir vergleichen, was uns die klassische Ernährungslehre darüber sagt, stellen wir fest, dass wir im Allgemeinen der Überzeugung sind, dass erhöhtes Cholesterin von zu viel Fett in der Ernährung stammt. In unseren Köpfen ist nicht gespeichert, dass tierisches Protein für die Zunahme von Cholesterin im Blut verantwortlich ist. Schuld ist immer nur das Fett. Dabei ist statistisch erwiesen, dass der Blutcholesterinspiegel stärker durch tierisches Protein als durch gesättigte Fette steigt.

Auswirkungen tierischer Proteine auf unseren Körper

Tierische Proteine:

- steuern die Genaktivierung, d. h., sie können Krankheiten aktivieren bzw. auslösen (Genexpression).
- erhöhen die Aufnahme von Giftstoffen aus der Umwelt (Toxine) in die Zellen und belasten dadurch die Organe.
- beschleunigen die Zellteilung (erhöhte Krebsgefahr).
- blockieren die aktive Form des Vitamin D, indem sie den Körper übersäuern (Schwächen das Immunsystem, Osteoporosegefahr).
- erhöhen verschiedene Enzymaktivitäten, die Entzündungen hervorrufen (fördern die Entstehung chronischer Krankheiten).
- verändern die Zusammensetzung von Enzymen.
- erhöhen den Östrogenspiegel bei Frauen und sind mitverantwortlich für Wechseljahrsbeschwerden.
- führen zu einem erhöhten Cholesterinspiegel (fördern Herz-Kreislauf-Erkrankungen).
- Milch erhöht das insulinähnliche Wachstumshormon. Dadurch wird das Zellwachstum stark erhöht und der Abbau überalterter Zellen gebremst (Krebswachstum wird beschleunigt).

Der Cholesterinspiegel ist für Campbell generell ein Marker dafür, wie stark die Gefährdung ist, chronische Krankheiten zu entwickeln. Doch die Lösung liegt nicht darin, den Cholesterinspiegel mit Medikamenten zu senken, denn das verschleiert die Gefährlichkeit des Einflusses des tierischen Eiweißes. Vorbeugend wirkt nur eine pflanzliche, vollwertige Ernährung! Und wahrscheinlich gibt es noch viele weitere negative Wirkungen der tierischen Nahrung. Doch nicht nur das Fleisch ist ungesund, auch Milchprodukte und raffinierte pflanzliche Produkte (wie Kräcker, Kekse, Gebäck und Limonaden) schaden unserer Gesundheit. Näher erforscht wurde dieser Einfluss bei sämtlichen häufigen Erkrankungen, die wir daher genauer erläutern.

Herz-Kreislauf-Erkrankungen

Herz-Kreislauf-Erkrankungen sind noch immer die Todesursache Nummer eins. Jährlich sterben in Deutschland 300 von 100.000 Menschen an einem Herzinfarkt. In der Medizin wird gelehrt, dass die Hauptursache für Herz-Kreislauf-Erkrankungen Arteriosklerose ist, d. h. eine Verengung der Gefäße. Zunächst glaubte man, die »Gefäßverkalkung« sei eine normale Verschleißerscheinung. Später wurden sowohl Cholesterin als auch chronische Entzündungsprozesse und Stress als Verursacher angeschuldigt. In der berühmten Framingham-Herzstudie wurden über 15.000 Männer und Frauen über Jahrzehnte hinweg von Wissenschaftlern beobachtet, um die Entstehung von Herzerkrankungen zu erforschen.[9] Daraus wurde ein Konzept von Risikofaktoren erarbeitet, das bis heute in der Schulmedizin Standard ist. Als klassische Risikofaktoren gelten: erhöhtes Cholesterin, erhöhter Blutdruck, Bewegungsmangel, Rauchen, Übergewicht und Stress.

Viele Krankheiten entstehen über einen Zeitraum von 7 bis 14 Jahren. Im *Journal of the American Medical Association*[10]

9 Kannes W. B., Dawber T. R., Kagan A. et al.:»Factors of risk in the development of coronary heart disease-six-year follow-up-experience«. Ann. Int. Medi. 55 (1961): S. 33–50
10 Enos W. E., Holmes R. H., Beyer J.:»Coronary disease among US soldiers killed in action in Korea«. JAMA 152 (1953): S. 1090–1093

wurde folgende Studie veröffentlicht: 300 junge Männer, im Durchschnitt 22 Jahre jung, die weder an Herzbeschwerden noch Herzkrankheiten litten, wurden nach ihrem Tod im Koreakrieg untersucht. Dabei entdeckten die Forscher, dass bei 77,3 Prozent dieser Soldaten starke Anzeichen von Herzkrankheiten, insbesondere »Arterienverkalkung«, vorlagen. Dabei waren diese Männer in Topkondition!

Was fällt uns dabei auf? Tierisches Eiweiß als Risikofaktor wird nicht genannt und ist auch definitiv nicht als Risikofaktor im Bewusstsein bei den Ärzten verankert! Dabei ist die Herzinfarktrate in westlichen Gesellschaften fast 20-mal so hoch wie in armen Ländern. Die Gesellschaften, die eine niedrigere Häufigkeit von Herzerkrankungen aufweisen, essen weniger gesättigte Fette und weniger Tierprotein und mehr ungeschältes Getreide, Obst und Gemüse. Wieder stellt sich die Frage, ob dies auch genetisch bedingt sein könnte. Es wurde jedoch beobachtet, dass Männer japanischer Herkunft, die in Hawaii oder Kalifornien leben, viel höhere Blutcholesterinwerte und ein viel höheres Vorkommen von Herzkrankheiten aufwiesen als japanische Männer, die in Japan leben. Einwanderer, die sich an die ortsüblichen Lebensbedingungen und Ernährungsgewohnheiten anpassen, haben eine ebenso hohe Rate von Herz-Kreislauf-Erkrankungen.

Bei der Betrachtung der Risikofaktoren fällt auf, dass als Ursache komplett die geistig-seelischen Faktoren fehlen! Nur der allgemeine Stress wird genannt. Nach einer Studie[11] über die Ursachen für Herzinfarkte bei 40- bis 50-jährigen Männern aus den USA, wann und bei wem Herzinfarkte am häufigsten auftreten, ließ sich folgende Beobachtung machen: Herzinfarkte treten am

11 Chopra D., Vortrag zu Quanten-Bewusstsein: www.rolfing-movement.de/ Kurzinfo/Artikel/Deepak_Chopra/deepak_chopra.htm

häufigsten am Montag auf, und zwar morgens zwischen 8 und 10 Uhr. Interessanterweise trafen die klassischen Risikofaktoren kaum zu. Was steckte dahinter? Die Männer wurden genauer befragt, und es stellte sich heraus, dass die Ursache für den Herzinfarkt war, dass diese Männer einen tiefen Widerwillen gegen ihre Arbeit und ihren Chef hatten. Sie fühlten sich gemobbt, missachtet, ausgenutzt oder ungerecht behandelt. Diese Studie zeigt uns, dass Gefühle wie Wut, Hass und auch Ängste, die nicht gezeigt werden oder unterdrückt werden müssen, bei der Entstehung von Herzinfarkten zu wenig Beachtung finden. Daraus folgt, dass Ernährungsfaktoren zwar sehr wichtig, aber emotionale Faktoren in besonderen Fällen noch wichtiger sind. Wir können uns noch so gut ernähren, wenn wir in einer ständigen seelischen Anspannung leben, so wird uns das nicht vor Krankheit schützen. Der geistig-seelische Aspekt ist übergeordnet wirksam!

Wie wirkt sich eine Ernährungsumstellung aus, wenn wir bereits von der Erkrankung betroffen sind? Viele Studien beweisen, dass selbst chronische Erkrankungen sich zurückbilden. Beispielsweise verbessert sich die Durchblutung der Herzkranzgefäße durch die Ernährungsumstellung. Sie lässt sich sogar erstaunlich einfach rückgängig machen, wie wir später sehen werden. Trotz des großen Potenzials, das die gesunde Ernährung für die Krankheitsprävention hätte, werden diese vergleichsweise einfachen Möglichkeiten in der Medizin ignoriert. In den Köpfen der Mediziner und Patienten herrscht die Vorstellung, dass Herz-Kreislauf-Erkrankungen nur durch Medikamente, chirurgische Eingriffe oder weitere diagnostische Hilfsmittel geheilt werden können. Ein präventiver Ansatz ist ihnen fremd, da er Medizinern weder im Studium noch als Allgemeinwissen in der Öffentlichkeit vermittelt wird. So hat sich in den letzten 50 Jahren zwar die Sterblichkeit an Herz-Kreislauf-Erkrankungen verringert, die Anzahl der Neu-erkrankungen ist aber unverändert hoch oder sogar angestiegen.

Bypass-Operationen sind keine Lösung
Die Hoffnung wird auf chirurgische Eingriffe gesetzt, wie z. B. Bypass-Operationen, bei denen in einer sehr aufwendigen Prozedur das durch Cholesterinablagerungen (Plaque) verengte Herz-kranzgefäß durch ein anderes Gefäß (entweder eine Beinvene oder eine Brustwandarterie) überbrückt wird. Dadurch kann das Blut an der Engstelle vorbeifließen. Langzeitstudien zeigen, dass lediglich bestimmte Untergruppen von Patienten mit koronarer Herzkrankheit aufgrund der Bypass-Operationen länger leben und dass Patienten mit Bypass-Operation nicht weniger Herz-infarkte erleiden als die ohne diesen Eingriff.[12] Tatsächlich stirbt einer von 50 Patienten während der Operation.[13] Nicht weniger besorgniserregend ist die Tatsache, dass sich durch die Opera-tion Plaque von den Arterienwänden löst und nach dem Öff-nen der Adern durch das Blut ins Gehirn getragen wird, wo es dann »Minihirnschläge« verursacht. Daher rühren vielfach die kognitiven Behinderungen, die Forscher bei sagenhaften 79 Pro-zent der Patienten sieben Tage nach der Operation feststellten.[14] Unter Kognition versteht man Wahrnehmung, Erkennen, Den-ken, Schlussfolgern, Urteilen, Erinnern usw. Zu den Störungen gehören u. a. Gedächtnisstörungen, Denkstörungen, Unfähigkeit zu Abstraktionen und das Festhalten an einer Überzeugung usw.

---

12 Forrester J. S., Shan P. K.: »Lipid lowering versus revascularization: an idea whose time has come«. Circulation 96 (1997): S. 1360–1362
13 Ornish D.: »Avoiding revascularization with lifestyle changes; the Multicenter Lifestyle Demonstration Project«. Am. J. Cardiol. 82 (1998): 72T–76T
14 Shaw P. J., Bates D., Cartlidge NEF et al.: »Early intellectual dysfunction fol-lowing coronary bypass surgery«. Quarterly J. Med. 58 (1986): S. 59–68

Die großen Ablagerungen verursachen die Herzschmerzen und sind Ziel der Operation. Allerdings werden Herzinfarkte und Hirnschläge durch die kleinen Ablagerungen verursacht, die eher dazu neigen, sich zu lösen. Nach drei Jahren leidet ein Drittel der Patienten wieder unter den gleichen Schmerzen. Innerhalb von zehn Jahren stirbt die Hälfte der Patienten, sie erleiden einen Herzinfarkt oder leiden wieder unter den gleichen Schmerzen.

Auch die häufig durchgeführte Ballondilatation, bei der nach der Erkennung einer Blockade in einer Herzkranzarterie ein Ballon in die Arterien eingeführt und aufgeblasen wird, um die Engstelle wieder zu öffnen, ist nicht so erfolgreich, wie wir glauben. 40 Prozent der Gefäße verschließen sich wieder innerhalb der nächsten vier Monate nach der Operation.[15]

Beide chirurgischen Verfahren sind sehr aufwendig, teuer und beheben die wahre Ursache der Herz-Kreislauf-Erkrankung nicht. Die aktuellen Kosten in einem europäischen Thoraxzentrum belaufen sich für eine Ballondilatation bei zwei Tagen Klinikaufenthalt auf etwa 8.500 €. Eine Bypass-Operation kostet inklusive dem Aufenthalt in der Intensivstation und neun Tage Klinik ca. 15.000 €.[16]

Der renommierte amerikanische Chirurg Dr. Cadwell Esselstyn kam nach einem Jahrzehnt Tätigkeit in der Herzchirurgie an der Cleveland Clinic, der *US News* und dem *World Report* zufolge die beste Klinik für Herzkrankheiten, zu folgender Erkenntnis: »Nach elf Jahren meiner chirurgischen Laufbahn hatte ich alle Illusionen über die US-medizinischen Behandlungs-

---

15 Hirshfeld J. W., Schwartz J. S., Jugo R. et al.: »Restenosis after coronary angioplasty: a multivariate statistical model to relate lesion and procedure variables to restenosis«. J. Am. Coll. Cardiol. 18 (1991): S. 647–656

16 www.mst.nl/thoraxzentrum

modelle für Krebs und Herzerkrankungen verloren.« Wenig hat sich innerhalb von 100 Jahren in der Behandlung von Krebs geändert, und weder im Fall von Herzkrankheiten noch im Fall von Krebs hat es ernst zu nehmende Bestrebungen zur Vorbeugung dieser Erkrankungen gegeben. Dabei sind das Auftreten und die Verteilung dieser Erkrankungen provokant: Drei Viertel aller Menschen auf diesem Planeten leben nicht in industriellen Wohlstandsstaaten. Hier sind Herzerkrankungen eine Seltenheit, was auf einen Zusammenhang mit der Ernährungsweise schließen lässt.[17]

Aufgrund dieser Erkenntnis initiierte Dr. Esselstyn ein neues Therapieprogramm für die koronare Herzerkrankung. Er gab eine minimale Dosis von cholesterinsenkenden Medikamenten zusammen mit einer sehr fettarmen pflanzlichen Vollwertkost und erhielt die spektakulärsten Ergebnisse, die jemals in der Behandlung von Herzerkrankungen verzeichnet worden waren.[18]

Die Studienteilnehmer wurden engmaschig über fünf Jahre hinweg beraten und betreut, trafen sich zu regelmäßigen Gesprächen und sollten Öle, Fleisch, Fisch, Geflügel und Milchprodukte bis auf Magermilch und fettfreien Joghurt vermeiden und sich mehr bewegen. Die Letzteren beiden empfahl er später, ebenfalls zu vermeiden. Dies führte dazu, dass 70 Prozent seiner Patienten innerhalb von fünf Jahren eine siebenprozentige Öffnung ihrer nicht mehr durchgängigen Arterien erreichten! Die Zahl mag klein erscheinen, bedeutet aber eine 30-prozentige Erhöhung des

---

17 Esselstyn C. B., jr.: »Foreward: Changing the treatment paradigm for coronary artery disease«. Am. J. Cardiol. 82 (1998): 2T–4T
18 Esselstyn C. B., Ellis S. G., Medendorp S. V. et al.: »Astrategy to arrest and reverse coronary artery disease: a 5-year longitudinal study of a single physician's practice«. J. Family Practice 41 (1995): S. 560–568

Blutdurchflusses. Und diese ist der Unterschied zwischen gesund und krank. Niemand, der sich an diesen Behandlungsplan hielt, hatte innerhalb der fünf Jahre einen Angina-Pectoris-Anfall. Der Cholesterinspiegel sank im Schnitt von 246 mg/dl auf 132 mg/dl. Weit unterhalb der angepeilten 150 mg/dl. Umso erstaunlicher, da die 18 Studienteilnehmer Hochrisikopatienten waren. In den acht Jahren vor Studienbeginn hatten sie zusammen 49 Herzvorfälle, darunter Angina Pectoris, Bypass-Operationen, Herzinfarkte, Hirnschläge und Gefäßplastik-OPs. Also fast drei Vorfälle je Patient! Selbst elf Jahre nach Beginn der fünfjährigen Studie hatten diese Patienten keine Symptome mehr – bis auf einen, der für zwei Jahre von dieser Ernährung abwich. Nach Rückkehr zur empfohlenen Diät lösten sich seine Beschwerden ebenso schnell wieder auf. Die Ernährungsumstellung und das Gefühl, gut betreut zu sein, bewirkten diese phänomenal guten Ergebnisse. Zufall? Nun, die fünf Patienten, die innerhalb der ersten zwei Jahre die Studie verließen, erlitten innerhalb von zehn Jahren zehn neue Herzvorfälle. Die Studie begann 1985. Im Jahr 2003, also 18 Jahre später, lebten noch alle, bis auf einen der teilnehmenden Patienten.

Ein weiterer berühmt gewordener Ansatz ist der Behandlungsplan von Dr. Dean Ornish, der an der medizinischen Fakultät Harvard studierte. Seine Behandlungsprogramme bestehen aus einer intensiven Beratung, Stressmanagement, Meditation, Atem- und Entspannungsübungen sowie einer Diät ohne tierische Produkte, außer Eiklar und einer Tasse fettarmer Milch oder Joghurt täglich. Zusätzlich auf dem Programm stehen drei Stunden körperliche Betätigung pro Woche sowie zweimal pro Woche ein Gruppentreffen über jeweils vier Stunden mit dem Zweck, sich gegenseitig zu unterstützen. Insgesamt erlebten 82 Prozent der

Patienten, die sich an diese Lebensstiländerung gehalten hatten, einen Rückgang der Herzkrankheit im Verlauf eines Jahres![19] Ihr Gesamt-Cholesterinspiegel sank im Schnitt von 227 mg/dl auf 172 mg/dl. Ihr LDL-Cholesterinspiegel sank ebenso von 152 mg/dl auf 95 mg/dl.

Fettsucht (Adipositas)

Die Weltgesundheitsorganisation (WHO) bezeichnet Fettsucht und Diabetes als »Seuchen der Zukunft«. Weltweit werden die Menschen immer dicker. Obwohl uns so viel mehr Wissen über gesunde Ernährung zur Verfügung steht, schaffen wir es nicht, schlank zu bleiben. Besonders besorgniserregend ist die Zunahme der Fettsucht schon in jungen Jahren, was mitunter lebenslanges Leid bedeutet. Seelische Ursachen für die Fettleibigkeit oder das Übergewicht im Kindesalter können sein, dass Kinder statt Liebe und Zuwendung Essen erhalten. Wenn ein Baby schreit, bekommt es das Fläschchen in den Mund gesteckt, aus Mangel an Wissen und Gespür dafür, was das Kind wirklich braucht, nämlich Nähe, Halt und Wärme. Dadurch lernt es, sich mit Essen zu trösten. Eine der körperlichen Ursachen für Adipositas schon im Kindesalter ist das veränderte Verhältnis von Omega-3- zu Omega-6-Fettsäuren in der Kuhmilch. Der erhöhte Omega-6-Fettsäureanteil führt schon im Säuglingsalter dazu, dass vermehrt Fettzellen eingelagert werden und diese ihn dick machen.

Bei Fettleibigkeit bestehen oft gleichzeitig ein hoher Blutdruck, Diabetes mellitus, Gelenkverschleiß, Konzentrationsstörungen, Atemaussetzer während des Schlafs und hohe Cholesterinwerte. Häufig kommt es zu einem Mangel an Lebensfreude dadurch, dass

---

19 Ornish D., Brown S. E., Scherwitz L. W. et al.: »Can lifestyle changes reverse coronary heart disease?«. Lancet 336 (1990): S. 129–133

die Teilnahme an Aktivitäten des Alltagslebens eingeschränkt ist. Dass die Menschen immer dicker werden, obwohl sie verschiedene Diäten versuchen, liegt daran, dass sie falsch über eine gesunde Ernährung informiert sind. Die Information wird bewusst verschleiert, denn an gesunden Menschen wird zu wenig Geld verdient. Wenn in der Werbung behauptet werden darf, dass »Kinderschokolade« und »Milchschnitte« oder »Mars« gesund sind und sogar Alfons Schuhbeck für McDonald's Werbung macht, können wir sehen, dass etwas nicht mit rechten Dingen zugehen kann.

Dr. med. Ruediger Dahlke spricht aus der Erfahrung seiner intensiven Fastenseminare, wenn er die Ansicht formuliert, dass bei Gewichtsproblemen die psychischen Themen Fülle und Erfüllung zu bearbeiten sind.[20]

Wir sehen: Es wäre der falsche Ansatz, bloß eine Diät zu empfehlen. Wir brauchen stattdessen ein neues ganzheitliches Konzept für eine gesunde Lebensweise, ein neues Gesundheitsverständnis. Dies kann nur über eine langfristige Änderung der Lebensgewohnheiten erfolgen. In aufwendigen Ernährungsstudien wurde die übliche amerikanische Kost gegen eine vegetarische Ernährung getestet. Dabei kam heraus, dass durch Umstellung auf beliebig viele fettarme, vollwertige pflanzliche Nahrungsmittel übergewichtige Menschen in drei Wochen im Durchschnitt 7,7 Kilogramm bzw. 5,5 Prozent des Körpergewichtes verlieren.[21] Und das, ohne zu hungern.

---

20 Dahlke R.: »Peace Food«. Gräfe und Unzer, München 2011
21 Astrup A., Toubro S., Raben A. et. al.: »The role of low fat diets and fat substitutes in body weight management: what have we learned from clinical studies?«. J. Am. Diet. Assoc. 97 (Suppl.) 1997: S. 82–87

Im Durchschnitt wiegen Vegetarier bis zu 14 Kilo weniger als Fleischesser. Sie essen weniger Fett, bewegen sich mehr und haben zusätzlich einen erhöhten Stoffwechsel, da ein Vegetarier mehr Energie als Körperwärme verbrennt, anstatt sie als Körperfett zu speichern. Wer langfristig etwas für seine Gesundheit tun will, sollte langsam die tierischen Eiweiße aus seiner Nahrung entfernen und zu vollwertigen, pflanzlichen Nahrungsmitteln greifen und sich ausreichend bewegen.

Wichtig ist: Nur eine Gewichtsabnahme, die auf diese Weise geschieht, geht mit einer nachhaltigen Wirkung, Wohlbefinden und Gesundheit einher. Die Ernährung sollte vollwertig sein, am besten ohne raffinierte Kohlenhydrate.

Unter raffinierten Kohlenhydraten versteht man weißen und braunen Zucker, Weißmehlprodukte und daraus hergestellte Süßigkeiten. Vollwertige Kohlenhydrate oder auch komplexe Kohlenhydrate sind in Getreide und im ungeschälten Reis, in Hülsenfrüchten, Kartoffeln, frischem Obst und Gemüse sowie in allen Vollkornprodukten zu finden.

Vegetarier haben in Ruhe eine leicht höhere Stoffwechselrate als Nichtvegetarier. Sie verbrennen ihre aufgenommenen Kalorien mit etwas mehr als Körperwärme, anstatt sie als Körperfett zu speichern. Daher dürfen sie auch mehr Kalorien zu sich nehmen, ohne dick zu werden. Ernähren sich Vegetarier jedoch überwiegend über raffinierte Kohlenhydrate, so setzen auch sie Fett an (Pudding-Vegetarier).

Der zweite sehr wichtige körperliche Faktor für die Gewichtsreduktion ist die Erhöhung des Grundumsatzes durch Bewegung.

Ein körperliches Training von 15 bis 45 Minuten täglich hält ein Körpergewicht aufrecht, das fünf bis acht Kilo niedriger ist als ohne Training. Hierzu zählen auch alle Tätigkeiten des Alltags und des Haushalts, Treppen steigen statt Aufzug fahren, gehen statt Auto fahren usw.[22] An dieser Stelle sei besonders darauf hingewiesen, dass es viele Wege gibt, kurzfristig Gewicht zu verlieren. Allerdings zu einem sehr hohen Preis. So sei beispielsweise die Dr.-Atkins-Diät genannt, die sich durch viel Protein und Fett bei gleichzeitiger Vermeidung von Kohlenhydraten auszeichnet. Nach seinen eigenen Worten führt diese Ernährungsweise zu den seiner Meinung nach »typischen« Diätproblemen wie Verstopfung, Gier nach Zucker, Hunger, Flüssigkeitsansammlungen, Müdigkeit und Schlaflosigkeit.[23] Bei längerem Fortsetzen dieser Ernährungsweise können ein Vitaminmangel, Haarausfall, Schlafstörungen, Herzprobleme und viele weitere Symptome auftreten. Diese Diät macht nicht schlank, sondern krank. Deshalb wird die Diät von vielen Ernährungsexperten und der Deutschen Gesellschaft für Ernährung als zu einseitig und potenziell gesundheitsschädlich abgelehnt. Das Schädlichste daran ist das tierische Eiweiß.

Ebenso bedenklich ist die Low-Fat-Ernährung, da sie durch vermehrte Aufnahme von magerem Fleisch und Magermilchprodukten meist doppelt so viel Cholesterin beinhaltet wie eine normale Ernährung.

Die Lösung aller Gewichtsprobleme ist eine Ernährung mit vollwertigen pflanzlichen Nahrungsmitteln, verbunden mit einem angemessenen Maß an körperlicher Betätigung.

---

22 Ravussin E., Lillioja S., Anderson T. E. et. al.: »Determinants of 24-hour energy expenditure in man«. J. Clin. Invest. 78 (1986): S. 1568–1678
23 Atkins R. C.: Dr. Atkins' New Diet Revolution. Avon Books, New York 1999

Voraussetzung dafür ist allerdings eine langfristige Änderung der Lebensgewohnheiten. Chronischen Erkrankungen kann hierdurch erfolgreich vorgebeugt werden.

Allerdings ist es bei den hier beschriebenen Krankheiten und dem Einfluss der Ernährung wichtig, den Unterschied zwischen vegetarischer und veganer Ernährung zu verstehen. Denn 90 Prozent der Vegetarier nehmen noch eher große Mengen Milch, Käse und Eier und eine bedeutende Anzahl nimmt weiterhin etwas Fisch und Geflügel zu sich. Daher besteht nur ein geringfügiger Unterschied zwischen den Nährstoffeigenschaften einer nicht vegetarischen und einer vegetarischen Kost, wie sie in westlichen Ländern genossen wird: Der Anteil des Tierproteins als Prozentsatz der Kalorien beträgt bei Nichtvegetariern 60 bis 70 Prozent und bei Vegetariern durch die Erhöhung des Anteils an Milchprodukten bis zu 40 bis 60 Prozent.[24]

Zuckerkrankheit (Diabetes mellitus)

Diabetes mellitus tritt in den Teilen der Welt häufiger auf, die sich hoch zivilisiert nennen. Es ist auch sehr gut dokumentiert, dass jene Menschen mit niedrigen Diabetesraten anders essen als diejenigen mit hohen. Schon seit vielen Jahrzehnten ist dieser Zusammenhang in der Wissenschaft bekannt. In vielen Studien wurde nachgewiesen, dass eine kohlenhydratreiche und fettarme Ernährung, also eine Ernährung, basierend auf pflanzlichen Nahrungsmitteln, dazu beitragen kann, Diabetes vorzubeugen.

---

24 Campbell C., Campbell T. M.: Die China-Studie. Wissenschaftliche Begründung für eine vegane Ernährung. Verlag Systemische Medizin, Bad Kötzting 2011, S. 382–383

Forscher untersuchten 36.000 Frauen in Iowa über einen Zeitraum von sechs Jahren. Bei keiner der Frauen lag ein Diabetes zu Beginn der Studie vor, aber mehr als 1100 Frauen hatten Diabetes nach sechs Jahren. Die Frauen, die das geringste Risiko hatten, an Diabetes zu erkranken, waren jene, die am meisten ungeschältes Getreide und Ballaststoffe zu sich nahmen, also deren Ernährung die meisten Kohlenhydrate enthielt, und zwar die komplexen Kohlenhydrate, die nur in vollwertigen Nahrungsmitteln enthalten sind.[25]

Als sie untersuchten, wie sich eine Veränderung der Ernährung auf einen schon bestehenden Diabetes auswirkt, kamen Forscher zu überraschenden Ergebnissen: Sie verordneten einer Gruppe von Diabetespatienten eine fettarme, pflanzliche Ernährung und körperliches Training. Von 40 Patienten in medikamentöser Behandlung zu Beginn des Programms konnten 34 Patienten nach nur 26 Tagen alle Medikamente absetzen. Diese Forschergruppe zeigte auch, dass der Nutzen einer pflanzlichen Ernährung über Jahre hinweg anhält, wenn die gleiche Kost beibehalten wird.[26]

Noch beeindruckender war das Ergebnis einer Studie, bei der Diabetiker vom Typ I, die Insulin spritzen mussten, ihre Insulininjektion um 40 Prozent reduzieren konnten – nach nur drei Wochen Ernährungsumstellung auf eine vegetarische Diät. Ihre

25 Meyer K. A., Kushi L. H., Jacobs D. R., jr. et al.: »Carbohydrates, dietary fiber, and incident Type 2 diabetes in older women«. Am. J. Clin. Nutri. 71 (2000): S. 921–930
26 Barnard R. J., Lattimore L., Holly R. G. et al.: »Response of non-insulin-dependent diabetic patients to an intensive program of diet and exercise!«. Diabetes Care 5 (1982): S. 370–374

Blutzuckerprofile verbesserten sich dramatisch, und auch ihr Cholesterinspiegel sank um 30 Prozent.[27]

Wieso handeln die Mediziner nicht nach diesem Wissen?

Im Studium, in der Facharztausbildung, in jedem klassischen schulmedizinischen Buch ist bekannt, dass die Ernährung bei Diabetes überaus wichtig ist. Trotzdem wird man in erster Linie darauf gedrillt, die optimale medikamentöse Therapie im Kopf zu haben. Alle neuen Medikamente werden massiv beworben. Als niedergelassener Arzt erhält man – kostenlos und ohne dass man sie bestellt hat – die Zeitschriften: *Deutsches Ärzteblatt, Münchner medizinische Wochenzeitschrift, Medical Tribune* usw. In diesen Zeitschriften werden neueste Medikamente und Therapien vorgestellt und zum Teil massiv beworben. Die einfachen Dinge werden nur belächelt. Bei der praktischen Umsetzung hapert es mal wieder an der Zeit. Gespräche und Schulungen werden von den Krankenkassen nur gefördert, wenn es um den richtigen Einsatz von Insulin oder die Errechnung der Broteinheiten geht. Dies ist zwar überspitzt ausgedrückt, aber im Grunde wahr. Eine Änderung der Lebensgewohnheiten ist zwar anstrengend, aber wenn sich dadurch eine chronische Erkrankung heilen lässt, müsste die Motivation dafür doch ausreichend sein.

Krebs

Colin Campbell, der Autor der China-Studie, widmete den überwiegenden Teil seiner Karriere der Erforschung der Ursachen von Krebs. Er fand heraus, dass die Art und Weise, sich zu ernähren, mit der Häufigkeit der Entstehung von Krebs in einem direkten Zusammenhang steht.

---

27 Anderson J. W.: Dietary fiber in nutrition management of diabetes. Plenum Press, New York 1986

Dabei ist es unabhängig davon, wo der Krebs im Körper sitzt. Alle Krebsarten werden durch tierproteinreiche Ernährung gefördert und durch vollwertige pflanzliche Ernährung reduziert.

Brustkrebs

Bei Brustkrebs stellte sich eine Besonderheit heraus: Frauen, die eine frühe erste Menstruation, eine späte Menopause sowie einen hohen Anteil von weiblichen Geschlechtshormonen (Östrogenen) im Blut und hohes Blutcholesterin aufweisen, haben ein stark erhöhtes Risiko, an Brustkrebs zu erkranken. Im Gegensatz zu asiatischen Frauen haben Frauen, die im Westen leben, einen bis zu dreimal so hohen Östrogenspiegel im Blut.[28] Woran liegt das? Sie werden es mittlerweile schon erraten: an der tierproteinreichen Kost. Einerseits wird durch die tierischen Eiweiße der Östrogengehalt im Blut erhöht, andererseits kann dies die Aktivierung der Gene für die Brustkrebsentstehung auslösen. Mädchen kommen früher in die Pubertät, die erste Regel tritt im Durchschnitt um vier bis fünf Jahre früher auf. Die produktive Lebensphase bis zur Menopause wird um etwa neun bis zehn Jahre ausgedehnt. Dadurch steigt das Risiko, an Brustkrebs zu erkranken.

In der Medizin ist dieser Zusammenhang schon lange bekannt, denn es wurden Medikamente entwickelt, die im Fall von Brustkrebs durch eine antiöstrogene Wirkung das Krebswachstum hemmen (Tamoxifen).

---

28 Wu A. H., Pike M. C., Stram D. O.: »Meta-analysis: dietary fat intake, serum estrogen levels, and the risk of brest cancer«. J. Nat. Cancer Inst. 91 (1999): S. 529–534

Die rein genetische Auslösung von Brustkrebs wird auf unter drei Prozent geschätzt.[29] Dies beweist, dass der Umwelt und den Ernährungsfaktoren eine entscheidende Rolle zukommt. In diesem Zusammenhang sei auf das Thema Mammografie-Screening hingewiesen. Es gibt keine Beweise dafür, dass Frauen, die sich regelmäßig dieser Untersuchung unterziehen, wirklich auch länger leben. Die Fünf-Jahre-Überlebensrate ist möglicherweise nur deshalb erhöht, da die Frauen früher über ihre Krebserkrankung Bescheid wissen, aber nicht weil die Behandlung besser wurde. Es könnte ebenso ein Nachteil sein, früher Bescheid zu wissen, denn dadurch leben die Frauen länger in Angst, und es beginnt ein leidvoller Behandlungsweg.

Ein weiteres interessantes Forschungsergebnis war, dass die krebserregenden Chemikalien, wie PCB, Dioxine und PAK (polyzyklische aromatische Kohlenwasserstoffe), zu einem hohen Anteil über Tierprodukte aufgenommen werden. Ernähren wir uns tiereiweißreich, haben wir entsprechend mehr Schadstoffe in unserem Körper als bei pflanzlicher Ernährung. Zusätzlich wurde festgestellt, dass die Schadstoffe weniger giftig für unseren Körper sind, wenn wir uns überwiegend vollwertig und pflanzlich ernähren. Die in pflanzlicher Nahrung enthaltenen Vitamine (Antioxidantien) liefern, was das Immunsystem zur Krebsbekämpfung braucht.

Der Kuhmilch kommt beim Brustkrebs eine besondere Bedeutung zu. Sie enthält viel tierische Proteine und Kalzium, und beides fördert Brustkrebs. Die tierischen Proteine beschleunigen das (Krebs-)Zellwachstum. Tierische Proteine und durch Nah-

---

29 Colditz G. A., Willen W., Hunter D. J., et. al.: »Family history, age, and risk of breast cancer. Prospective data from the Nurses' Health Study«. JAMA 270 (1993): S. 338–343

rung zugeführtes Kalzium reduzieren den Vitamin-D-Spiegel und verhindern die »Entsorgung« alter Zellen.[30] Dieser Mechanismus fördert somit das Krebswachstum bei allen Krebsarten, nicht nur bei Brustkrebs.

Darmkrebs

Menschen aus Industrienationen haben ein drei- bis dreißigfach erhöhtes Risiko, an Darmkrebs zu erkranken, als Menschen aus Entwicklungsländern. Dabei wurde wieder festgestellt, dass einerseits tiereiweißreiche Ernährung zur Darmkrebsentstehung beiträgt, andererseits die komplexe Gruppe der Ballaststoffe das Risiko reduziert. Zehn Gramm Ballaststoffe täglich senken unser Darmkrebsrisiko um etwa 30 Prozent.[31] Menschen, die sehr viel Gemüse essen, senken ihr Risiko um fast 50 Prozent. Zehn Gramm Ballaststoffe sind z. B. in einer Tasse Himbeeren, Erbsen oder Bohnen enthalten.

Neben den Ballaststoffen kann auch Bewegung vor Krebs schützen. Wieder sind die Umgebungsfaktoren wichtiger als die Genetik. Selbst bei einem hohen genetischen Risiko ist eine pflanzliche Ernährung imstande, den Großteil, wenn nicht sogar das ganze Risiko aufzuheben, indem sie der Wirkung der Gene entgegenwirkt.

---

30 Campbell C., Campbell T. M., Die China-Studie. Wissenschaftliche Begründung für eine vegane Ernährung. Verlag Systemische Medizin, Bad Kötzting 2011, S. 391
31 Jansen M. C. J. F., Bueno-de-Mesquita H. B., Buzina R. et al.: »Dietary fiber and plant foods in relation to colorectal cancer mortality: The Seven Countries Study«. Int. J. Cancer 81 (1999): S. 174–179.

Prostatakrebs
Speziell bei Prostatakrebs konnte ein konkreter Zusammenhang zwischen dem Verzehr von Milchprodukten und der Krebshäufigkeit bewiesen werden. Männer mit hohem Konsum an Milchprodukten haben ein zwei- bis viermal so hohes Risiko, an Prostatakrebskrebs zu erkranken, als Männer mit niedrigem Milchkonsum.[32] Der Grund: Milchprodukte und auch andere tierische Eiweiße erhöhen einen Botenstoff im Blut, den sogenannten Insulin-ähnlichen Wachstumsfaktor. Dieser beschleunigt das Wachstum und die Teilungsrate neuer Zellen, während er die Beseitigung alter Zellen hemmt. Beides begünstigt die Entwicklung von Krebs.[33]

Autoimmunerkrankungen
Autoimmunerkrankungen haben in den letzten Jahrzehnten stark zugenommen. Allen Autoimmunerkrankungen ist gemeinsam, dass das Immunsystem fälschlicherweise körpereigene Zellen angreift. Der eigene Körper wird zum Feind erklärt. Zu den Autoimmunerkrankungen zählen z. B. die häufig vorkommende Schilddrüsenimmunerkrankung Morbus Basedow, die rheumatoide Arthritis (Gelenkrheuma), Schilddrüsenunterfunktion (Hypothyreoiditis), Weißfleckenkrankheit (Vitiligo), multiple Sklerose, Diabetes Typ I, die seltene Muskelerkrankung Myastenia gravis oder die rheumatische Erkrankung namens Sjörgen-Syndrom und noch einige mehr. Ihre Forschungen brachten Wissenschaftler auf die Idee, dass es sich bei den verschiedenen

---

32 Chan J. M., Giovannucci E. L.:»Dairy products, Calcium and Vitamin D in Relation to prostat cancer: A Hypothesis«. Cancer Causes and Cintrol 9 (1998): S. 567–582
33 Chan J. M., Stampfer M. J. et al.:»Insulin-like-growth-faktor-I (IGF I) and IGF-binding Protein 3 as predictors of advanced stage prostate cancer«. J. Nat. Cancer Inst. 94 (2002): S. 1099–1109

Autoimmunerkrankungen um ein und dieselbe Erkrankung handeln könnte, die nur an verschiedenen Körperstellen auftritt und unterschiedliche Namen trägt. Der Mechanismus, der hinter der Erkrankung steckt, ist, dass das Immunsystem zwischen fremden Proteinen und körpereigenen Proteinen nicht mehr unterscheiden kann. Wie kommt das? Wie diese Fehlsteuerung entsteht, ist letztendlich noch nicht vollkommen geklärt. Es gibt jedoch Hinweise, dass es auch an der Ernährung liegen könnte. Man hat beobachtet, dass Autoimmunerkrankungen generell häufiger in der nördlichen Hemisphäre auftreten und in den Ländern, in denen viel Milch getrunken wird.

Von Kuhmilch weiß man, dass sie eine Quelle für Fremdproteine ist, die unseren körpereigenen Proteinen ähnlich sind. Es ist daher sehr wahrscheinlich, dass Kuhmilch dazu beiträgt, dass der Körper fremdes und eigenes Protein verwechselt. In einer Studie mit 142 Kindern, die an Diabetes Typ I erkrankt waren, konnte gezeigt werden, dass im Vergleich zu gesunden Kindern die diabetischen Kinder einen erhöhten Antikörperspiegel gegen Kuhmilchprotein aufwiesen. Keines der gesunden Kinder wies einen erhöhten Antikörperspiegel auf. Eine Erklärung könnte sein, dass ein Baby nicht lange genug gestillt wird, stattdessen mit Kuhmilchprotein gefüttert wird, und die Milch im Dünndarm möglicherweise noch nicht ganz verdaut werden kann. Fragmente dieser Fremdproteine gelangen ins Blut, und das Immunsystem erkennt diese Fragmente als fremde Eindringlinge und macht sich daran, sie zu zerstören. Unglücklicherweise sehen manche Fragmente genauso aus wie die Zellen der Bauchspeicheldrüse, die für die Bildung von Insulin zuständig sind. Das Immunsystem verliert die Fähigkeit, zwischen den Kuhmilchprotein-Fragmenten und den Bauchspeicheldrüsen-(Pankreas-)Zellen zu unterscheiden, und zerstört alle beide, wodurch die Fähigkeit des Kindes zur Insulinproduktion zerstört wird.[34] Die Ursache der Auslösung einer Autoimmunerkrankung ist niemals nur eine. Im Kleinkindalter treten naturgemäß viele Infekte auf, an denen das Immunsystem »reift«. Überfordert der Infekt das Immunsystem, z. B. auch nach häufigen Antibiotikagaben, so können Viren ein möglicher zusätzlicher Auslöser für Autoimmunerkrankungen sein.

Je mehr Kuhmilch in einem Land verzehrt wird, desto häufiger ist das Auftreten von Typ-I-Diabetes. In Finnland tritt der Typ-I-Diabetes 36-mal häufiger auf als in Japan.[35] Nun werden Sie nicht überrascht sein, dass der Milchverbrauch pro Einwohner in Finnland 361 Liter und in Japan 76 Liter beträgt, also knapp das Fünffache.[36]

Tierproteine hemmen die Produktion von aktivem Vitamin D. Vitamin D ist für viele Stoffwechselprozesse im Körper wichtig. Vitamin D wird über die Aufnahme in der Nahrung und durch die Einwirkung von Sonne auf unserer Haut produziert. Bei einem Mangel an Vitamin D zeigt sich ein gehäuftes Auftreten von Typ-I-Diabetes, multipler Sklerose, rheumatoider Arthritis, Osteoporose, Brustkrebs, Prostatakrebs, Dickdarmkrebs und anderen Erkrankungen. Je weiter Menschen in der nördlichen Hemisphäre leben, wo die Sonnenstunden begrenzt sind, desto häufiger finden sich diese Erkrankungen im Vergleich zu weiter

---

34 Karjalainen J., Martin J. M., Knip M. et al.: »A bovine albumin peptide as a possible trigger of insulin-dependent Diabetes Mellitus.« New Engl. Journ. Med. 327 (1992): S. 302–307
35 La Porte R. E., Tajima N., Ackerblob H. K. et. al.: »Geographic differences in the risk of insulin-dependent diabetes mellitus: the importance of registries«. Diabetes Care 8 (Suppl. 1) (1985): S. 101–107
36 http://chartsbin.com/view/1491

südlich gelegenen Gegenden. Multiple Sklerose kommt z. B. im Süden Australiens (43. Breitengrad) siebenmal häufiger vor als im Norden (19. Breitengrad).[37] Eine Untersuchung, die über 34 Jahre lang an Patienten mit multipler Sklerose durchgeführt wurde, untersuchte das Ernährungsverhalten und die Auswirkungen auf den Krankheitsverlauf. Lediglich fünf Prozent der Patienten der Gruppe, die weniger »schlechte« (gesättigte) Fetten aßen, wurden durch ihre Krankheit nur leicht behindert. Im Gegensatz dazu starben 80 Prozent der Patienten, die schon in einem frühen Teststadium eine schlechte Ernährung (mit mehr gesättigten Fetten) konsumierten.[38] Gesättigte Fette kommen vor allem in tierischen Lebensmitteln, wie Butter, Käse, Sahne, Schmalz und Wurst, vor und lassen das schlechte LDL-Cholesterin in die Höhe klettern.

Diese Erkenntnisse stützen die Vermutung, dass allen Autoimmunerkrankungen derselbe Wirkmechanismus zugrunde liegt:
- Körpereigenes Protein wird angegriffen.
- Sie treten häufiger in Breitengraden auf, in denen die Sonne weniger scheint.
- Sie kommen häufig kombiniert vor.
- Tierische Nahrungsmittel, die in diesem Zusammenhang untersucht wurden, führen zu einem erhöhten Erkrankungsrisiko.
- Viruserkrankungen lösen das Krankheitsgeschehen aus.

---

37 Mac Leod J. G., Hammond S. R., Hallpike J. F.: »Epidemiology of multiple sclerosis in Australia. With NSW and SA survey results.« Med. J. Aust. 160 (1994): S. 117–122
38 Swank R. L.: »Effect of low saturatet fat diet in early and late cases of multiple sclerosis«. Lancet 336 (1990): S. 37–39

Osteoporose

In unserer Kindheit wurden vielfach die Glaubenssätze geprägt:»Milch macht stark und gesund« und»Kalzium aus der Milch hält unsere Knochen gesund«. Überraschenderweise haben die Länder mit dem höchsten Milchkonsum die größten Probleme mit Osteoporose (Knochenschwund). In den Ländern mit westlicher Ernährung haben diejenigen Frauen über 50 Jahre das höchste Risiko, einen Oberschenkelhalsbruch zu erleiden, die einen hohen Milchkonsum hatten.[39] Woran liegt das?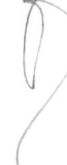
Tierprotein führt im Gegensatz zum Pflanzenprotein – beispielsweise aus Sojaprodukten – zur Bildung von Säureüberschuss. Der Körper muss den Säureüberschuss im Blut und im Gewebe ausgleichen. Wie macht er das? Er mobilisiert Kalzium aus den Knochen, denn Kalzium kann Säuren neutralisieren. Der Kalziumverlust schwächt die Knochen und führt zur Osteoporose.[40] Untersuchungen zeigen: Verdoppelt man die Aufnahme von Tierprotein, z. B. von 35 Gramm auf 70 Gramm, so führt das zu einer 50-prozentigen Erhöhung der Kalziumausscheidung im Urin.[41]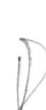
Nimmt man zum Ausgleich Kalzium zu sich, in Form von Tabletten oder Milch, verschlimmert sich die Wirkung, wie im Kapitel»Brustkrebs« beschrieben. Zudem verrin-

---

39 Sellmeyer D. E., Stone K. L., Sebastian A. et al.:»A high ratio of dietary animal to vegetable protein increases the rate of boneloss and the risk of fracture in postmenopausal women«. Am. J. Clin. Nutr. 73 (2001): S. 118–122

40 Sherman H. C.:»Calcium requirement for maintenance in man«. J. Biol. Chem. 39 (1920): S. 21–27

41 Westman E. C., Yancy W. S., Edman J. S. et. al.:»Carbohydrate Diet Program«. Am. J. Med. 113 (2002): S. 30–36

gert der Körper die eigene Kalziumherstellung, weil er »merkt«, dass von außen Kalzium zugeführt wird.

Augenleiden

Das Erklärungsmodell, wie die Augenleiden grauer Star (Katarakt, Linsentrübung) und Makuladegeneration entstehen, ist folgendes: Durch einen Überschuss von freien Radikalen im Gewebe kommt es zur Schädigung dieser wichtigen Augenabschnitte. Dies führt zur Linsentrübung und zur Zerstörung der Makula, dem Punkt des schärfsten Sehens, auch »gelber Fleck« genannt. Freie Radikale entstehen im normalen Energiestoffwechsel, es handelt sich um instabile, hochreaktive Sauerstoffverbindungen, die den Körper schädigen, wenn er nicht genügend neutralisierende Stoffe (Antioxidantien) über die Nahrung erhält. Was sind Antioxidantien? Dazu zählen viele Vitamine wie etwa Vitamin C, E, Betacarotin, die Spurenelemente Zink und Selen sowie alle sekundären Pflanzenstoffe. Eines der stärksten bekannten Antioxidantien ist OPC (Oligomere Procyanidine) aus Traubenkernen. Wenn freie Radikale im Körper überhandnehmen, schädigen sie Zellen und im Laufe der Zeit sogar Organsysteme, beeinträchtigen den Stoffwechsel und erhöhen entzündliche Prozesse. Sie legen damit die Grundlage für die Entstehung chronischer Krankheiten. Seit Langem ist bekannt, dass natürliche Farbstoffe von gelber bis oranger Färbung, die sogenannten Carotinoide, Augenleiden verbessern. Bei der Erforschung, wie sich pflanzliche Ernährung auf Augenerkrankungen auswirkt, wurde festgestellt, dass durch sie bis zu 80 Prozent der Augenerkrankungen verhindert werden könnten.[42]

---

42 Seddon J. M., Ajani U. A., Sperduto R. D. et al.: »Dietary carotinoids, Vitamins A, C and E, and advanced aged-related macular degeneration.« JAMA 272 (1994): S. 1413–1420

Immer wieder wurden Untersuchungen durchgeführt, wie sich einzelne Nahrungsergänzungsmittel, d. h. einzelne Vitamine, auf Augenleiden auswirken. Die Erkenntnis war, dass Einzelsubstanzen keinen statistisch signifikanten Effekt zeigen. Sie bedeuten einen großen Reichtum für den Hersteller, haben aber kaum einen Nutzen für den Anwender. Insofern kann man sagen, dass der größte Nutzen aus der komplexen Vielfalt der Natur besteht. Obst und Gemüse in bunter Vielfalt genossen, schützen am besten vor jeglicher Erkrankung.

Ernährungsirrtum Vitamin C in Orangen

Eine Tasse Paprika, Erdbeeren, Brokkoli oder Erbsen enthalten mehr Vitamin C als eine Tasse voll Orangen. Zudem trägt das Vitamin C in Orangen nur ein bis zwei Prozent zur gesamten Antioxidantien-Aktivität einer Orange bei. Die restlichen 89 Prozent erfolgen durch zahlreiche andere Vitamine, die in Orangen enthalten sind. So ist sie trotzdem eine kräftige Quelle für Antioxidantien – allerdings nicht durch ihren Ruf als Vitamin-C-Bombe.

Morbus Alzheimer und Demenz durch Gefäßerkrankung (vaskuläre Demenz)

Tierstudien haben überzeugend gezeigt, dass eine cholesterinreiche tierische Ernährung die Produktion der Ablagerungen fördert (Beta Amyloid), die dafür verantwortlich sein sollen, Alzheimer-Erkrankungen zu verursachen.[43]

---

43 Sparks D. L., Martin T. A., Gross D. R. et al.: »Link between heart disease, cholesterol and Alzheimer's Disease: a review«. Microscopy Res. Tech. 50 (2000): S. 287–290

Es konnte bewiesen werden, dass drei Portionen Obst und Gemüse zusätzlich das Risiko, einen Gehirnschlag zu erleiden, um 22 Prozent verringern.[44] Diese Studien belegen, dass die Gesundheit der Gefäße, die für die Blutzufuhr zum Gehirn zuständig sind, von Ihrer Ernährung abhängt. Infolgedessen ist die Annahme begründet, dass der Verzehr von Obst und Gemüse vor Demenz, die durch Gefäßschäden verursacht wird, schützt.

Empfehlungen aller maßgeblichen Studien

Essen Sie vollwertige, pflanzliche Nahrungsmittel und reduzieren Sie den Konsum von raffinierten, mit Salzen und Fetten angereicherten Speisen auf ein Minimum. Eine gelegentliche Ergänzung von Vitamin B$_{12}$ und eventuell auch von Vitamin D für Menschen, die die meiste Zeit drinnen verbringen und/oder in nördlichen Klimaregionen leben, wird empfohlen. Das ist eigentlich alles. Das sind die Ergebnisse der Ernährungsforschung, die mit der größtmöglichen Gesundheit und dem niedrigsten Vorkommen von Herzkrankheit, Krebs, Adipositas und vielen anderen westlichen Erkrankungen einhergehen.

---

44 Gillman M. W., Cupples L. A., Gagnon D. et al.: »Protective effects of fruits and vegetables on development of stroke in men«. JAMA 273 (1995): S. 1113–1117

Die Grundfesten des medizinischen Denkens werden erschüttert

Es gibt keine einzige Studie, die zeigt, dass Fleisch oder tierische Proteine Krebs, Herz-Kreislauf-Krankheiten noch andere Krankheiten heilen. Eine zeitnah aktuelle Auflistung unzähliger Studien, die die krank machende Wirkung tierischer Proteine und die gesundheitsfördernde Wirkung pflanzlicher Ernährung nachweisen, finden sich unter www.fleisch-macht-krank.de.

Kirsten Deutschländer: Wenn man all diese Erkenntnisse über Ernährung und ihren Einfluss auf Krankheiten auf sich wirken lässt und reflektiert, was das letztendlich alles bedeutet, so könnte es einem Mediziner den »Boden unter den Füßen wegziehen«. Hauptursache für so viele Erkrankungen sind die tierischen Eiweiße, und nur wenigen Medizinern ist das bewusst! Neben dem Zuviel an tierischen Eiweißen kommt noch der Stress hinzu, die seelischen sowie die geistig-mentalen Faktoren, der Bewegungsmangel, Alkohol und Rauchen. Zusätzlich noch ein paar Schadstoffe aus der Umwelt, und nicht zu vergessen die genetischen Faktoren, die jedoch meist nur bei ein bis drei Prozent der Erkrankungen als Hauptverursacher gelten.

Dies stellt das gesamte Bild der Medizin auf den Kopf und infrage. Es ist klar, dass sich die meisten Kollegen diesen Erkenntnissen noch nicht so schnell öffnen können. Es macht zu viel Angst, stellt alles infrage, was uns Ärzten an der Uni beigebracht wurde. Es stellt generell das gesamte Berufsbild infrage. Es stellt die Hochspezialisierung der Medizin infrage. Aber: Es passt genau in unser Weltbild, das mehr Menschlichkeit in der Medizin fordert, mehr Zeit für ärztliche Gespräche, ein individuelles Eingehen auf jeden Einzelnen. Dabei wird die Funktion des Arztes zu der eines weisen Lebensberaters, der den Patienten auf seinem Heilungsprozess begleitet. Der Weg zur Heilung ist immer auch ein Selbstfindungsprozess, d. h., tiefer liegende Ursachen müssen bewusst gemacht werden, damit sich das Verhalten ändern kann. Dies nennen wir Quanten-Medizin! Bewusstsein wird zum Heilmittel in der ärztlichen Praxis.

Der Einfluss des Mentalen

Das Ernährungsverhalten lässt sich leichter verändern als das mentale. Die Forschung zeigt, dass das Mentale jedoch einen größeren Einfluss hat. Durch unsere Überzeugungen etc. bestimmen wir letztendlich unser Verhalten, unsere Ernährung und wie viel Stress wir erleben. Vernachlässigen wir durch eine hektische Lebensweise unsere Erholung, werden wir zunehmend unruhiger, angespannter und schaden unserem Immunsystem. Der Mensch wird aber nicht nur infektanfälliger, sondern es können sich auch Krankheiten wie Allergien, Autoimmunerkrankungen oder schlimmstenfalls Krebs durch ein gestörtes und geschwächtes Immunsystem entwickeln. Wie sich der erhöhte Stresslevel auf unseren Körper auswirkt, wird im Folgenden genau beschrieben.

Stress schwächt unser Immunsystem

Das Stressmodell des Mediziners Hans Selye, des »Vaters der Stressforschung«, ist hervorragend geeignet, um körperliche und emotionale Grundlagen für die menschliche Stressverarbeitung zu verdeutlichen. Der Körper ist ständig darum bemüht, sein Gleichgewicht und somit seine Gesundheit aufrechtzuerhalten. Man nennt dies auch Homöostase. Gelingt es uns, eine ausgewo-

gene Lebensweise zu führen, uns gesund zu ernähren, uns genügend zu bewegen und uns genügend zu entspannen, so kann uns
Stress nichts anhaben.

Stress- bzw. Anpassungsprozesse erfolgen in Phasen. Auf eine
Alarmphase folgt eine Abwehrphase und schließlich im günstigs-
ten Fall eine Erholungsphase bzw. im weniger günstigen Fall eine
Erschöpfung. Wenn die Anforderung erfolgreich bewältigt wird,
können Entspannung und Befriedigung einsetzen – ein durch das
Glückshormon Dopamin gesteuerter Prozess, der im Gehirn das
Belohnungszentrum aktiviert. Sobald die Stresswirkung die Fähigkeit der Person, damit umzugehen, übersteigt, entstehen an-
haltende, zum Teil nicht mehr gutzumachende Veränderungen,
die letztendlich zusammen mit den anderen Risikofaktoren den
Nährboden für unsere Volkskrankheiten bereiten. Wie gut ein
Mensch mit Stress umgehen kann, wird durch seine Entwicklung
und Reifung bestimmt. Dabei spielen die individuelle genetische
Ausstattung, die Umwelteinflüsse, die Umgebung, in der er aufwächst, die die psychische Widerstandskraft beeinflussen, eine
große Rolle. Lernt man im Elternhaus, mit Problemen so umzugehen, dass man nicht daran zerbricht und krank wird, bleibt
man mit hoher Wahrscheinlichkeit gesund. Werden Konflikte immer nur unter den Teppich gekehrt und nie ausgesprochen und
ausgetragen, so neigt der Körper später dazu, im Konfliktfall mit
einem körperlichen Symptom zu reagieren.

*Kirsten Deutschländer: Insbesondere in der psychotherapeuti-
schen Praxis kann ich immer wieder beobachten, dass depressive
Patienten ihre Wut unterdrücken. Sie stellen ihre eigenen Bedürfnisse zurück und erlauben sich nicht, Aggressionen zu zeigen.
Zunächst regiert der Körper so, dass die Aggressionen zu Magenschmerzen, Kopfschmerzen oder auch zu Schwindelattacken*

führen. Im äußersten Fall wird die Aggression gegen sich selbst gewendet in Form von Selbstverletzungen, Selbstabwertung bis hin zum Suizidversuch.

So wirkt Stress in unserem Körper

Stress aktiviert zunächst die sogenannten klassischen Stressachsen, die sich auf hormoneller und nervaler Ebene abspielen:

1. Die Hypothalamus-Hypophysen-Nebennierenrinden-Achse (HHNA) beschreibt die Achse zwischen dem Gehirn und den Körperorganen,

2. die sympathische Achse (SA) beschreibt die Achse des vegetativen Nervensystems, und

3. die Achse der Neuropeptide und Entzündungsbotenstoffe beschreibt die Achsen zwischen den Botenstoffen des Nervensystems und des Hormonsystems.

Dabei funktioniert das Zusammenspiel zwischen seelischen Faktoren (Gefühlen und Gedanken) und körperlichen Reaktionen folgendermaßen:

Durch unsere Sinnesorgane nehmen wir die Außenreize der Umgebung wahr. Äußere Reize und auch in uns entstehende Gedanken und Gefühle lösen über unser emotionales Gehirn (limbisches System) zunächst eine Reaktion aus, die im Wesentlichen entweder aus Angst oder Freude besteht. Dieser erste Eindruck ist uns noch unbewusst. Erst nachdem unser emotionales Gehirn reagiert hat, reagiert unser Assoziationssystem im Großhirn. Es setzt über die drei oben beschriebenen Achsen chemische Botenstoffe frei, sogenannte Neurotransmitter, die ihrerseits wieder das Hormonsystem und das Immunsystem beeinflussen. Das Immunsystem bildet selbst Botenstoffe, die dem Gehirn ein Feed-

70

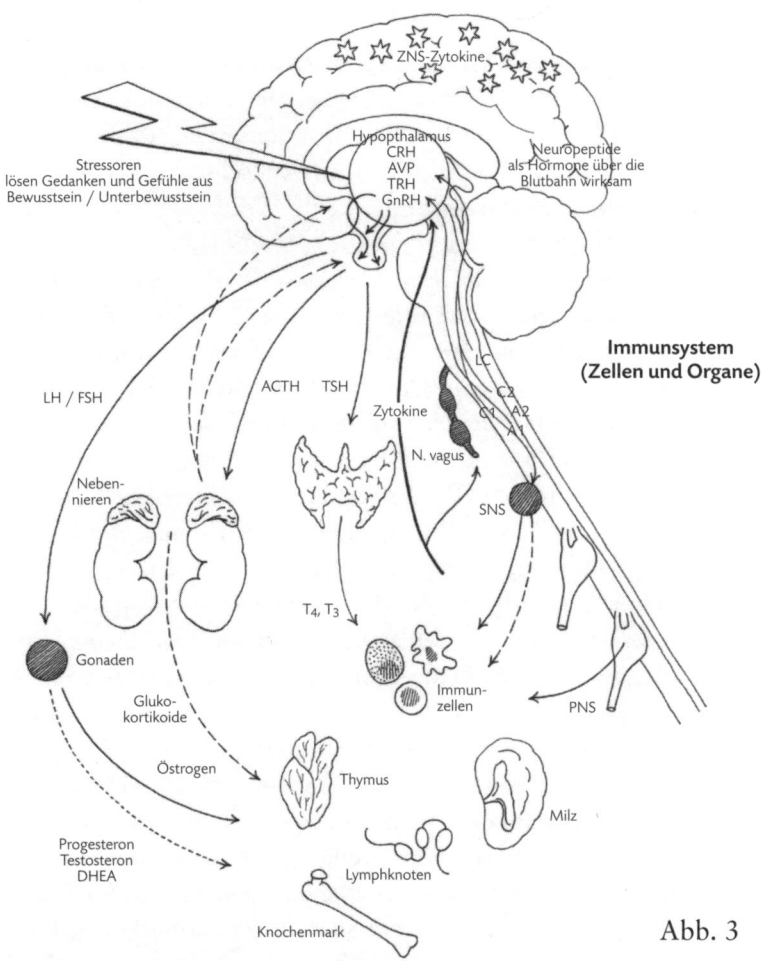

ZNS-Zytokine

Stressoren
lösen Gedanken und Gefühle aus
Bewusstsein / Unterbewusstsein

Hypopthalamus
CRH
AVP
TRH
GnRH

Neuropeptide
als Hormone über die
Blutbahn wirksam

LH / FSH

ACTH   TSH

Zytokine

Immunsystem
(Zellen und Organe)

LC

C2
C1   A2
A1

N. vagus

Neben-
nieren

SNS

T4, T3

Gonaden

Gluko-
kortikoide

Immun-
zellen

PNS

Östrogen

Thymus

Milz

Progesteron
Testosteron
DHEA

Lymphknoten

Knochenmark

Abb. 3

back geben. Über diesen Mechanismus können äußere Faktoren die seelische Befindlichkeit und dadurch immer auch die körperliche Befindlichkeit beeinflussen. Dieser Mechanismus besteht im Schlaf- und im Wachzustand.

Die über diese drei Stressachsen vermittelte Stressantwort bewirkt viele körperliche Veränderungen: Der Blutdruck steigt an, der Herzschlag wird schneller, die Muskulatur des Bewegungsapparats spannt sich an, der Zuckerstoffwechsel wird aktiviert, die Aufmerksamkeit kurzfristig erhöht, die Verdauungsfunktionen und das Immunsystem unterdrückt.

Kirsten Deutschländer: Einen Fall aus der Praxis habe ich als sehr dramatisch erlebt. Bei einer Frau kam es während der Geburt ihres Kindes zum Herzstillstand, sodass bei diesem Notfall ein Kaiserschnitt und eine Reanimation durchgeführt werden mussten. Dieses Erlebnis war so dramatisch, dass sie sich nicht davon erholen konnte. Sie beobachtete ab sofort die eigene Herzaktion und auch die des Kindes fast rund um die Uhr. Es entwickelten sich Ängste vor allen möglichen Situationen, die ihr die Möglichkeit nahmen, ein normales Leben zu führen. Sie lebte in dieser Zeit in Dauerstress, bis es zu einem Zusammenbruch kam, weil ihre letzten Kraftreserven erschöpft waren. Erst in einer psychosomatischen Klinik, in der mittels einer speziellen psychotherapeutischen Technik (EMDR-Technik) erreicht werden konnte, dass Gedanken an dieses negative Ereignis nicht mehr sofort emotionale Panik auslösen, ließ sich der Zustand wieder bessern. Auch beim Kind entwickelten sich nach der Geburt als Folge des massiven Stresses während der Geburt Fütter- und Wachstumsstörungen. Jede Mutter sollte sich bewusst sein, dass jedes Stress- und Angsterlebnis zur Angst- und Stresshormonüberflutung ihres Embryos führt. Dies bedeutet eine besondere Verantwortung der Mutter sich selbst gegenüber, denn dadurch, dass sie sich dessen bewusst ist, schützt sie nicht nur sich, sondern auch ihr Kind.

Das Forschungsgebiet, das sich in der Medizin mit diesen Zusammenhängen beschäftigt, nennt sich Psycho-Neuro-Immuno-

Endokrinologie. Die möglicherweise wichtigste Erkenntnis aus diesem Forschungszweig ist, dass Faktoren, die uns dauernd stressen, den Körper in seinen Reaktionsmöglichkeiten überfordern und im ganzen Organismus zu chronischen Entzündungsprozessen führen. Diese Entzündungsprozesse sind, zusammen mit den Ernährungsfaktoren, die Grundlage für das Entstehen chronischer Krankheiten. Insbesondere unsere Volkskrankheiten wie Herz-Kreislauf-Erkrankungen, Bluthochdruck, koronare Herzkrankheit, Schlaganfall, Osteoporose, aber auch Morbus Alzheimer und Krebserkrankungen. Auch psychische Erkrankungen werden durch ständig erhöhte, durch Stress ausgelöste Entzündungsparameter im Körper verstärkt oder sogar ausgelöst. Permanent erhöhte Entzündungswerte schaden jeder einzelnen Zelle und schwächen die Regenerationsfähigkeit aller Organsysteme des Körpers.

Lässt man diese Erkenntnisse auf sich wirken, so erhält man ein ganz neues Bild davon, wie Krankheiten entstehen. Es erklärt, warum wir durch unsere Lebensweise, trotz des großen medizinischen Fortschritts, nicht gesünder werden. Der Stress, unser hektischer Alltag, die falsche Ernährung, zu wenig Bewegung sowie negative Überzeugungen und selbstzerstörerische Glaubenssätze verhindern dies. Fehlt uns zusätzlich noch das Gefühl, ein sinnvolles Leben zu führen, so ist eine Erkrankung vorprogrammiert.

Mittlerweile liegen sehr viele Studien über die Auswirkungen von Stress auf das körperliche und seelische Wohlbefinden vor. Dabei ist eindeutig bewiesen, dass zu viel Stress unser Immunsystem schwächt und wir dadurch anfälliger für Krankheiten sind.

Kirsten Deutschländer: Während meiner Arbeit als Chefärztin einer Reha- und Präventionsklinik für Eltern und Kinder beobachtete ich ständig diese Effekte. Mütter mit Kindergar-

tenkindern, die normalerweise zur Reifung des Immunsystems alle sechs Wochen einen Infekt durchmachen, erkranken nur dann selbst, wenn sie stark unter Stress stehen. Häufig ließen sich seelische Belastungsfaktoren bei der Befragung erkennen. Oft waren diese Mütter in akuten Partnerkonflikten oder hatten die gesamte Verantwortung als Alleinerziehende zu tragen. Umgekehrt wurden insbesondere die Kinder krank, deren Eltern sich in einer schwierigen Lebenssituation befanden oder in Scheidung lebten.

Stress fördert Krebswachstum

Dr. Vernon Riley von der Universität Washington führte einen Versuch durch, der erhebliche Zweifel an jeder reinen Vererbungstheorie von Krebserkrankungen aufkommen ließ. Dafür verwendete er Mäuse, die mit 80-prozentiger Wahrscheinlichkeit eine Krebsgeschwulst ausbilden würden, da diese mit Krebszellen infiziert wurden. Er versetzte eine Gruppe dieser Mäuse in einen erhöhten Stresszustand, während die andere Gruppe in einer stressfreien Umgebung gehalten wurde. Das Ergebnis war: 92 Prozent der gestressten Mäuse entwickelten Krebs, während in der stressfreien Gruppe die Krebsgeschwülste nur bei sieben Prozent der Mäuse auftraten![45]

Untersuchen wir unseren Lebensstil, ist die Tatsache, dass in den westlichen Ländern jeder vierte Mensch an Krebs stirbt, wenig verwunderlich. Unser Körper produziert ständig Zellen neu, darunter auch defekte, aus denen Tumoren entstehen können. Die Summe der wissenschaftlichen Erkenntnisse zeigt, dass unsere natürlichen Abwehrkräfte eine entscheidende Rolle beim

---

45 Riley V.: »Mouse Mammary Tumors. Alterations of Coincidence as apparent function of stress«. Science 189 (1975), S. 465–467

Kampf gegen Krebs spielen – Abwehrkräfte, die durch Stress geschwächt werden.

Dr. Dean Ornish, Professor für Innere Medizin an der University of California in San Francisco, führte eine Prostatakrebsstudie mit 93 Männern im Frühstadium durch. Diese hatten sich gegen eine Operation entschieden und wurden per Losverfahren in zwei Gruppen geteilt. Bei der einen Gruppe wurde nur der PSA-Wert ermittelt, um den Krankheitsverlauf zu kontrollieren. Die andere Gruppe erhielt ein umfassendes Programm mit vegetarischer Ernährung, Bewegung, Entspannung, verschiedenen Nahrungsergänzungsmitteln und Meditation. Das Programm bedeutete eine radikale Änderung des Lebensstils. Nach zwölf Monaten zeigte sich, dass die Tumoren in der ersten Gruppe langsam, aber stetig wuchsen. Sechs Männer mussten operiert werden, der PSA-Wert stieg um mindestens sechs Prozent. In der Gruppe mit dem Ornish-Programm benötigte kein einziger Patient eine Operation, die PSA-Werte waren um vier Prozent gesunken, das Immunsystem der Männer war siebenmal besser darin, Krebszellen zu zerstören.[46]

Krebs durch Umgebung

Das internationale Krebsforschungszentrum der WHO sammelt seit 1964 Daten über die Häufigkeit und die Verteilung von unterschiedlichen Krebsarten. Dabei zeigte sich, dass Brustkrebs, Darmkrebs und Prostatakrebs in denselben Altersgruppen in westlichen Ländern bis zu neunmal häufiger auftreten als in Asien. Sind die Asiaten gegen diese Krebserkrankung genetisch

46 Ornish D., Weidner G., Rair W. R. et al.: »Intensive lifestyle changes may affect the progression of prostate cancer«. Journal of Urology 174 (3), 2005, S. 1065–1069; Diskussion S. 9–70

geschützt? Nein! Ziehen Asiaten in ein westliches Land um und passen sich den Lebensbedingungen an, so entwickeln sie die gleiche Krebsrate wie die einheimische Bevölkerung.[47] Dies ist ein weiterer eindeutiger Beweis dafür, dass den größten Einfluss auf die Entstehung von Krebs Umweltfaktoren und unsere Lebensweise haben.

Der Generaldirektor der WHO erklärte in seiner Einleitung zum Bericht des Internationalen Krebsforschungszentrums: Bis zu 80 Prozent der Krebserkrankungen sind wahrscheinlich von äußeren Faktoren wie Lebensweise und Umwelt beeinflusst.[48]

Die Simonton-Methode
In diesem Zusammenhang erwähnenswert ist O. Carl Simonton, ein Facharzt für Radiologie und Onkologie, der über 30 Jahre lang mit Krebspatienten arbeitete, die ihren Genesungsprozess aktiv unterstützen wollten. Sein Hauptaugenmerk lag in der Arbeit mit geistig-mentalen Faktoren. Zunächst lernt man, gesunde Gedanken, die uns guttun, von ungesunden Gedanken zu unterscheiden, die uns schaden. Dann werden die gesunden Gedanken gezielt trainiert und der Blick darauf gerichtet, welche Fähigkeiten gesundheitsfördernd sind. Das ist ein großer Unterschied zum positiven Denken. Bekommen Sie vor einer Chemotherapie z. B. die gängige Botschaft: Das ist schlimm, das ist schrecklich, trainiert man während der Behandlung automatisch folgende Fähigkeit mit: Trotz dieser schlechten Botschaft werde ich es schaffen, werde ich durchhalten. Vielleicht heißt dann die besondere Fähigkeit: Trotz Angst und Druck, trotz der Abneigung mache

---

47 Simonton O: Wieder gesund werden. Rowohlt, Reinbeck 2001
48 Steward B. W., Kleinhues P. (Hg.): World Cancer Report. WHO IATC Press, Lyon 2003

ich weiter und besiege die Krankheit. Erlebe ich diese Methode als hilfreich, so stärkt das mein Selbstbewusstsein und meine Intuition. Daraus erwächst z. B. die Fähigkeit, wieder mehr Mut zu haben, an meine Heilung zu glauben und einen Sinn in meinem Leben zu sehen. Wenn ich so weit bin, dann schaffe ich es auch, mir vorzustellen, wie mir die Behandlung hilft, wieder gesund zu werden. Die Simonton-Methode nutzt die positive Vorstellungskraft von Heilung.

Stress verändert die Gene
Laut Forschungsstand führen Stress und psychische sowie soziale Belastungen bei schwangeren Frauen dazu, dass ihre Kinder ein empfindlicheres Nervensystem und ein geschwächtes Immunsystem entwickeln. Die Programmierung der Stressachsen (siehe Abbildung 3 auf S. 71) kann schon im Mutterleib so beeinflusst werden, dass vermehrt Stressempfänger (Stressrezeptoren) gebildet werden.[49] Je mehr Stress die Mutter in der Schwangerschaft erlebt und darunter leidet, desto empfindlicher reagiert das kindliche Gehirn auf Stresshormone. Durch jeden Stressvorgang der Mutter bildet das Kind zusätzliche Stressrezeptoren. Die Stressanfälligkeit wird nicht nur während der Schwangerschaft geprägt, sondern auch nach der Geburt durch das Verhalten der Bezugspersonen.

Genetik und Umwelt entscheiden über Stressanfälligkeit
In Tierversuchen wurde überprüft, wie sich das Pflegeverhalten, also die Zuwendung der Mutter, auf die Stressanfälligkeit der

---

49 Karrow N. A.: »Activation oft he hypothalamic-pituitary-adrenal axis and autonomic nervous system during inflammation and altered programming of the neuroendocrine-immune axis during fetal and neonatal development.« Brain Behave Immun 20 (2006): S. 144–158

Jungen auswirkt. Es konnte gezeigt werden, dass Kinder fürsorglicher Mütter mehr Stress aushalten können. Die Jungtiere haben einen erhöhten Serotoninspiegel (ein Botenstoff, der antidepressive Wirkung hat). Durch das fürsorgliche Verhalten der Mutter werden Gene aktiviert, die bei den Nachkommen weniger Stressempfänger (Rezeptoren) bilden und deren Stressempfindlichkeit verringern. Der Stresshormonspiegel ist niedriger, und sie entwickeln ein fürsorglicheres Verhalten gegenüber der Folgegeneration. Experimente mit Ratten ergaben, dass diejenigen Tiere, die viel Zuwendung in der Neugeborenenperiode erfuhren, als selbstbewusste Tiere aufwuchsen, während die vernachlässigten Tiere ängstlich waren. Ähnliche Beobachtungen lassen sich auch bei Menschen anstellen. Bei Kindern, die durch ein Unglück ihre Eltern verloren hatten, ließen sich besonders hohe Stresshormonspiegel feststellen, das Wachstumshormon sank, Körpertemperatur, Blutdruck, Herzfrequenz und die Werte der Immunabwehr verschlechterten sich, die Stressempfindlichkeit nahm allgemein zu. Dasselbe ließ sich bei Waisenhauskindern beobachten.

Allgemein kann man sagen: Fürsorgliches Verhalten der Eltern reduziert die Stressempfindlichkeit von Kindern. Die emotionale Umgebung spielt für die Entwicklung der kindlichen Gesundheit eine sehr große Rolle. Dies kann man an Strukturen des Gehirns nachweisen, beispielsweise an der Dichte der Rezeptoren für Stresshormone.

Bruce Lipton, ein bekannter Zellbiologe, drückt den Zusammenhang zwischen unseren Genen und unseren seelisch geistigen Aspekten so aus:[50] »Nicht die Gene kontrollieren dich, du kon-

---

50 Lipton Bruce H.: Intelligente Zellen – wie Erfahrungen unsere Gene steuern. Koha, Burgrain 2006

trollierst die Gene! Und zwar so, wie du in Beziehung zur Welt stehst! Der Geist ist der Interpret, das Gehirn ist der Chemiker, die Interpretation bewirkt unterschiedliche chemische Mischungen. Was auch immer du in der Welt siehst, es verursacht unterschiedliche chemische Mischungen. Diese gelangen in dein Blut und verändern das Schicksal deiner Zellen! So einfach ist das mit der Verbindung zwischen Körper und Geist.«

Als das menschliche Erbgut im Jahr 2002 vollständig entschlüsselt wurde, stellte sich überraschenderweise heraus, dass die Anzahl der Gene beim Menschen vergleichbar ist mit der Anzahl der Gene eines Fadenwurms. Forscher entdeckten, dass nur etwa ein Drittel der Gene im jeweiligen Zelltyp aktiv sind. Die Schlussfolgerung war, dass der wesentliche Regulationsmechanismus nicht über die Anzahl der Gene, sondern über deren Aktivierungsmuster bestimmt wird. Es entstand ein neuer Forschungszweig, die Epigenetik. Die Epigenetik erforscht, durch welche Faktoren, z. B. Umwelteinflüsse, Gifte, Ernährungsfaktoren oder Beziehungserfahrungen, es zur Genaktivierung und somit zur Auslösung einer Krankheit kommt. Über diesen Mechanismus konnte nun erklärt werden, wie psychische Faktoren in Bezug auf die Auslösung einer Krankheit zum Tragen kommen. Es ließ sich erneut nachweisen, welch hohe Bedeutung Umgebungsfaktoren bei der Entwicklung chronischer Erkrankung zukommen. Dabei versteht man unter Umgebung die Lebensbedingungen, in denen ein Mensch aufwächst. Ob die Eltern beispielsweise liebevoll miteinander umgehen, mit wie vielen Geschwistern jemand aufwächst, ob er eine besonders wichtige Bezugsperson hatte und wie viele Menschen ihn gefördert und beschützt haben. Eine Umgebung, die uns unter Druck setzt, konfliktreich ist und uns wenig fördert, wird eher zur Entwicklung einer depressiven

Erkrankung oder anderer chronischer Erkrankungen führen als eine liebevolle, fürsorgliche Atmosphäre im Elternhaus.

Kirsten Deutschländer: In der Zeit, in der ich in der Reha-Klinik tätig war, konnte ich bei ADHS-Kindern beobachten, dass zwar die Grundlage für das Auftreten von ADHS die genetische Ausstattung ist, aber die Umgebung doch den auslösenden Faktor darstellt. Die Mehrzahl der ADHS-Kinder entwickelte ihre Symptome in Zeiten, in denen es in der Familie Schwierigkeiten gab, sei es in Form von Konflikten oder anderen belastenden Faktoren, wie die Pflege von Angehörigen usw. Nahm man den Kindern den Stress und bot ihnen eine Atmosphäre, in der sie ihre Kreativität selbstbestimmt leben konnten und in der sie üben konnten, ihre Impulsivität zu steuern, so ließen die ADHS-Symptome deutlich nach.

Wenn wir nun wissen, dass unsere innere Einstellung von der Umgebung, in der wir aufwachsen, geprägt wird und unsere inneren Überzeugungen krank machen können, dann verstehen wir, warum es so wichtig ist, sich seine Überzeugungen und Glaubenssätze bewusst zu machen. Erst wenn wir erkennen, was wir über uns denken, haben wir die Möglichkeit, über unsere geistig-seelische Ebene Einfluss auf unsere körperliche Gesundheit zu nehmen.

Dass Ehekonflikte, Partnerprobleme oder große Sorgen um die Kinder krank machen, hat wohl jeder schon am eigenen Leib erfahren. Die Folgen von Dauerstress sind aber noch viel weitreichender: Zu viel Stress verzögert die Wundheilung und verzögert allgemein die Erholungsphase nach Erkrankungen. Denkt man darüber nach, wie es im Allgemeinen in unserem Gesundheitssystem aussieht, wie es in unseren Krankenhäusern zugeht, wie kalt und unpersönlich dort oft die Atmosphäre ist, wie wenig

Zeit die Ärzte und das Pflegepersonal sich nehmen können, sich um die seelischen Belange der Patienten zu kümmern, so kann man erkennen, dass diese Erkenntnisse noch nicht in die heutige Schulmedizin vorgedrungen sind. Je mehr Angst ein Patient im Krankenhaus hat, desto mehr Stress hat er, desto langsamer wird er wieder gesund. Gar nicht so selten führt ein Krankenhausaufenthalt oder auch ein Arztbesuch dazu, dass der Mensch erst wirklich krank wird. Dies geschieht natürlich nicht absichtlich, aber oftmals durch Unachtsamkeit und mangelndes Einfühlungsvermögen oder einfach auch durch Überarbeitung, Stress und Überforderung. Die Beziehung zwischen Seelenleben und Selbstheilungskraft konnte durch zahlreiche Fakten wissenschaftlich belegt werden und ist rund um die Uhr wirksam. Ist es da nicht zwingend notwendig, jede Möglichkeit auszuschöpfen, um die Lebens- und Arbeitsbedingungen des Einzelnen und der Gesellschaft im Allgemeinen zu verbessern?

Ist jede Art von Stress schädlich? Nein. Wir unterscheiden zwischen positivem Stress (Eustress) und schädlichem Stress (Distress). Spannend ist der Übergang zwischen den beiden. Woran lässt sich das erkennen? Am einfachsten an der Freude. Geht einem die Freude aus, dann ist die Wahrscheinlichkeit groß, dass sich eine fördernde Herausforderung in eine zerstörerische Überforderung gewandelt hat. Schädlicher Stress liegt vor, wenn man nicht mehr sieht, wie man eine Situation bewältigen kann.

Der Noceboeffekt

Wenn wir die Verbindung zwischen dem, was wir denken und fühlen, und den körperlichen Reaktionen verstanden haben, können wir uns einem speziellen Problem der Medizin zuwenden, dem sogenannten Noceboeffekt.

Kirsten Deutschländer: Während meiner Praxistätigkeit habe ich häufig erlebt, dass Patienten nach einem Krankenhausaufenthalt oder auch nach einem Facharztbesuch, bei dem sie die Worte des Arztes nicht verstanden haben, vollkommen verunsichert vor mir saßen. Wir Ärzte bemerken oft gar nicht, wenn wir in unser Medizinerlatein verfallen und uns der Mensch nicht mehr folgen kann. Gerade wenn es um lebensbedrohliche oder schwere Erkrankungen geht, können Patienten in dem Moment, in dem ihnen die Diagnose mitgeteilt wird, so extrem unter Schock stehen, dass sie keiner Erklärung mehr folgen können. Viele trauen sich nicht zu fragen, werden von Ängsten überflutet und malen sich in ihrer Fantasie die schrecklichsten Szenarien aus. Das kann so weit gehen, dass eine eigentlich harmlose Diagnose missverstanden und in ein Todesurteil umgedeutet wird. Daher sind die Worte, die der Arzt benutzt, mitunter eine sehr gefährliche Waffe. Ich sah eine meiner Hauptaufgaben als Hausärztin genau darin, unterschiedliche Befunde aus Krankenhäusern und von Fachärzten zu sammeln, zu koordinieren und den Patienten so zu vermitteln, dass sie die wichtigsten Informationen verstehen und daraus Mut schöpfen konnten.

Negative Prognosen machen krank, sie wirken wie eine selbst erfüllende Prophezeiung.

Ein berühmtes Fallbeispiel ist folgendes: Derek Adams wollte nicht mehr leben, als er von seiner Freundin verlassen worden war. Nachdem der 26-Jährige 29 Tabletten eines Antidepressivums geschluckt hatte, bekam er Angst. Der Blutdruck sackte aufgrund der massiven Überdosis ab, und auch in der Klinik konnte er zunächst nicht stabilisiert werden. Die Tabletten, mit denen sich Adams töten wollte, hatte er als Teilnehmer einer Medikamentenstudie erhalten. Wie bei solchen Studien üblich, bekam allerdings nur die Hälfte der Teilnehmer das richtige Medikament. Die andere Hälfte bekam ein Placebo, ohne es zu wissen. Der selbsttötungsgefährdete Adams gehörte zur Placebogruppe, wie sich im Krankenhaus herausstellte. Als er davon erfuhr, hatte er innerhalb kürzester Zeit keine Beschwerden mehr und war, zumindest körperlich, kerngesund.[51] Einen weiteren Effekt hat jeder schon mal erlebt: Nebenwirkung durch Beipackzettel!

»Wer die Packungsbeilage genau liest, ein Gespräch mit dem Arzt oder Apotheker über Begleiterscheinungen führt oder Medienberichte zu einer neuen Erkältungswelle hört, kann schnell davon betroffen sein.«[52] Diese Aussage stammt von dem Sprecher des Pharmakonzerns Bayer, Hartmut Alsfasser, sie trifft den Noceboeffekt genau.

Noceboeffekte entstehen durch Erwartung und Erfahrung. Erwarten wir Nebenwirkungen, weil wir diese schon einmal erlebt und Angst davor haben, so ist die Wahrscheinlichkeit sehr hoch, diese auch wieder zu entwickeln (selbsterfüllende Prophezeiung).

Kirsten Deutschländer: Ich erinnere mich an eine Patientin, die nach einer neurologischen Untersuchung mit der Diagnose multiple Sklerose entlassen wurde. Sie war eine junge, intelligente Frau und informierte sich im Internet darüber, was die Diagnose für sie bedeuten könnte. Dies führte dazu, dass sie mehr und

51 General Hospital Psychiatry und Die Welt vom 24.10.2009
52 »Der eingebildete Kranke«. In: Die Welt vom 24.10.2009

mehr Suizidgedanken entwickelte. Sie war kurz davor, ihre Arbeitsstelle zu kündigen, weil arbeiten ja doch keinen Sinn mehr hatte, ihren Freund zu verlassen, und hatte alle Lebensfreude und Hoffnung aufgegeben. Ihr Freund jedoch zwang sie erneut, zum Arzt zu gehen, um das weitere Vorgehen zu besprechen. Als ich die Befunde genauer studierte, stellte sich heraus, dass die Diagnose nur als Verdachtsdiagnose geäußert wurde, damit man als weiterbehandelnder Arzt ein Auge auf die kommende Entwicklung hat und nichts übersieht. Als sich die Patientin darüber bewusst wurde, dass ihr Schicksal noch lange nicht besiegelt war, fasste sie rasch neuen Mut, war extrem glücklich und dankbar und hatte eine große, wertvolle Erfahrung gemacht.

Das geistig-mentale Potenzial
Es gibt auch Menschen, die sich ihres geistig-mentalen Potenzials vollkommen bewusst sind. Diese Menschen haben die Fähigkeit erlernt, ihre Körperfunktionen durch ihren Willen zu beherrschen. Das kann so weit reichen, dass sie es kraft ihrer Gedanken schaffen, sich von Krankheit zu befreien, die Herztätigkeit anzuhalten, die Körpertemperatur abzusenken, die Atemfrequenz zu reduzieren. Beschäftigt man sich mit östlichen Traditionen, so trifft man immer wieder auf Geschichten über Yogis, die diese besonderen Fähigkeiten entwickelt haben. Die Fähigkeiten der Yogis sind vielfach experimentell belegt und entstehen in Verbindung mit einem tief entspannten Zustand der Meditation. Auch gibt es Menschen, die sich nachweislich nur von Licht ernähren und sich strahlender Gesundheit erfreuen. Durch die Quanten-Physik lässt sich erklären, warum es theoretisch möglich ist, dass Menschen sich nur von Licht ernähren können.

Beeindruckend sind auch immer wieder die Geschichten, in denen sich Menschen z. B. dadurch von Krebs heilen, dass sie ihre innere Einstellung und ihre Willenskraft vollkommen auf Heilung programmieren. Dies ist unserer Meinung nach eine Fähigkeit, die in jedem Menschen schlummert, aber durch unbewusste Denkprozesse – wir erinnern uns: 96 Prozent unserer Gedanken und Gefühle sind unbewusst – boykottiert wird.

Die Dominanz geistig-mentaler Faktoren zeigt sich in weniger spektakulären Fällen dadurch, dass wir unser Immunsystem allein durch Gedankenkraft stärken können. Um das zu beweisen, wurde folgender Versuch durchgeführt: Testpersonen wurde Adrenalin injiziert und gleichzeitig ein Brausebonbon gegeben. Anschließend wurde gemessen, inwieweit sich die Aktivität der natürlichen Killerzellen durch die Adrenalininjektion gesteigert hatte. Nach mehrfacher Paarung (Injektion plus Brausebonbon) konnte die alleinige Gabe des Brausebonbons die Aktivität der natürlichen Killerzellen erhöhen.

Unsere natürlichen Killerzellen, die weißen Blutkörperchen namens T-Zellen, sind die wesentlichen Zellen im Kampf gegen Viren und Krebs. Umgekehrt können negative Gedanken und Erwartungen das Immunsystem schwächen. Gibt man Patienten, die auf eine bestimmte Substanz allergisch reagieren, gleichzeitig ein Getränk, das eine neuartige Geschmacksrichtung aufweist, führt später die alleinige Gabe dieses Getränks ebenfalls zu einer allergischen Reaktion. Diese Reaktion kann unterbunden werden, indem man den Testpersonen die Versuchsanordnung erklärt. Dies weist darauf hin, dass der entscheidende auslösende Faktor die Bewertung des Versuchs durch das Bewusstsein der Testperson ist. Insgesamt bedeutet das, dass unser Immunsystem ständig von unseren Empfindungen, unserem Fühlen und Denken beeinflusst wird. Negative seelische Befindlichkeiten wie Depressionen, Ängste oder Einsamkeit wirken sich hemmend auf das Immunsystem aus. Lebensfreude, Gelassenheit, Fröhlichkeit und Liebe fördern dagegen die Abwehrkraft.

Kirsten Deutschländer: In der Praxis fiel mir dieser Zusammenhang insbesondere bei Patienten auf, die gegen alles Allergien entwickelten. Häufig steckt hinter einer ausgeprägten Nahrungsmittelunverträglichkeit ein seelisches Problem oder zumindest eine schwierige Konfliktsituation. In der Klinik kam es häufig vor, dass sich Patienten mit einer langen Liste an Nahrungsmittelunverträglichkeiten schon vor Aufnahme an uns mit der Frage wandten, ob wir sie überhaupt aufnehmen könnten. Sie würden Weizen, Eiweiße, Zucker, Kernobst, Milch, Tomaten, Reis und vieles mehr nicht vertragen. Nachdem unser Diätassistent mit viel Mühe eine geeignete Diät zusammengestellt hatte, stellte sich oft heraus, dass die eigentliche Ursache dieser Unverträglichkeit tiefer sitzende psychologische Ursachen waren. Häufig haben Partnerkonflikte, Sorgen um Familienangehörige oder andere Probleme die Menschen aus dem Gleichgewicht gebracht. Sie waren die eigentliche Ursache für die Nahrungsmittelunverträglichkeit. Behandelte man die psychologischen Ursachen, so ließ sich bald eine Verbesserung der Verträglichkeit feststellen.

Placeboeffekte

Der Mensch verfügt nicht nur über die Fähigkeit, sich durch sein Denken krank zu machen, sondern genauso, sich dadurch gesund zu machen.

Kirsten Deutschländer: Interessanterweise kamen immer wieder Patienten zu mir und berichteten, dass eine Akupunktur, die

ein anderer Kollege bei ihnen durchgeführt habe, nicht so wirkungsvoll gewesen sei wie die Akupunktur, die sie bei mir erlebt hätten. Ich erkannte dadurch, dass es einerseits die Einstellung des Menschen, sein Glaube an die Heilmethode, seine Überzeugung, dass der Arzt ihm helfen werde, und andererseits etwas mit der Beziehung zwischen Arzt und Patienten zu tun hat. Wenn ein Patient dem Arzt vertraut, wirkt die Behandlung besser.
Dies lässt sich zum Teil mit dem Placeboeffekt, mit der Droge Arzt erklären. Je besser sich ein Arzt oder Therapeut in den Patienten einfühlen kann, desto besser gelingt es ihm, genau die Methode oder das Medikament zu finden, das dem Patienten hilft. Dabei ist es wichtig zu akzeptieren, dass jeder Mensch seine eigenen Wertvorstellungen, Überzeugungen und Modelle in sich trägt und eigene Ideen darüber hat, wie sich die Krankheit bei ihm entwickelt hat.

Diese Überzeugungen haben sich im Laufe seines Lebens entwickelt. Er hat beispielsweise als Kind gelernt, dass man seine Gefühle nicht zeigen darf, dass man Schmerz unterdrücken muss, dass man tapfer sein, sich nicht so anstellen soll, und hat dadurch den Glaubenssatz entwickelt: »Alles, was nicht tötet, härtet ab.« Ein Patient mit dieser Überzeugung wird erst dann beim Arzt erscheinen, wenn es ihm schon sehr schlecht geht. Er wird kaum gelernt haben, sich um seine Bedürfnisse zu kümmern, Gefühle zu zeigen, und spürt seinen Körper erst, wenn der Schmerz schon sehr stark ist. Dieser Mensch benötigt eine Schulung seiner Körperwahrnehmung und muss lernen, seine eigenen Bedürfnisse zu erkennen und zu äußern. Lernt er diese Lektion nicht und unterdrückt nur, wie es leider häufig passiert, mit Schmerzmitteln das Symptom, so kann leicht eine chronische Schmerzerkrankung entstehen.

Als Placebo gilt nicht nur die Gabe eines angeblich wirkungslosen Medikaments. Das wird sehr oft missverstanden. Zum Placeboeffekt zählen alle Einflüsse, die durch das Behandlungsumfeld entstehen, z. B. auch die Erwartungen des Patienten und des Arztes bezüglich der Wirkung des Medikaments oder der therapeutischen Maßnahme. Je vertrauensvoller die Arzt-Patienten-Beziehung ist, desto besser wirkt die Methode, das Medikament oder auch nur das ärztliche Gespräch. In unserem Buch *Der Quanten-Mediziner* schreiben wir ausführlich über die Ergebnisse der Studien, die im Folgenden kurz zusammengefasst sind.

Studienergebnisse[53] zum Placeboeffekt:

- Erhalten Patienten ein Schmerzmittel und werden nicht über die Wirkung aufgeklärt, so ist der schmerzlindernde Effekt viel geringer als bei ausführlicher Erklärung darüber, wie gut ein Medikament wirkt.
- Der Glaube daran, dass ein Medikament wirkt, führt so weit, dass sogar unheilbare Krankheiten gebessert werden können. Beispielsweise wurde nachgewiesen, dass sich die Dopaminkonzentration bei Parkinson-Kranken allein durch die Gabe eines Placebos stimulieren ließ, was schulmedizinisch unmöglich scheint.
- Medikamente wirken im Krankenhaus besser als in den ambulanten Praxen.

---

53 Beispiele aus: Bundesärztekammer: Placebo in der Medizin. Deutscher Ärzte-Verlag, 2011

- Im Vergleich zu mittelgroßen Tabletten werden sehr große und sehr kleine von den meisten Menschen als hochwirksam erlebt.
- Spritzen wirken um 34 Prozent stärker als Tabletten.
- Bei Beruhigungsmitteln wirken bei Männern orangefarbene Kapseln besser, bei Frauen dagegen blaue Kapseln.
- Rote Schmerzmittel ohne Wirkstoff wirken bei Rheuma fast genauso gut wie echte Präparate.
- In vielen Studien wirkten antidepressive Medikamente nicht besser als Placebomedikamente.
- Eine Placebospritze, die vom Arzt im weißen Kittel verabreicht wird, ist fast genauso gut wirksam wie eine Morphinspritze.
- Vertrauen Patienten einem Arzt, so wirken die Therapien besser.
- Glauben sowohl der Arzt als auch der Patient an die Therapie oder das Medikament, wird das Heilungsresultat verbessert.
- Auch bei Operationen spielen Placeboeffekte eine große Rolle.
- Placebooperationen waren bei Kniegelenksspiegelungen genauso wirkungsvoll wie echte Operationen.
- 30 Prozent der Heilung tritt ein, wenn man sich auf den Weg in eine therapeutische Einrichtung begibt.

Die Bundesärztekammer brachte 2011 das Buch *Placebo der Medizin* heraus und kam darin nach Analyse sämtlicher dazu vorliegender Forschung zu dem überraschenden Schluss:»Die Erkenntnisse aus der Placeboforschung sind aus ethischer Sicht zwingend in der ärztlichen Praxis anzuwenden, um die Patienten optimal zu behandeln, Arzneimittelwirkungen zu maximieren, unerwünschte Wirkungen von Medikamenten zu verringern und Kosten im Gesundheitswesen zu sparen.«Die Kammer geht noch weiter:»Diese Kenntnisse müssen Ärztinnen und Ärzten bereits bei der Ausbildung sowie in der Fort- und Weiterbildung vermittelt werden.«[54]

In der medizinischen Praxis gibt es keine therapeutische Maßnahme ohne einen potenziellen Placeboeffekt. Der Placeboeffekt stellt wahrscheinlich die gleichzeitig am häufigsten unbewusst eingesetzte und dennoch am meisten verpönte Heilmethode dar, was daran liegt, dass die Ärzte und Therapeuten unter Placebo etwas Wirkungsloses verstehen. Dies ist aber, wie oben beschrieben, nicht der Fall. Placebo ist sehr wirkungsvoll, quasi die Droge Arzt oder der Glaube des Menschen, seine Überzeugungen und Erwartungen. Da wir wissen, dass diese geistigen Aspekte extrem machtvoll sein können, schätzen wir den Placeboeffekt aufgrund seines großen Heilungspotenzials als sehr hilfreich und wirkungsvoll ein. Die von uns gelehrte und oft eingesetzte 2-Punkte-Methode (siehe S. 174) der Quantenheilung bezeichnen wir als placebooptimierte Therapie.

Jörg Tacke: Immer wenn ich als Kind eine größere Verletzung oder eine ernsthafte Erkrankung hatte und meine Eltern beschlossen, zu einem Arzt zu fahren, fühlte ich mich sofort ein wenig erleichtert. Auch die Schmerzen ließen schon auf dem Weg zum Arzt nach. Sobald ich im Wartezimmer saß, erlebte ich nochmals eine Verbesserung meiner Symptome. Manchmal stand ich vor dem Onkel Doktor im weißen Kittel und konnte gar nicht mehr so recht sagen, wo es denn genau wehtat.

---

54 Bundesärztekammer: Placebo in der Medizin. Deutscher Ärzte-Verlag, 2011, S. 182

Wunderheilungen – Spontanremissionen

Anhand von Beispielen aus der Krebsforschung und hier insbesondere anhand spontaner Rückgänge von Tumoren bis zu deren
vollkommener Heilung (Spontanremissionen) zeigen wir im Folgenden, welches Heilungspotenzial in einem Patienten verborgen
liegt.

Der Japaner Hiroshi Oda untersuchte an der Universität Heidelberg 101 Fälle von spontanen Rückgängen von Tumoren (Re-
missionen) bei Krebspatienten.[55] Er konnte drei Faktoren isolie-
ren, die für die Heilung sehr wichtig zu sein scheinen:

1. Selbstverantwortung: Die Patienten haben nicht nur die ihnen
   noch zur Verfügung stehenden Therapien eigenverantwortlich gewählt, nachdem sie bereits als »austherapiert« diagnos-
   tiziert worden waren, sondern auch die Einsicht gewonnen,
   dass sie irgendetwas in ihrem Leben dazu beigetragen haben,
   dass die tödliche Krankheit entstanden ist. Und sei es nur
   die Erkenntnis, sich nicht gesund ernährt oder Probleme eher
   hinuntergeschluckt zu haben.
2. Die Betroffenen schlossen Frieden mit dem Tod.
3. Obwohl sie den Tod akzeptiert und angenommen hatten, sahen sie jetzt einen starken Sinn darin, zu leben.

Der amerikanische Arzt Dr. Ellerbroek[56] berichtet von einem au-
ßergewöhnlichen Fall von Spontanremission: Der Tumor einer
Patientin hatte schon den Großteil ihres Beckens zerstört, als sie

---

55 Hiroshi O.: Das Erleben von Spontanremissionen bei Krebserkrankungen: Eine
   narrativ orientierte Studie über salutogenetische Ressourcen und Prozesse:
   http://archiv.ub.uni-heidelberg.de/volltextserver/volltexte/2001/1540/pdf/
   KurzfassungOda.pdf
56 Siegel B.: Prognose Hoffnung. Ullstein, Berlin 2006

sich wünschte, zum Sterben an das Ufer eines Sees gebracht zu werden. Dort gelang es ihr, ihren Zorn und ihre Depressionen loszulassen. Ab diesem Zeitpunkt begann ihr Tumor zu schrumpfen – sie war geheilt. Dieses Heilungspotenzial sollte idealerweise in jeder Therapie genutzt werden. Jeder Therapeut sollte darüber Bescheid wissen.

Grundlagen seelischer Gesundheit

Nachdem wir nun viel über die Wirksamkeit der Vorstellungskraft und des Glaubens an eine Heilmethode gehört haben, schauen wir uns an, was seelische Gesundheit bedingt. Welche Fähigkeiten müssen wir erlernen und besitzen, um psychisch ausgeglichen und gesund zu sein? Die folgende Zusammenstellung versteht sich nur als Auszug einiger wesentlicher Faktoren.

Selbstachtung, Selbstvertrauen

Als Kind benötigen wir Bestätigung, um unser Selbstbewusstsein so weit zu entwickeln, dass wir die Welt aktiv entdecken können. Wir benötigen Erfolg und Anerkennung und das Erlebnis, dass wir etwas aus eigener Kraft schaffen. Auch als Erwachsene sind wir bis zu einem gewissen Maß abhängig davon, dass uns Menschen bestätigen, loben und wir für das, was wir tun, Anerkennung erhalten. Dadurch fühlen wir uns wertvoll, entwickeln und erhalten das nötige Selbstvertrauen.

Geliebt sein und selbst lieben können

Haben wir gelernt, uns selbst zu achten, uns als wertvollen Menschen zu empfinden, so können wir uns so annehmen, wie wir sind. Wir können uns selbst lieben. Erst wenn wir diese Fähigkeiten entwickelt haben, sind wir wirklich bereit, auch andere zu lieben. Wir können erst dann andere so sein lassen, wie sie sind, so annehmen, wie sie sind, wenn wir uns selbst mit unseren Fehlern akzeptieren können.

Verbundenheit

Menschen sind generell soziale Wesen. Sie fühlen sich wohl, wenn sie von Menschen umgeben sind, mit denen sie sich verstehen, mit denen sie sich verbunden fühlen. Gemeinsame Erlebnisse stärken die sozialen Bindungen. Dazu zählen auch Konflikte, die gemeinsam durchlebt werden.

Konfliktfähigkeit

Hat ein Mensch genügend Selbstvertrauen und gelernt, sich und andere so anzunehmen, wie sie sind, fühlt er sich verbunden mit seinen Freunden oder dem Partner, so kann er auch Konflikte mit diesen Menschen aushalten. Auftretende Meinungsverschiedenheiten führen zwar zur Frustration, bedrohen aber nicht gleich den Bestand der Beziehung. Es entwickelt sich die Fähigkeit, Spannungszustände auszuhalten (Frustrationstoleranz), und eine Bereitschaft zur Versöhnung. Diese Konflikte sind wie Salz in der Suppe, sie würzen das Leben. In Beziehungen, in denen Konflikte vermieden werden (Harmoniebedürftigkeit aus Angst, den Partner zu verlieren), kommen die Aggressionen nicht an die Oberfläche. Die unterdrückten Gefühle wie Wut oder Zorn werden gegen sich selbst gerichtet und machen krank.

Freiheit

Fördert man Kinder in ihrer Kreativität, so entwickelt sich ein fantasievolles Spiel. Kinder erproben ihre Möglichkeiten, schöpferisch tätig zu sein, ihr eigenes Leben zu gestalten, sich Ziele zu setzen. Hat man das Glück, die Unterstützung einer liebevollen Bezugsperson zu erleben, so lernt man, sich lohnende Ziele im Leben zu setzen, was zu einem erfüllten Leben führt.

Verarbeitung traumatischer Kindheitserlebnisse

Jede Kindheit enthält Erlebnisse, die unsere bis dahin erlernten Bewältigungsstrategien überfordern. Diese Erlebnisse werden als traumatische Erlebnisse bezeichnet. Sie sind verbunden mit einem heftigen Gefühl – meist das der Angst – und hinterlassen tiefe Spuren in unserem Gehirn. Werden diese Erlebnisse nicht durch positive Erfahrungen korrigiert, so entstehen daraus negative Überzeugungen und Glaubenssätze, die uns schaden können.

Kirsten Deutschländer: Als traumatische Erinnerung an meine Kindheit kommen mir mehrere Situationen in der Schule in den Kopf, als ich vorlesen musste und, wenn es nicht perfekt war, vor der Klasse lächerlich gemacht wurde.»Dein Vater ist doch Deutschlehrer und du kannst nicht mal gescheit lesen.« Ich hatte bis zum Abitur Angst, vor der Klasse etwas vorzutragen. Die Buchstaben verschwammen vor meinen Augen, und ich dachte:»Ich kann das nicht, alle lachen über mich, ich bin zu doof dazu!«

Die Hitliste der beliebtesten Blockaden

Für die seelische Gesundheit ist es wichtig, die Muster zu erkennen, die wir in uns tragen und die uns immer wieder leiden lassen. Man kann diese Muster auch als Blockaden bezeichnen. Blockaden, die den *Fluss* stören. Sie führen auch zu körperlichen

Symptomen. Um einen kurzen Einblick zu geben, womit wir uns das Leben schwermachen, erwähnen wir hier die beliebtesten »Rezepte«.

Gewohnheiten

Die naheliegendsten Blockaden sind Gewohnheiten, also Gedanken, Gefühle und Verhalten, die wir ständig wiederholen, ohne uns dieser bewusst zu sein. Aus Liebe und Wohlwollen haben uns unsere Eltern Werte, Prinzipien und Sichtweisen, also »Lebensrezepte«, mitgegeben. Es ist unsere Verantwortung, diese daraufhin zu überprüfen, ob sie dem ursprünglichen Zweck, Glück zu bringen, noch erfüllen oder ob sie das Gegenteil für uns bedeuten. Das Schwierige an diesem Thema ist, dass uns diese Gewohnheiten nicht bewusst sind. Sie sind uns so selbstverständlich wie der Sauerstoff in der Luft, die wir atmen. Vielleicht haben althergebrachte und gesellschaftlich als selbstverständlich angesehene »Rezepte« gut funktioniert, wie z. B. »Ich muss mir Liebe verdienen« als Vorstellungen von Liebe in früheren Zeiten. Auf Dauer gesehen, können uns diese Glaubenssätze überfordern. Wir geben alles, um sie zu erfüllen, kontrollieren ständig unser Verhalten und das Verhalten anderer, vergleichen, bewerten, verurteilen und versuchen zu manipulieren, um das Gewünschte zu erhalten. Dadurch binden wir viel Energie, die uns irgendwann ausgeht und in die Erschöpfung und Depression treiben kann.

Vergleichen

Wir verhalten uns zunächst nach den Rezepten, die wir von unseren Eltern und unserer Umgebung gelernt haben. Kinder lernen durch Beobachten und Kopieren. Wir lernen nicht nur die Rezepte, sondern auch, wann und wie wir sie einsetzen. Das Rezept des Vergleichens ist hilfreich, wenn man eine passende Matratze für ein bestimmtes Bett sucht. Wir nehmen uns in der Regel ein Vergleichsmaß wie einen Meterstab, vergleichen Länge und Breite und suchen uns eine passende Matratze aus. Folgen wir diesem Rezept im Umgang mit Menschen, dann führt das Vergleichen immer zu großem Leiden. Egal was wir in unserem Leben erreicht haben, wir finden immer jemanden, der mehr erreicht hat, der besser ist, mehr Fähigkeiten hat als wir, und schon sind wir im Leiden. Vergleicht sich der Sänger, Musiker und Tänzer Justin Timberlake mit Bill Gates, dem Gründer von Microsoft, mit einem geschätzten Vermögen von derzeit etwa 50 Milliarden $, was seine Qualitäten angeht, ein großes Vermögen anzuhäufen, wird er sich wahrscheinlich miserabel fühlen. Umgekehrt würde sich Bill Gates, was seine musikalischen und tänzerischen Fähigkeiten angeht, im Vergleich mit Justin Timberlake nicht so prächtig fühlen. Leider hat uns keiner beigebracht, dass uns dieses Verhalten schadet. So verursachen wir selbst Frust durch den unbewussten Einsatz des Rezepts »Vergleichen«. Frust bei uns selbst und Frust bei anderen.

Sind alle alten Rezepte wirklich sinnvoll?

In einer Familie gab es eine Tradition, zu Weihnachten einen besonderen Festbraten zuzubereiten. Das Rezept war Generationen alt und wurde dieses Mal von der Urenkelin gekocht. Das Rezept schrieb vor, vor dem Braten die beiden Enden des Fleischstücks abzuschneiden. Man setzte sich zu Tisch und genoss den Festtagsschmaus, und plötzlich schrak die Köchin auf: »Mama, ich habe

---

ganz vergessen, die Enden abzuschneiden!« Worauf die Mutter antwortete: »Mmh, das mag wohl sein, aber ich schmecke gar keinen Unterschied!« Die Enkelin dachte nach und fragte ihre Mutter dann: »Du, Mama, wenn man keinen Unterschied schmeckt, warum muss man dann die beiden Enden abschneiden?«

»Nun, das weiß ich auch nicht, das musst du wiederum die Uroma fragen«, antwortete ihre Mutter. Die Tochter wandte sich nun an die Uroma und war überrascht, als diese die Antwort gab: »Ja mei, meine Töpfe waren halt zu klein.«

So wurde viele Generationen lang an alten Rezepten festgehalten, die eigentlich keinen Sinn machen! Ähnlich verhalten wir uns wahrscheinlich in vielen anderen Situationen, es ist uns nicht bewusst. Der Schaden, der daraus entsteht, ist ungemein. Die meisten Beziehungsprobleme, aber auch körperliche Leiden und seelische Probleme resultieren daraus.

Erwartungen

Erleben wir, dass unsere Erwartungen z. B. in einer Beziehung immer wieder enttäuscht werden, so sollten wir darüber nachdenken, was uns zu dieser Erwartung führt. Steckt dahinter der Wunsch, den anderen zu verändern? Kann ich bestimmte Eigenschaften bei mir selbst nicht ertragen und erwarte sie bei anderen? Berücksichtige ich die Erwartungen des anderen? Sie werden es schon häufig erlebt haben: Zu hohe Erwartungen führen zu Enttäuschungen, geschätzte 90 Prozent! Erwartungen setzen nicht nur andere Menschen, sondern auch uns unter Druck. Aus Druck entsteht meistens Gegendruck mit den Folgen von Frust und Aggressionen.

Jörg Tacke: Eine Seminarteilnehmerin meinte einmal zu mir etwas entrüstet: »Nach 30 Jahren Ehe werde ich doch wohl einmal Erwartungen haben dürfen!« *Meine Antwort darauf war:* »Du kannst Erwartungen haben, so viel du willst, wenn du mit dem Ergebnis leben willst, immer wieder enttäuscht zu sein!«

Verurteilungen

Verurteilungen mögen einem eine kleine momentane Erleichterung verschaffen. Der andere ist schuld, der andere ist schlecht, dadurch fühle ich mich momentan besser. Aber mit jeder weiteren Verurteilung wird das Leben immer einsamer. Je öfter wir Menschen verurteilen oder je mehr Menschen wir verurteilen, desto mehr trennen wir uns von diesen, desto einsamer werden wir. Und mit jeder Verurteilung festigt sich unser Bild von einem Menschen. Wir sind nicht mehr in der Lage, seine anderen Qualitäten wahrzunehmen, und verhindern dadurch die Sichtweise, dass in diesem Menschen ein großes Potenzial schlummert. Haben wir jemanden als einen Chaoten abgestempelt, so werden wir in Zukunft auch nur Chaotisches von diesem oder mit diesem Menschen erleben. Interessanterweise hören wir von anderen Menschen ganz andere Urteile über die gleiche Person. Ein anderer findet die gleiche Person mit dem gleichen Verhalten kreativ und lebendig. Und ein Dritter wiederum mag ihn für völlig normal halten. Das sollte uns zu denken geben. Liegt es daran, dass wir unterschiedliche Bedürfnisse haben und unsere Urteile nichts anderes sind als Ausdruck unserer Sorge, dieses Bedürfnis nicht befriedigt zu bekommen? Ist es eine Projektion von uns, eine Schuldzuweisung im Außen? Je mehr wir fürchten, dass ein Verhalten nicht in unserem Sinne ist, desto schärfer werden wir es verurteilen. Reflektiert man diesen Prozess und akzeptiert, dass andere unterschiedliche Bedürfnisse haben, kann sich gegenseitiges Verständnis entwickeln. Man begibt sich in einen Prozess der Offenheit, der Klarheit in die Beziehung bringt.

Bewertungen

In dem Glauben oder der Hoffnung, dass es uns Sicherheit gibt, haben wir gelernt zu bewerten. Blicken wir nur wenige Jahre zurück, dann fällt uns auf, dass wir Dinge, die unverändert geblieben sind, völlig anders bewerten. Nur hat es uns früher wahrscheinlich genützt und heute nicht mehr. Ereignisse, die wir früher als furchtbar schrecklich bewertet haben, können sich im Nachhinein als großes Glück erweisen. Habe ich zum Beispiel den Beruf verloren oder mich von einem Partner getrennt, so kann es sein, dass mir dies ermöglicht hat, eine erfüllte Beziehung zu leben oder einen Beruf zu erlernen, der besser zu mir passt. Je besser es uns gelingt, gelassener mit den Ereignissen umzugehen, die wir nicht ändern können, desto schneller erschließt sich uns der tiefere Sinn. Beim Bewerten einer Situation oder einer Person sollten wir darauf achten, ob die Bewertung hilfreich ist, um die Lebensqualität zu steigern, oder ob sie uns trennt und Leiden bringt. Die Sinnlosigkeit von Bewertungen zeigt sich an dem Satz: Medikamente sind schlecht! Nach unserer Meinung sind Medikamente weder gut noch schlecht, sondern die Frage ist: Wie setze ich ein Medikament ein? Nehmen wir z. B. ein Antibiotikum. Ist ein Antibiotikum gut oder schlecht? Das kommt darauf an, wie es verwendet wird. Antibiotika sind ein Segen, wenn es darum geht, bei schweren Infektionskrankheiten Leben zu retten. Antibiotika sind ein Fluch, wenn sie in der Tiermast eingesetzt werden, zu Resistenzen führen und dadurch beim Menschen nicht mehr wirksam sind. Sie entfalten dann nur noch ihre Nebenwirkungen, die mitunter tödlich sein können. Solange ich steif und fest behaupte, Antibiotika seien schlecht, habe ich meine Eigenverantwortung abgeschoben und eine Bewertung getroffen, die mir schadet. Bleibe ich offen für die Möglichkeit, dass Dinge sowohl gut als auch schlecht sein können, dass alles seine zwei Seiten hat, so lerne ich, mich vor vorschnellen Bewertungen zu schützen. Ich verurteile nicht und schütze mich vor Vorurteilen.

Emotionen
Emotionen sind unser Armaturenbrett. Sie zeigen uns, inwieweit wir uns um unsere Bedürfnisse kümmern. Sie zeigen auf uns, nicht auf andere. Jede Emotion birgt ein lebensbereicherndes Potenzial. Wir wollen die Emotion daher nicht beseitigen, sondern stattdessen das Potenzial freilegen und nutzen.

Eifersucht
Eifersucht ist ein Gefühl, das bekanntermaßen sehr viel Leiden bringt und mitunter Leben kosten kann. Die Grundlage der Eifersucht ist meist ein niedriges Selbstwertgefühl und dadurch bedingte Verlustängste. Die positive Seite der Eifersucht kann man wie folgt beschreiben: Um eifersüchtig zu sein, braucht man mindestens drei fantastische Qualitäten und Fähigkeiten. Erstens muss man eine sehr genaue Beobachtungsgabe haben. Zweitens benötigt man ein kommissarisches Gedächtnis. Man kann sich genau erinnern, wer, wann, wen, wie angeschaut hat, wie angefasst hat usw. Als dritte Fähigkeit benötigt man eine blühende Fantasie. Alle drei Fähigkeiten wären die Grundlage für ein erfolgreiches Berufsleben. Bedauerlicherweise würzt man diese Fähigkeiten stattdessen mit der Zutat Neid, um sich und anderen

das Leben zur Hölle zu machen. Man ist neidisch auf das, was die anderen miteinander erleben und man selbst nicht. Betrachtet man die Ursache des Neids tiefer, dann mag man entdecken, dass man auf die Nähe neidisch ist, die die beiden anderen miteinander genießen. Man versucht verzweifelt, sich gleiche Erlebnisse zu verschaffen. Wenn das nicht funktioniert und man noch tiefer in sich hineinhorcht, stellt man fest, dass man möglicherweise keine Nähe zu sich selbst hat, sich selbst gar nicht kennt. Kennen wir uns selbst nicht, so suchen wir das Glück im Außen. Der andere soll uns glücklich machen. Wahre Nähe kann so nicht entstehen.

Untersucht man die Ursache dafür, dann mag man feststellen, dass man durch die Gewohnheit, sich und andere permanent zu beurteilen und zu bewerten und einzuordnen, keine Nähe entstehen lassen kann. So liegt ein möglicher Lösungsweg darin, sich des bewertenden Urteilens bewusst zu werden.

Schuld

Die Schuld wurde »erfunden«, um andere zu manipulieren. Manche Menschen haben das schon lange verstanden und grenzen sich laut und deutlich ab: »Ja, na und? Dann bin ich eben schuldig! Hast du ein Problem damit?« Wer so reagiert, dem macht das Schuldgefühl nichts mehr aus, der kann sich dieser Manipulation entziehen. Solange man sich schuldig fühlt, wird man alles nur Erdenkliche tun, um diesem Gefühl zu entkommen. Empfindet man besonders viele Schuldgefühle, so werden die Handlungen zur Wiedergutmachung viel Energie kosten. Das Dramatische an dem Konzept »Schuld« ist nur, dass es nicht wirklich funktioniert. Die Gefängnisse sind der beste Beweis dafür. Liest man Berichte von Gefängnisinsassen, dann berichten sie alle eins, nämlich dass sie im Gefängnis erst die richtige Kriminalität gelernt haben. Das Konzept der Schuld und dass man sich davon freikaufen oder im Gefängnis freisitzen kann, verhindert, dass man seine Haltung und sein Verhalten lebensbereichernd ändert. Gehen wir ein bisschen in der Geschichte zurück, wird einem die absurde Natur der Schuld besonders deutlich. Galileo Galilei ist vielleicht das berühmteste Beispiel dafür, dass es bei dem Konzept Schuld nur um Macht und Manipulation geht. Nur weil er sich dem vorherrschenden Weltbild der Gesellschaft nicht anschließen wollte, wurde er zum Tod auf dem Scheiterhaufen verurteilt. Er hatte sich schuldig gemacht und musste deshalb bestraft werden. Er war eine Gefahr! Eine Gefahr für wen eigentlich? Wohl für die herrschenden Kirchenfürsten und ihre Vasallen, deren Weltbild durch die Thesen Galileis auf den Kopf gestellt wurde und die damit auch ihre Macht dahinschwinden sahen. Diese Macht wurde dadurch, dass sie sein Verhalten zum Fehlverhalten erklärten und ihn zum Tode verurteilten, wiederhergestellt.

Wird mir bewusst, dass es mein Bedürfnis ist, anderen eine Freude zu machen, anderen zu dienen, dann erwarte ich keine Gegenleistung. Ich mache es als Geschenk. Der andere ist frei, damit zu tun, was er will. Würde ich eine Gegenleistung erwarten und wäre enttäuscht, weil ich sie nicht bekomme, dann mache ich dem anderen Schuldgefühle. Eine Erkenntnis und neue Sichtweise könnte also sein: »Wenn ich etwas für andere tue, dann nur, wenn ich es gerne tue, denn dann ist es auch für mich ein Geschenk.« Dann gibt es kein Spiel mit der Schuld mehr.

Angst

Lebt man immerzu in der Angst, schadet man damit seinem Körper durch die Ausschüttung von Stresshormonen und kann direkt erleben, dass Sichtweisen zu negativen Erlebnissen und

Erfahrungen werden. Das sind die sogenannten selbsterfüllenden Prophezeiungen. Auch hinter diesen Ängsten schlummert ein verborgener Schatz, den es zu heben lohnt. Der berühmte Bergsteiger Reinhold Messner sagt: »Nur durch meine Angst konnte ich meine Expeditionen überleben.« Er beschreibt im Detail, wie ihn Angst zu Achtsamkeit und Respekt vor der Natur geführt hat und wie ihn die Präsenz im Augenblick davor bewahrt hat, zu große Risiken einzugehen. Dieses Beispiel zeigt deutlich, dass wir die der Angst innewohnende Qualität lebensbereichernd einsetzen können. Schaffen wir es nicht, die dahinterliegende Ursache zu erkennen, sollten wir uns dringend Hilfe holen, denn Ängste zerstören jegliche Lebensqualität.

Zweifel

Hat man die Angewohnheit, immer alles anzuzweifeln, schneidet man sich von Klarheit und Lebensfreude ab. Dauerzweifler erkennt man sofort an ihrem Gesicht. Der Zustand scheint weder glücklich noch schöner zu machen. Welche Qualität mag dem Zweifel innewohnen? Welchen Schatz kann man heben? Vielleicht ist es die Fähigkeit, wahrzunehmen oder zu spüren, dass man gerade wie besessen einer Idee hinterherrennt. Der Zweifel mag einem quasi sagen, dass man den »Fuß vom Gas« nehmen soll. Ein Vorteil des Zweifels könnte auch sein, dass ich anderen nicht blind folge, dass ich mir eine eigene Meinung bilden möchte. Dieser Schatz im Zweifel verbindet mich mit meinen Gefühlen, mit meinen wahren Bedürfnissen und auch mit meiner Intuition. Zweifel deutet auch darauf hin, dass ich mir unsicher bin. Ist dies oder jenes besser, soll ich mich so oder so entscheiden? Durch die Beschäftigung mit unseren Zweifeln lernen wir unsere Sehnsüchte und Wünsche und letztlich unser wahres Selbst besser kennen.

Sicherer wird man nur dann, wenn man übt, Entscheidungen zu treffen. Stellen sich diese als ungut heraus, sind wir das nächste Mal klüger. Ist der Zweifel in einer Beziehung allgegenwärtig, so werden wir aufgefordert, unsere Konzepte zu überdenken und Entscheidungen zu treffen, die lebensbereichernd sind.

Wünsche

Wünsche sind Hoffnung auf Änderung einer aktuellen Realität, Hoffnung auf Erreichen eines Ziels für sich selbst oder andere. Wünsche können so übermächtig werden, dass sie zu einem negativen Verlangen werden. Dann sind sie mächtige Blockaden. Zu starke Wünsche verdeutlichen mir, dass ich in einem Mangelzustand bin. Nach dem Resonanzgesetz rege ich im Außen an, was ich aussende. Sende ich Mangel aus, erlebe ich auch Mangel. Verstehen Sie uns nicht falsch. Es geht nicht darum, dass man sich nichts wünschen darf. Uns ist nur wichtig, dass man die Natur, den Kern eines zu starken Wunsches versteht, der zum Verlangen wird. Es geht wieder einmal darum, zu erkennen, was hinter einem großen Wunsch steckt. Soll uns jemand anders ein Bedürfnis befriedigen? Wünschen wir uns durch äußere Umstände, glücklich gemacht zu werden? Dass dies nicht funktioniert, ist vielen bekannt. Noch aus der Schule erinnern wir uns vielleicht an Klassenkameraden, die unbedingt beliebt sein wollten. Geerntet haben sie meist das Gegenteil. Der starke Wunsch nach Schönheit kann dazu führen, dass man täglich ins Sonnenstudio rennt und gar nicht mehr wahrnimmt, wie alt die Haut dabei aussieht. Er kann auch dazu führen, dass man sich dem hohen Risiko einer Schönheitsoperation aussetzt, ohne den tiefer liegenden Wunsch dahinter überdacht zu haben. Der starke Wunsch nach Anerkennung kann einen zur echten Nervensäge machen.

Man lässt nichts aus, um andere zu beeindrucken oder irgendwie in den eigenen Bann zu schlagen. Man scheut keine Mühe und keine Kosten. Vielleicht kauft man nur etwas, um die Aufmerksamkeit der anderen auf sich zu lenken. Können Wünsche überhaupt je aufhören? Kann es gut sein, sich nichts mehr zu wünschen? Wieder ist die Antwort Ja und Nein. Wünsche motivieren, sie zeigen uns unsere Ziele. Wirklich glücklich macht allerdings erst ein wunschloser Zustand der Zufriedenheit. Bin ich mit mir selbst im Reinen, bin ich mit mir selbst zufrieden, dann habe ich innere Freiheit erlangt. Wer kann das schon im Alltag? Es ist sinnvoll, im Kleinen zu üben und überhaupt zu erforschen, was uns glücklich und zufrieden macht. Wichtig ist, die Aufmerksamkeit auf die täglichen kleinen Freuden im Leben zu lenken und diese zu genießen.

Fixiertheit

Wenn uns etwas besonders wichtig wird, starren wir förmlich auf einen Lebensaspekt und verlieren den Rest aus den Augen. Dieser Zustand hat wiederum zwei Seiten. Einerseits kann sich dadurch ein starker Wille mit Entschlossenheit auf ein wichtiges Ziel ausrichten, andererseits trennen wir uns vom Genuss der Lebensfülle ab. Diese kann schnell verloren gehen, wenn man es z. B. mit der Arbeit übertreibt. Vereinfacht ausgedrückt, wir werden verbohrt und engstirnig, vernachlässigen unsere Freunde, unsere Hobbys, unsere Partner und machen uns dadurch einsam. Will man Ziele mit aller Gewalt erreichen, endet es meist in einer Katastrophe. Mit etwas Glück wird man durch äußere Umstände ruhiggestellt (eine Grippe erwischt uns), oder ein äußerer Umstand macht das Vorhaben unmöglich. Gibt man die Verbissenheit auf und wird wieder locker, so eröffnen sich neue Möglichkeiten.

Widerstand

Erleben wir Widerstand in uns gegen etwas, blockieren wir möglicherweise diesen Anteil in uns selbst. Wollen wir uns immer wieder vor einer Aufgabe drücken, beispielsweise in der Partnerschaft einen Konflikt anzusprechen oder im Berufsleben einen Vortrag zu halten, könnte es genau das sein, was als Lernaufgabe in unserem Leben jetzt ansteht. Auf Dauer wird es uns nicht gelingen, die Augen davor zu verschließen. In der Verwendung von Vermeidungsstrategien sind wir wahre Meister. Diese haben wir in der Kindheit gelernt, um unser Selbstbild aufrechterhalten zu können. Sie dienten damals unserem Schutz vor Überforderung.

Suchtverhalten

Beim Suchtverhalten kommen mehrere Dinge zusammen. Meist konsumieren wir Alkohol oder Drogen in einer Situation, in der wir eine innere Spannung nicht mehr aushalten können. Wir haben ein Bedürfnis, das unerfüllt ist. Vielleicht leiden wir unter der Vorstellung, nicht liebenswert genug oder kein wertvoller Mensch zu sein. Durch die Substanz, die wir einnehmen, verschwindet dieses negative Gefühl für eine kurze Zeit. Drogen aktivieren das Belohnungssystem im Gehirn und sind dadurch ein Ersatz für schöne Gefühle oder erfolgreiche Erlebnisse. In unserer Welt ist Suchtverhalten keine Krankheit oder Störung, sondern oft die Folge eines niedrigen Selbstwertgefühls, entstanden durch zu wenig stärkende Erlebnisse. Der Betroffene wiederholt eine Entscheidung zur Erfüllung eines Bedürfnisses, die letztendlich nur eine Ersatzlösung ist und nie zu wirklicher Befriedigung führt. Er verwechselt die Strategie mit dem Bedürfnis. Rauchen beispielsweise kann eine Strategie sein, um sich das Bedürfnis nach Entspannung, Nähe zu anderen Menschen, Gemeinschaft, Leichtigkeit etc. zu erfüllen.

Die Erkenntnis, dass es für die Erfüllung dieser Bedürfnisse viele Strategien gibt, vermindert die vermeintliche Wichtigkeit und Exklusivität des Rauchens. Fühlt man sich als Raucher »schlecht« und »minderwertig«, erkennt man, dass an den ursächlichen Bedürfnissen nichts Schlechtes ist – nur an der Wahl, die man trifft. Der Weg heraus aus der Sucht geht über die Stärkung des Selbstwertgefühls durch positive Erlebnisse und Gefühle.

Glaubenssätze

Zu den geerbten oder erlernten Rezepten gehören Glaubenssätze. Diese können bewusst oder unbewusst sein. Glaubenssätze, wie »Wenn ich leide, bin ich o. k.« oder »Meine Kinder müssen mich glücklich machen«, führen tatsächlich in tiefes Leid. Bewusste oder unbewusste autosuggestive Glaubenssätze, wie z. B. »Ich bin unsportlich« oder »Ich bin ungeschickt«, wirken ein Leben lang und produzieren genau diese Ergebnisse. Unsere Sichtweisen produzieren unsere Realitäten. Beliebte Glaubenssätze sind: »Nur wenn ich fix und fertig bin, war es Arbeit«, »Wenn ich alles gebe, werde ich geliebt«, »Nur gute Mädchen kommen in den Himmel« usw.

Verstrickungen

Werden Verantwortlichkeiten anderer angenommen, führt dies zu Leiden wie z. B. Burn-out, Depressionen oder Essstörungen. Nehme ich Verantwortung an für etwas, das nicht meine Verantwortung ist, blockiere ich denjenigen, dem ich die Verantwortung abnehme, und benutze den anderen, um von mir abzulenken. Wasche ich meinem 40-jährigen »Kind« immer noch die Wäsche, streite mit einer Dreijährigen über die Kleidung, zwinge die Kinder zu Hausaufgaben – egal wie geschickt –, nutze ich niemandem, sondern zementiere den anderen in seinem Verhalten, was dann zu Leid führt. Ich aber blockiere mich in meiner Entwicklung. Ich benutze die vermeintliche Verfehlung des anderen, um mir nicht zu begegnen. Übernehme ich Verantwortung für andere, die diese selbst tragen können, kann das eine Ablenkung von mir selbst sein, meiner eigenen Leere nicht zu begegnen, mich der Frage nicht zu stellen, was ich mit meinem Leben anstelle.

Traumata

Traumatische Erlebnisse manifestieren ein Verhalten in uns, das nicht lebensbereichernd wirkt. Geraten wir in Situationen, in denen diese Erfahrungen wieder angeregt werden, neigen wir zu Kurzschlussreaktionen, Angriffs- oder Verteidigungsstrategien, die noch mehr Leid verursachen. Schlimmstenfalls lösen Erinnerungen an traumatische Erlebnisse immer wieder Panikattacken aus, die sich so weit steigern können, dass sie jemanden in den Selbstmord treiben. Wer unter diesen Beschwerden leidet, benötigt professionelle Hilfe. Bei ausreichender seelischer Stabilität hat sich die EMDR-Methode[57] sehr gut bewährt. Bei weniger schweren traumatischen Erinnerungen kann man mithilfe dieser Therapie direkt und unmittelbar das zugrunde liegende Ereignis finden und die damit verbundenen emotionalen Schmerzen auflösen.

Die Grundlagen geistig-spiritueller Gesundheit

Der amerikanisch-israelische Arzt Dr. med. Isaac Eliaz hat die Angst vor dem Tod als Krankheitsursache entdeckt. Nachdem er seinen Patienten half, diese Angst aufzulösen, besserte sich ihre

---

57 EMDR ist eine von Francine Shapiro entwickelte, hochwirksame Psychotherapie-Methode zur Behandlung posttraumatischer Belastungsstörungen.

Krankheit.[58] Die höchste menschliche Ebene, die geistig-spirituelle Ebene, hat enormen Einfluss auf unsere Gesundheit. Diese geistig-spirituelle Ebene enthält unser »Modell von der Welt«. Wenn wir so weit gekommen sind, dass wir uns darüber Gedanken machen, welchen Sinn das Leben generell und welchen Sinn unser Leben im Speziellen hat, haben wir diese Ebene betreten. Dazu gehört es, sich den Fragen zu stellen wie: Gibt es ein Leben nach dem Tod? Was ist der Sinn des Lebens? Gibt es einen Gott? Was ist meine Lebensaufgabe? Was kann ich dafür tun, meine Lebensaufgabe zu erfüllen? Wie stelle ich mir das Älterwerden vor? Habe ich Angst vor dem Tod? Insgesamt kann man sagen: Die spirituelle Ebene bedeutet, sich mit den Fragen zu beschäftigen: Wer bin ich? Was soll ich hier? Wo gehe ich hin, und wer bin ich in Bezug zum großen Ganzen?

Lebensaufgabe

Solange wir nicht mit unserer Lebensaufgabe in Kontakt sind, können uns Leere, Sinnlosigkeit oder kräfteraubende Beschäftigungen zu schaffen machen. Stecken wir in Mustern und Verhaltensweisen fest, die uns daran hindern, unsere Lebensaufgabe zu erkennen, bewegen wir uns quasi auf der Stelle. Dies geht im Laufe der Zeit mit erheblichem Frust und Erschöpfung auf allen Ebenen einher. Mögliche Ursachen für diese Starre können Blockaden wie Glaubenssätze, Prägungen, Verstrickungen, Emotionen, Wünsche etc. sein. Dabei steckt in den stärksten Blockaden vielleicht unser größtes Potenzial. Diese Blockaden gilt es, sich klarzumachen und umzuwandeln.

---

58 Gespräch mit Jörg Tacke während der Medizinischen Woche, Baden-Baden 2011

Weltbild

Unser Verhalten leitet sich von unserem Weltbild ab. Lebe ich beispielsweise in einem Weltbild von Vorherbestimmung, dann erliege ich leicht der Versuchung, dass es egal ist, was ich tue oder lasse. Diese Sichtweise kann mich dazu verleiten, jegliche Verantwortung für mein Tun abzugeben.

Eigenverantwortung

Ein ganz wesentliches Merkmal dafür, dass Menschen sich mit diesen Themen auseinandergesetzt haben, ist die Bereitschaft, eigenverantwortlich zu handeln. Sie übernehmen dann die Verantwortung für die Dinge in ihrem Leben. Sie betrachten die Probleme in ihrem Leben als eine Herausforderung, eine Lernaufgabe, die es zu meistern gilt. Dazu zählt auch die Auseinandersetzung mit den Überzeugungen, Glaubenssätzen, Einstellungen. Im Praxisteil versuchen wir, Ihnen Möglichkeiten an die Hand zu geben, diese Themen konkret zu bearbeiten.

Geistige Nahrung

Unser Geist streikt, wenn er andauernd mit schlechter Information versorgt wird. Horrorfilme und schlechte Nachrichten können mit Computerviren verglichen werden, die unser System lahmlegen können. Unser Gehirn hat eine Besonderheit: Es merkt sich alles, was mit tiefen Emotionen verbunden ist. Heute weiß man, dass schon die Eindrücke im Mutterleib das Baby prägen und Kindheitserlebnisse tiefe Gedächtnisspuren hinterlassen. Es ist nicht egal, womit wir unseren Geist füttern. Sieht man häufig Horrorfilme oder Filme mit gewalttätigem Inhalt an, mag das zwar unterhaltend und aufregend sein und uns von unseren Alltagsproblemen ablenken, ist aber gefährlich. Diese Themen können in uns ein Eigenleben führen, was in den seltensten Fällen glücklich macht. Hat man die Gewohnheit, vor dem Schlafengehen Nachrichten zu schauen, nimmt man die Eindrücke mit in den Schlaf. Es macht die Natur des Nachrichtengeschäfts aus, dass sich nur schlechte Nachrichten gut verkaufen. Schlechte Nachrichten halten unser Denken beschäftigt und lenken uns davon ab, über uns selbst und unser Leben nachzudenken. Das kann nur kurzfristig erleichtern. Auf Dauer prägen die negativen Nachrichten unseren Geist und beeinflussen dann die Sichtweisen unseres Lebens und der Welt um uns herum. Je mehr Negatives und Gewalttätiges sich in unserem Geist ansammelt, desto ängstlicher und schutzbedürftiger werden wir. Wir stecken immer mehr Geld und Energie in Dinge, die uns das Gefühl geben, sicher zu sein. Hat man einmal angefangen, ängstlich zu sein, dann steigt die Angst immer schneller, als man Sicherheitsmaßnahmen kaufen kann. Dieser Teufelskreis kann nur aufgelöst werden, wenn man sich der Natur der Angst bewusst wird und versteht, was man selbst dazu beiträgt, die Angst zu unterhalten. Angst ist deswegen so schädlich, da sie Botenstoffe im Körper aktiviert, die uns schaden. Wir verspannen uns und fühlen uns gestresst, werden krank. So hat das, was wir in unseren Geist »hineinlassen«, direkten Einfluss auf unsere Gesundheit. Und es ist durchaus nicht ohne Belang, was man geistig zu sich nimmt. Die Qualität der geistigen Nahrung sollte aufgrund der Dominanz der geistig-mentalen Faktoren so hochwertig wie möglich sein. Sie sollte inspirieren, motivieren und begeistern. Das erkennen Sie daran, dass Sie nach einer solchen geistigen Nahrung Freude empfinden, Glück oder Liebe. Schlechte geistige Nahrung macht Angst.

Was bedeutet Krankheit?

Der Körper wird mehrheitlich nur deswegen krank, weil ihm die falschen Rahmenbedingungen geboten werden. Er bekommt Nahrung, die er nicht will, Stress, den er nicht braucht, und zur Krönung Medikamente, die ihn noch weiter irritieren und schwächen. Gleichzeitig fehlt ihm die Nahrung, nach der er sich sehnt, die Bewegung, die seine Gelenke beweglich hält, die Möglichkeit zur Ausscheidung von Giften und die Entspannung, die er dazu nutzen könnte, um wieder Energie zu tanken. Und insgesamt fehlt es am Bewusstsein, dass jeder Mensch nur selbstverantwortlich gesund bleiben kann und auch dafür die Verantwortung trägt, mit welcher geistigen Nahrung er sich versorgt.

Der Einfluss der Bewegung

Bewegung ist Medizin. An diesem Sachverhalt kommt man aufgrund der Fülle an wissenschaftlichen Belegen zum Zusammenhang zwischen Bewegung und Erkrankungen nicht vorbei. Viele Forschungsergebnisse, bei denen Menschen über 30 Jahre beobachtet wurden, zeigen: Ein Mehr an Bewegung reduziert die Krankheitsanfälligkeit und die Sterblichkeit. Man konnte zeigen, dass etwa bei Diabetikern mehr Bewegung – im Sinne von schnellerem Gehen bzw. Walking – mit deutlich geringeren Medikamenteneinnahmen verbunden ist. Die psychologische Wirkung von Sport zeigt, dass Menschen, die sich mehr bewegen, insgesamt auch geistig flexibler agieren. Sie können vermehrt ihre eigenen Ziele selbstbestimmt verwirklichen und sind dadurch erfolgreicher.

Ausdauersport ist insgesamt sehr vorteilhaft zur Verhinderung von Herz-Kreislauf-Erkrankungen, Diabetes mellitus, Fettstoffwechselstörungen, Übergewicht. Es reduziert das Auftreten von Krebs, stabilisiert das Immunsystem, reduziert die Stressempfindlichkeit, wirkt durch Erhöhung der körpereigenen Glückshormone antidepressiv und verhindert Alterungsprozesse. Aber es kann die schädlichen Essgewohnheiten (tierische Proteine) nicht ausgleichen!

Krafttraining ist insbesondere bei Osteoporose, Rückenschmerzen, Arthrosen sowie bei altersbedingt abnehmender Muskelmasse zu empfehlen. Aber es kann die schädlichen Essgewohnheiten (tierische Proteine) nicht ausgleichen!

Koordinationstraining verhindert Unfälle, ist gut bei Osteoporose, bei Arthrosen und trainiert unser Gehirn. Dadurch können die Aufmerksamkeit und Konzentrationsfähigkeit verbessert werden, es bilden sich neue Synapsen im Gehirn.

Ein Training der Beweglichkeit ist sinnvoll bei allen Gelenkerkrankungen und ist eine gute Verletzungsprophylaxe.

Auch ein Training der Schnelligkeit verhindert Unfälle und schützt vor Verletzungen.

Als Minimum für die Gesundheit und Verbesserung der Lebensqualität sollten Sie sich täglich mindestens eine halbe Stunde aktiv bewegen oder Sport mit einer moderaten Intensität betreiben. Ein Optimalprogramm besteht aus dreimal pro Woche 20- bis 60-minütigem Ausdauertraining und zusätzlich einem wechselnden Training von Kraft, Koordination und Beweglichkeit – am besten im Freien bei Sonnenlicht!

WIESO HAT SICH NOCH NICHTS GEÄNDERT?

Nachdem Sie erfahren haben, wie Krankheit und Heilung tatsächlich entstehen, werden Sie sich fragen, warum sich noch nichts geändert hat? Warum ist dieses Wissen noch kein Allgemeinwissen? Warum wissen die meisten Mediziner zu wenig darüber? Warum wird den Ärzten in ihrer Ausbildung vermittelt, dass sie Patienten mit Medikamenten und Operationen gesund machen können? Warum lernen sie nichts über mentale Einflüsse auf den Körper? Warum lernen sie nicht, wie wichtig gesunde Ernährung ist? Warum wissen sie so wenig über die wahren Ursachen der chronischen Erkrankungen?

Wir Menschen halten aus zwei Gründen am Alten fest. Die Kernursache sind menschliche Eigenschaften – wie Verantwortung, Informationslücken, Misstrauen usw. –, mit denen wir uns im zweiten Teil dieses Kapitels befassen und die in allen Lebensbereichen Veränderung verhindern.

Der zweite Grund erschließt sich aus der Frage, wem der jetzige Zustand nützt und wer daher daran interessiert ist, am Alten festzuhalten. Wer verdient daran? Alle Dienstleister und Unternehmen der Gesundheitsbranche im weiteren Sinne, die Sie in Ihrem Alltag in Anspruch nehmen. Die Lebensmittelindustrie inklusive der Landwirtschaft, die Krankenversicherungen, deren Mitarbeiter und Vertreter, die Politiker, die pharmazeutische Industrie, die Zulieferer medizinischer Geräte und Hilfsmittel und die Ärzte. Insofern erscheint das Festhalten der Beteiligten an folgenden Verhaltensweisen verständlich, die den momentanen Zustand und die damit verbundenen Erträge sichern sollen.

Informationsstrategien von Ärzten und Politik

Nach den abenteuerlichen medizinischen Experimenten im Mittelalter, in denen durch die Misserfolge Begriffe wie Quacksalberei etc. entstanden sind, hat die Medizin ab dem 17. Jahrhundert durch wissenschaftliche Methoden versucht, ihre Seriosität wiederzuerlangen. Seither beruht die Akzeptanz der Medizin auf der an den Universitäten stattfindenden Wissenschaft. Auf diese Weise ist die medizinische Wissenschaft das Fundament und der Schutzmantel des ärztlichen Handels geworden.

Will ein Professor an einer Universität mehr forschen und mehr verdienen, als die universitären Mittel erlauben, ist er auf Auftraggeber der Industrie angewiesen. Logischerweise finanziert die Gesundheitsindustrie nur Forschungsaufträge, die die Umsatzsteigerung oder -sicherung zum Ziel haben. Dadurch werden die Ziele der Auftraggeber auch zu denen der Forscher. Der Volksmund kennt den Spruch: »Wessen Brot ich ess, dessen Lied ich sing.« Forscher versuchen, sich von diesem Effekt freizusprechen, indem sie sich auf ihre objektiven, wissenschaftlichen Methoden berufen. Doch sollte jedem Wissenschaftler bekannt sein, dass es eine wirkliche Objektivität nicht gibt. Dieser Vorgang ist auch unter dem Beobachtereffekt bekannt: Der Beobachter beeinflusst immer das Beobachtete. Das erklärt die Verstrickung von

Industrie, also Lebensmittel-, Pharma-, Landwirtschaft und medizinischer Wissenschaft. In Expertengremien der Politik fehlen unabhängige Wissenschaftler, weil es diese nicht oder kaum gibt.

Dr. John Abramson der Harvard Medical School[59]: »Die Cholesterinrichtlinien der USA wurden zuletzt 2001 erneuert. Neun der 14 Experten, die in den USA als Mitglieder der Kommission fungieren, die die Standardwerte neu festlegen, hatten finanzielle Beziehungen zu den entsprechenden Pharmaunternehmen, die davon profitieren.«

Die gleichen Experten beeinflussen neben den ärztlichen Leitlinien auch behördliche Richtlinien und Gesetze. Um ein Gesetz zu erstellen, hört die Regierung nicht nur ihre Experten an, sondern auch sämtliche Interessenvertreter, die als Lobbyisten bekannt sind. Je mehr Geld eine Branche für Lobbyistenarbeit bzw. Interessenvertretung zur Verfügung stellt, desto stärker kann sich diese Meinung durchsetzen.

Kirsten Deutschländer: Wenn man nicht selbstständig auf der Suche nach Wahrheit ist, auf der Suche danach, was wirklich heilt, so findet man in den Medizinlehrbüchern keinen Hinweis auf die wahren Ursachen der chronischen Erkrankungen. Dies ist bis zum heutigen Datum so. Mir wurden viele Dinge erst jetzt durch die Beschäftigung mit der »China-Studie« bewusst. Ich möchte mich dem Vorschlag von Ruediger Dahlke anschließen, Colin Campbell für den Medizinnobelpreis vorzuschlagen! Während unserer Ausbildung wird zwar immer wieder erwähnt, dass gesunde Ernährung wichtig ist, aber es dringt nicht ins Bewusstsein vor, was für eine phänomenal wichtige Rolle die Ernährung spielt und welche Ernährung wirklich gesund ist! Im

---

59 Arte: »Krankheit nach Maß«, Donnerstag, 1. Dezember 2011, 3.10 Uhr

Lehrbuch »Innere Medizin« werden Ernährung und Bewegung in einem Atemzug als flankierende Maßnahmen bei chronischen Erkrankungen erwähnt. In einem Satz! Darauf folgen 20 Seiten, angefüllt mit Beschreibungen über Medikamente, diagnostische Maßnahmen, Laborwerte, operative Verfahren usw.

Der Nachteil, dass Mediziner auch nur Menschen sind

Wären Mediziner frei von wirtschaftlichen Interessen, müssten sie sich nicht mehr und mehr um betriebswirtschaftliche Aspekte kümmern, so könnten sie wesentlich mehr im Interesse der Patienten handeln. Der Alltag sieht anders aus. Der Einsatz von Technologie wird wesentlich besser bezahlt als ein ärztliches Gespräch. Es ist wesentlich mühsamer für einen Arzt, Patienten über gesunde Ernährung und gesunde Lebensweise aufzuklären, als ihnen ein Medikament zu verordnen. Mediziner verdienen an Krankheit und nicht an Gesundheit. Mediziner sind genauso anfällig für falsche Informationen und werden ständig von Pharma- und Lebensmittelindustrie manipuliert. Dabei arbeitet insbesondere die Pharmaindustrie mit allen Tricks. Der Grundstock wird schon in der Ausbildung gelegt. So muss sich der Mediziner ständig zwischen seinem eigenen Wohl, also der Unangreifbarkeit und des Verdiensts, und dem des Patienten entscheiden. Er lernt in der Universität auch nichts über die Zusammenhänge der Ernährung und der Entstehung von chronischen Krankheiten.

Selbst wenn er sich diese Erkenntnisse angeeignet hat, so muss er sich einer großen intellektuellen Bedrohung stellen: Er muss sich der Tatsache stellen, dass der Patient mehr Kontrolle haben soll als der Arzt, dass etwas so Simples wie Essen wirksamer sein kann als das ganze Wissen über Medikamente und hochtechnologische Eingriffe. D. h., er muss sein gesamtes Weltbild infrage stellen, er muss ein ganzes Studium infrage stellen, ja er muss sogar seinen ganzen Beruf infrage stellen. Dass das eine riesengroße Herausforderung ist, vor der man lieber die Augen verschließt, ist fast schon verständlich.

Ernährungslügen der Nahrungsmittelindustrie

Man kann sich vorstellen, dass es nicht im Interesse der Milchwirtschaft und der Tierlebensmittelindustrie sein kann, wenn allgemein bekannt wird, dass tierisches Protein für den Menschen gefährlich ist, Krankheiten auslöst und am besten gemieden werden sollte. Um neue Erkenntnisse zu verhindern, wird daher versucht, Empfehlungen zur pflanzlichen Ernährung als Quacksalberei oder sogar als Betrug zu beschreiben. Diese widersprüchlichen Informationen lösen eine weitreichende Verunsicherung der Öffentlichkeit aus, die oft nicht mehr wissen kann, wem sie eigentlich vertrauen soll. Auch die Ärzte unterliegen dieser Täuschung.

Campbell beschreibt in seinem Buch eine Geschichte über den 1976 amtierenden Senator George McGovern, der eine Ernährungsempfehlung verfassen ließ. Diese lautete: Um Herzerkrankungen zu vermeiden, sollten sie fettreiche Tierprodukte reduzieren, den Obst und Gemüsekonsum dagegen erhöhen. Dieser Bericht verursachte einen derartigen Aufruhr, dass die Veröffentlichung verhindert wurde. Es wurde ihm vorgeworfen, dass er die gute amerikanische Ernährung in den Dreck ziehe. Der Senator verlor seine Wahl, weil er es gewagt hatte, sich mit der Tier- und Lebensmittelindustrie anzulegen.

Wahrheit wird verschleiert

In Wahrheit ist das ganze System, angefangen von der Regierung, der Wissenschaft, der Medizin, der Industrie, bis zu den Medien, miteinander verstrickt. Gemeinsam ist ihnen, dass sie Profite vor das Gemeingut Gesundheit stellen, Technologie und Medikamente vor Ernährungsfaktoren und Irreführung vor Klarheit. Dabei ist der Gesundheitsbereich am anfälligsten für Schwindel, Betrügereien und persönliche Bereicherungen. Das liegt daran, dass die Gruppe der Konsumenten höchst verwundbar ist. Kranke suchen verzweifelt nach nahezu allem, was helfen könnte. Sie klammern sich an jeden Strohhalm. Viele alternativ-medizinische Gesundheitsversprechungen, Nahrungsergänzungs- und Wundermittel werden immer wieder entdeckt und hochgejubelt. Damit verdienen viele ihr Geld. Die Werbung trägt dazu bei, gezielt in die Irre zu führen. Es gibt keine übergeordnete Instanz, die vorschreibt bzw. kontrolliert, wie viele Falschaussagen in Werbeslogans stecken.

Generell kann man sagen: »Diejenigen, die das Geld haben, machen die Regeln!« Im Englischen besteht diese »Regel« aus zwei Wörtern: Money talks!

Die Industrie befürchtet, enorm viel Geld zu verlieren, wenn die Menschen anfingen, ihre Ernährung auf pflanzliche Basis umzustellen. (Wir meinen: Diese Furcht basiert auf einem Mangel an unternehmerischer Fantasie.) Aufgrund dieser Sichtweise hängt die finanzielle Gesundheit vieler Industriebereiche davon ab, inwieweit sie das Wissen der Öffentlichkeit über Ernährung und Gesundheit kontrollieren kann. Es ist durchaus üblich, Konsumenten nicht nur durch Werbebehauptungen, wie »Milch ist gesund!«, zu täuschen, sondern auch durch die Einflussnahme auf offizielle Ernährungsempfehlungen. Campbell berichtet in seinem

Buch über seine Erfahrungen in mehreren Komitees für »Öffentliche Ernährungsinformation«. In einem war er von 18 Mitgliedern der Einzige, der keine Verbindung zu Unternehmen der fleisch-, milch- und eierproduzierenden Industrie oder deren Verbände hatte. Aufgabe dieses Komitees war es, zu entscheiden, welche Informationen der Öffentlichkeit präsentiert werden sollten. Einige der Mitglieder leiteten Fakultäten an Universitäten. Mitglieder dieses Komitees stellten eine Ernährung, die zu mehr Obst und Gemüse sowie ungeschältem Reis tendiert, als Betrug hin. Seine Schilderungen zeigen detailliert, wie unterschwellig diese Beeinflussungen vonstattengehen, ohne dabei kriminell zu sein.

Ein Beispiel für die äußerst geschickte und effiziente Arbeitsweise der industriellen Interessenvertretung und die der Verbände ist der ACSH, der Amerikanische Rat für Wissenschaft und Gesundheit, der von sich behauptet, eine Vereinigung für Konsumentenaufklärung über die Themen Ernährung, Chemikalien, Pharmazeutika, Lebensstil, Umwelt und Gesundheit zu sein. Nach ihrem eigenen Quartalsbericht finanziert sie sich zu 76 Prozent aus Zuwendungen von Unternehmen und anderen Gesellschaften. Sie behauptet in ihren Berichten beispielsweise, dass Cholesterin nicht mit koronarer Herzkrankheit in Zusammenhang steht, dass Umweltgifte wie PCBs, Dioxine, etc., keine gesundheitliche Gefährdung für den Menschen darstellen und Saccharin nicht krebsauslösend sei etc.

Wie werden Forschungsergebnisse manipuliert?

Wissenschaftliche Ergebnisse, die die vorherrschende allgemeine Meinung infrage stellen, werden schnell in der Öffentlichkeit mit sogenannten »Expertenberichten« bombardiert, die das Gesagte wieder infrage stellen. Diese Experten sitzen in den proindustrieellen Gremien. In der Welt der Ernährung und Gesundheit sind die Wissenschaftler nicht frei, ihre Forschung so durchzuführen, wie sie das für richtig halten. Wenn sie die »falschen« Schlussfolgerungen ziehen, auch wenn sie zu diesen durch erstklassige wissenschaftliche Arbeit gelangen, dann kann das ihre Karriere zerstören.

Colin Campbell: »Es gibt einige Menschen in sehr einflussreichen Positionen in der Regierung und an Universitäten, die unter dem ›Deckmäntelchen des Expertentums‹ agieren, deren wirkliche Aufgabe es aber ist, eine offene und ehrliche wissenschaftliche Debatte zu ersticken. Das löst eine weitreichende Verunsicherung der Öffentlichkeit aus, die oft nicht wissen kann, wem sie vertrauen soll. Auch das medizinische Etablissement hat Geld zu verlieren, denn Arzneimittel, Operationen usw. sind durch konsequente Umstellung der Ernährung möglicherweise nicht mehr nötig.«

Ein weiteres Beispiel, wie Forschungsergebnisse zu Fehlinterpretationen führen können, verdeutlicht die berühmte Nurses Health Study, die an der Harvard School of Public Health mit 120.000 Krankenschwestern durchgeführt wurde. Diese Studie hätte die größte Studie über Frauengesundheit werden sollen, die die wahren Ursachen von Brustkrebs aufdeckt. Leider hat diese und haben viele andere Studien über den Zusammenhang von Nahrungsbestandteilen und Gesundheit einen sehr großen Fehler: Die Ernährungsgewohnheiten der Studienteilnehmerinnen entsprachen alle der typischen amerikanischen Kost mit viel Fleisch. Alle Teilnehmerinnen ernährten sich also mit einem sehr hohen Anteil an tierischem Protein. Die Unterschiede lagen nur im Fettgehalt der tierischen Produkte. Dieser variierte zwischen 20 und 55 Prozent. Der Industriezweig der »Light-Produkte«

suggeriert uns, fettarme Kost mit Gesundheit gleichzusetzen. Dies war auch der Fall bei den Krankenschwestern, die von sich behaupteten, sich gesund zu ernähren. Sie nahmen fettreduzierte Fleischsorten zu sich. Leider sieht die Realität so aus, dass sogenannte »Low-fat«-Mahlzeiten viel mehr Cholesterin und tierische Proteine enthalten, und daher ist die Folgerung »fettarm ist gesund« ein Trugschluss. Nur mit einer Kontrollgruppe von Frauen, die sich möglichst vegan ernähren, hätte diese Studie aussagekräftige Feststellungen über die Entstehung von Brustkrebs treffen können. Viele Studien unterliegen diesem Fehler. Die Interpretation der Ergebnisse führt dann zu der Aussage: Die Ernährung steht in keinerlei Zusammenhang mit Brustkrebs, übersetzt: Sie können so weiteressen wie zuvor, Obst hilft nichts, Fett schadet nicht. Das Drama ist, viele Ernährungsstudien haben keine Kontrollgruppe, die sich vegan ernährt!

Das Ganze ist mehr als die Summe seiner Einzelteile

In der wissenschaftlichen Forschung ist es fast unmöglich, Aussagen über komplexe Zusammenhänge zu machen. Wie wir wissen, ist der Mensch ein sehr komplexes Energiesystem. Die Wechselwirkungen sind unüberschaubar. Daher werden in der Wissenschaft komplizierte Reaktionen des Körpers zu möglichst kleinen und klaren Schritten reduziert. Oder es wird versucht, an einem einzelnen Wirkstoff zu forschen. Ein gutes Beispiel hierfür sind einzelne Vitamine. Daraus ist sofort wieder ein Industriezweig entstanden. Seit entdeckt wurde, dass Vitamine für die Gesundheit wichtig sind, explodiert der Markt von Nahrungsergänzungsmitteln. Immer wieder hören wir jedoch auch Berichte darüber, dass Einzelsubstanzen nutzlos sind.

*Ganz eindeutig ist festzustellen: Nur die hochkomplexe
natürliche Zusammensetzung von Obst und Gemüse wirkt
gesundheitsfördernd. Isolierte Substanzen sind nahezu
wirkungslos.*

Als Beispiel für eine isolierte Substanz können wir die Entdeckung des Lycopin zum Schutz vor Prostatakrebs nennen. Die
Studien dazu wurden mit ganzen Tomaten durchgeführt. In Tomaten sind aber über 1.000 chemische Substanzen enthalten.
Diese stehen in Wechselwirkung miteinander und geben der Tomate insgesamt ihre gesundheitsfördernde Wirkung. Der isolierte
Wirkstoff Lycopin ist daher nahezu nutzlos, die Tomate dagegen
schützt vor Prostatakrebs. Ein anderes Beispiel sind die Carotinoide. Das Konsumieren jeweils eines Carotinoids in Form einer
Pille wird niemals dasselbe sein wie das Essen von vollwertigen
Nahrungsmitteln (Karotten), die ein ganzes Netzwerk gesund-
heitsfördernder Nährstoffe bereitstellen.

Industrie und Gesundheitsbranche verdienen am besten an kranken Menschen

In den USA hängen etwa eine Billion $ (Budget des staatlichen
Gesundheitswesens) jedes Jahr davon ab, wie die Amerikaner
sich entscheiden, sich zu ernähren, wie sie Krankheiten behandeln und ihre Gesundheit fördern. In Deutschland sieht das im
Verhältnis wohl ähnlich aus. Dabei wird kaum Geld für Ernährungsforschung ausgegeben. Das Geld wird hauptsächlich für die
Entdeckung von Medikamentenwirkstoffen, Nahrungsergänzungsmitteln und mechanischen Geräten investiert. Insgesamt
schlägt sich die Regierung auf die Seite der Lebensmittel- und

Pharmaindustrie, was auf Kosten der Gesundheit der Menschen geht. Sie »rettet« ja vermeintlich Arbeitsplätze.

Neben den Gründen, die durch die wirtschaftliche Verstrickung von Politik, Industrie und Medizin bedingt sind, gibt es auch Gründe, die die Hirnforschung herausgefunden hat: Verhalten kommt von Haltung. Unsere Haltung besteht aus Überzeugungen, Glaubenssätzen, Mustern; sie ist entstanden durch lebenslange Erfahrungen. Diese sind in komplexen Strukturen des Gehirns fest verschaltet. Eine Haltung wird umso ausgeprägter, je mehr die Erfahrung mit starken Gefühlen verbunden ist. Je häufiger und intensiver wir in dieser Überzeugung bestätigt werden, desto stärker wird die daraus resultierende Haltung fixiert.

Man kann diese innere Haltung nicht einfach durch Belehrung, Appelle, Bestrafung, Belohnung oder Aufklärung verändern. Man kann Verhalten erst dann verändern, wenn sich die Haltung und die Überzeugungen durch günstige Erfahrungen verändern. D. h.: Die Betroffenen, die an den alten Sicht- und Verhaltensweisen festhalten, müssen erst positive, emotional beflügelnde Erfahrungen machen, bevor sich ihre Haltung nachhaltig verändern kann. Gute Erfahrungen gehen unter die Haut. Mit unserem Buch *Der Quanten-Mediziner* und den dazugehörigen Seminaren haben wir die Ärzte eingeladen, ermutigt und inspiriert, ihren Arbeitsalltag und ihre Sichtweise auf Patienten über die Schulmedizin hinaus zu erweitern. Quanten-Medizin bedeutet, möglichst ganzheitliche Ursachen zu erforschen, die geistigen Aspekte mit einzubeziehen und zuerst alle Mechanismen zu unterstützen, die das Selbstheilungspotenzial stärken. Reicht die zur Verfügung stehende Zeit wegen der Schwere der Erkrankung nicht aus, setzt der Arzt die risikoreicheren schulmedizinischen Methoden ein. »In der Schulmedizin wird häufig zu früh, zu schnell mit zu aggressiven Mitteln gearbeitet. Bis auf ganz wenige Ausnahmen steht sehr viel mehr Zeit zur Verfügung«, formuliert dazu Prof. Dr. med. Fintelmann.[60]

Diese Behandlungsstrategie führt zu einer höheren Lebensqualität für Arzt und Patient. Die Frage ist aber, wodurch inspiriert und ermutigt man Ärzte, sich einer neuen ganzheitlichen Sichtweise zu öffnen? Inspiration wird erst möglich durch Empathie. Wir gehen einmal davon aus, dass Sie den Arzt Ihres Vertrauens mögen. Vielleicht haben Sie auch Bekannte, die Ärzte sind. Diese können Sie einladen, ermutigen und inspirieren, indem Sie ihnen von Ihren Erfahrungen mit der Quanten-Medizin und den Informationen, die Sie von uns erhalten haben, erzählen. Konkret können Sie Ihren Arzt darum bitten, zuerst natürliche Methoden einzusetzen und möglichst nebenwirkungsfrei behandelt zu werden.

Volkswirtschaftlicher Schaden der Unwissenheit

Der volkswirtschaftliche Schaden der Unwissenheit ist immens. Das unnötige Leid, das daraus resultiert, ist so unglaublich groß, dass es sich lohnt, sich für die Verbreitung der Wahrheit einzusetzen. Die einzige westliche Nation, die einen Schritt in die richtige Richtung getan hat, ist die Schweiz. Durch ein Volksbegehren hat dort die Bevölkerung erreicht, dass ab 2012 die komplementärmedizinischen Verfahren in die Erstattungsfähigkeit der Krankenkassen wieder aufgenommen worden sind. Es konnte gezeigt werden, dass die Ärzte, die komplementärmedizinisch arbeiten, mehr Wert auf das ärztliche Gespräch und klassische körperliche Untersuchungsmethoden mit einfachen Mitteln legen und da-

---

60 Dr. Fintelmann auf der Medizinischen Woche Baden-Baden 2011 im Vortrag: »Komplementärmedizin zuerst! Warum eigentlich?«

durch technische Untersuchungen und Medikamente einsparen. Dies führte nach einem Modellprojekt dazu, dass 18 Prozent der Kosten im Gesundheitswesen eingespart werden konnten.

Menschliche Eigenschaften, die Veränderung verhindern

Die beschriebenen Vorgänge verhindern die Umsetzung des vorhandenen Wissens, wie Krankheit und Heilung entstehen. Die tieferen Ursachen aber sind die nachfolgend beschriebenen menschlichen Eigenschaften, die nicht nur im Gesundheitsbereich zu Leiden führen, sondern auch im Beruf und im Privaten.

Verantwortung übernehmen

Ein Grund, warum Menschen an alten Haltungen, Meinungen und Positionen festhalten, ist, dass sie nicht gelernt haben oder bereit sind, Verantwortung anzunehmen. Sie haben bereits in dem Kapitel »Krank oder gesund?« gelesen, wie wichtig die Eigenverantwortung für die Heilung ist, ja, sogar ausschlaggebend. Die geschilderten Beispiele hatten zudem eines gemein: Die Menschen, die Spontanheilungen erlebt haben, wurden durch eine tödliche Krankheit und durch die Bedrohung des bevorstehenden Todes in die Eigenverantwortung gezwungen. Oder besser gesagt, sie haben sich ihr geöffnet. Denn sonst gäbe es mehr Spontanheilungen. Die moderne Hirnforschung sagt, dass eine Meinungsänderung leichter und schneller vonstattengeht, wenn es um etwas uns sehr Wichtiges geht. Die Gesundheit ist unser höchstes Gut. Werden wir von einer ernsten Krankheit bedroht, sind wir hoch motiviert, etwas zu ändern. Sie merken schon, worauf es hinausläuft: Wir können die Verantwortung nicht auf andere abschieben. Auch für die positiven Erlebnisse und Erfahrungen müssen wir uns selbst entscheiden. Unser Vorschlag ist: Versuchen wir gemeinsam, uns gegenseitig zu begeistern. So bekommen wir die Erlebnisse, die wir brauchen, um unsere innere Haltung und somit unser Verhalten zu verändern. Wir können als Patienten die Ärzte begeistern, indem wir selbstbewusst und bewegend über Erfahrungen berichten, die wir mit sanften Methoden gemacht haben, Heilerfolge, die wir gehört oder gelesen haben. Wie können Ärzten zeigen, dass wir bereit sind, unseren Teil dazu beizutragen, und dass wir nicht von ihnen erwarten, gesund gemacht zu werden. Wir brauchen lediglich Unterstützung und Beratung auf dem Weg dorthin.

Sind sich zwar alle einig, dass es so nicht weitergehen kann, aber schieben gleichzeitig die Verantwortung für die Veränderung auf andere ab, so wird sich auch nichts ändern. Die Änderungen, die die Politik versucht, verursachen viel Hektik, mehr bürokratischen Aufwand, mehr Kosten und Stress! Was hier gespart wird, wird dort durch Kontrolle wieder ausgegeben und dadurch wirkungslos. Denn auch die Politik und die Politiker können uns als Bürger die Verantwortung für unsere Haltungen und unser Verhalten nicht abnehmen. Unsere Verantwortung als Patienten, Pfleger, Ärzte, Apotheker etc.

Fehlendes Wissen

Ein weiterer Grund, der Veränderung verhindert, ist das fehlende Wissen. Obwohl das hier dargestellte Wissen schon so lange vorhanden ist, lernt es ein Medizinstudent während der Ausbildung nicht. Das Wissen ist zwar vorhanden, aber gleichzeitig fremd oder unglaubwürdig. Es dauert sehr lange, bis sich ein vorherrschendes Denkmodell ändert. Die Erkenntnisse der Quanten-Physik sind fast seit 100 Jahren bekannt, und doch basiert das

Denkmodell in der Medizin noch auf überholtem altem Wissen. Vom Wissen zu Erfahrung braucht es eben Erlebnisse.

Misstrauen

Alles Neue macht zunächst einmal Angst. Einer anderen Theorie oder einem anderen Menschen- oder Weltbild zu trauen ist eine Herausforderung, der sich zunächst nur die Mutigen stellen. Als die Menschen im Westen noch davon überzeugt waren, dass die Erde eine Scheibe ist, trauten sie sich nicht, weit aufs Meer hinauszusegeln, weil sie Angst hatten, am Horizont hinunterzufallen. Die Gesellschaft als Ganzes neigt dazu, ihr Weltbild mit Gewalt festhalten zu wollen. Und neue Sichtweisen machen vor allem denjenigen Angst, die die vorherrschende Meinung repräsentativ vertreten. Uns erscheint es so zu sein: Je mehr die neue Sichtweise den Kern der Wahrheit trifft, desto panischer wird das vorherrschende Establishment, umso heftiger deren Gegenreaktionen. Es geht dabei gar nicht um den Inhalt der Sichtweise, sondern hauptsächlich darum, inwieweit sich die Herrschenden in ihrer Macht bedroht sehen.

Umsetzungsprobleme und Existenzängste

Auch die Sorge davor, neues Wissen nicht erfolgreich umsetzen zu können, lässt einen am alten Verhalten festhalten. Oft braucht es Vordenker, die Wege finden, neues Wissen praktisch umzusetzen. Glaubhaft und überzeugend wird das Ganze erst dann, wenn Ärzte erfolgreich und authentisch am eigenen Beispiel vorleben, dass das neue Denken auch funktioniert und dass man mit quantenmedizinischem Denken Erfolg hat und anerkannt wird.

Umsetzungsprobleme sind direkt mit der Existenzangst verbunden. Die Angst, als Arzt in finanzielle Schwierigkeiten zu geraten, wenn man den Pfad der Schulmedizin verlässt. In Wirklichkeit, meinen wir, ist es gerade andersherum! Es ist aus gesundheitlicher Sicht wenig hilfreich, am alten System festzuhalten: Bereits 52 Prozent der Ärzte befinden sich nach eigener Auskunft im Burn-out. Dieser kann schlimmstenfalls mit einem totalen Zusammenbruch und der Erwerbsunfähigkeit enden. Zudem spricht die Statistik der Suizidquote und Alkoholikerraten bei Ärzten gegen ein Festhalten an den alten Verhaltensweisen. Die Suizidrate bei Ärzten ist 3,5-mal höher als die anderer Bürger, bei Ärztinnen ist die Rate sogar 5,7-mal so hoch![61]

Das Expertendilemma

Ein weiterer Grund, Wissen nicht umzusetzen, ist das Expertendilemma: Es ist für Experten leichter, etwas Neues mit alten, bekannten und akzeptierten Bewertungsmaßstäben abzulehnen, als sich in das Neue hineinzudenken, dessen Grundlagen zu lernen und zu verstehen, eigene Erfahrungen darin zu sammeln und sich dann eine Meinung zu bilden.[62] Sie merken schon: Es ist schneller und einfacher, als Experte etwas Neues abzulehnen. Denn die Tendenz der Allgemeinheit ist, dem Neuen gegenüber vorsichtig und ängstlich zu sein. Leider führt das zu groben Fehleinschätzungen. Wie Sie auf der Internetseite http://ronpartin.com/free_stuff/predictions.html nachlesen können, wurden Erfindungen wie Telefone, Automobile, Computer etc. gerade von den Experten abgelehnt, die von ihrem Fachgebiet her der Erfindung am nächsten waren. Davon nur ein paar Kostproben, damit Sie verstehen

---

61 »Ärzte als Patienten – eine schwierige Rolle«. Forschung und Praxis 453 (2007), Beilage der Ärzte Zeitung
62 Tacke J.: Marktakzeptanz neuer Technologien am Beispiel der Biometrik. St. Gallen 2005

können, wie weitverbreitet dieses Phänomen ist: Der berühmte Erfinder Thomas Edison erklärte: »Plattenspieler haben keinen kommerziellen Wert.« Der Gründer von Warner Brothers Pictures, Harry Warner, meinte: »Wer zum Teufel will Schauspieler reden hören?« Der Chef der 20th Century Fox, Daryl F. Zanuck, erklärte zur Erfindung des Fernsehers: »Den Leuten wird es schnell langweilig werden, wenn sie jeden Abend eine Sperrholzkiste anstarren.« Sogar der Chef des Computerherstellers Digital Equipment, Ken Olsen, war überzeugt: »Kein Mensch hat einen Grund, einen Computer in seinem Heim zu haben.« Albert Einsteins Einschätzung bezüglich der Atomenergie mag Sie ebenfalls überraschen: »Es gibt nicht den mindesten Hinweis darauf, dass nukleare Energie jemals nutzbar sein wird.«

Interessenkonflikte

Und zusätzlich gibt es noch die Interessenkonflikte: Der Gynäkologe hat z. B. das Bedürfnis, sich seinen Patientinnen gegenüber abzusichern, damit ihm kein Vorwurf gemacht werden kann. Deshalb mag er seinen Patientinnen die Vorsorgeuntersuchung durch Mammografie empfehlen. Der über die Missverständlichkeit der Statistiken und Fehlerquoten der Mammografietests informierte Gynäkologe weiß, dass er seine Patientinnen durch diese Empfehlung nur bedingt schützt.

Die lieben Gewohnheiten

Und als letzter Grund mögen die guten alten Gewohnheiten sein. Selbst wenn sich neue Einsichten einstellen, dauert es lange, bis wir unsere lieb gewonnenen Gewohnheiten ändern können. Auch hier helfen wieder stärkende, motivierende Erfahrungen.

WARUM WIR NICHT SO WEITERMACHEN KÖNNEN WIE BISHER

Ein krankes System

Zunächst eine Standortbestimmung: Wo stehen wir heute als Gemeinschaft mit der bisher vorherrschenden Verfahrensweise der Schulmedizin? Werden wir kränker oder gesünder? Was kostet uns das? Wie gesund sind die Gesundmacher, die Ärzte?

Die Statistik sagt: Volkskrankheiten steigen dramatisch. Die meisten Behandlungen in der ambulanten Medizin erfolgen wegen Bluthochdruck, Rückenschmerzen, Fettstoffwechselstörungen, Atemwegsinfektionen, Diabetes, Fettsucht und chronischen Herzkrankheiten. Die Gesundheitsberichterstattung des Bundes schreibt dazu:[63] Neben dem Rauchen gehören Übergewicht, mangelnde körperliche Bewegung, Bluthochdruck und Fettstoffwechselstörungen zu den Risikofaktoren, die durch einen bestimmten Verhaltens- und Lebensstil bedingt sind. Das sind Überernährung, falsche Ernährung, zu wenig Bewegung und zu viel Stress. Die größte Todesursache sind Krankheiten des Herz-Kreislauf-Systems mit etwa 350.000 Fällen pro Jahr (42 Prozent), gefolgt

---

63 GBE 2006: Gesundheit in Deutschland. 2006, Krankheitslast Kapitel 1.2

von Krebs mit rund 220.000 pro Jahr (26 Prozent). Die drittgrößte Todesursache mit ungefähr 100.000 Fällen pro Jahr sind Krankenhauskeime, unerwünschte Arzneimittelnebenwirkungen und Behandlungsfehler. Die Fakten sagen eindeutig, dass wir bei stark steigenden Kosten immer kränker werden.

Wir gehen öfter zum Arzt oder ins Krankenhaus

Trotz aller Entwicklungen in der Medizin sind wir im Jahr 2009 350 Millionen Mal öfter zum Arzt gegangen als im Jahr 2004.[64] Die stationären Krankenhausaufenthalte sind zwischen 1994 und 2009 um 2,9 Millionen gestiegen.[65] Acht Prozent der Bevölkerung geht montags zum Arzt. Am Montag, dem 1. Oktober 2007, suchten 9,7 Millionen Patienten eine Arztpraxis auf.

Es wird immer mehr operiert

Die Zahl der stationären Operationen und Prozeduren ist von 36 Millionen 2005 auf 45 Millionen 2009 gestiegen. Eine Steigerung von neun Millionen Operationen oder 25 Prozent in nur vier Jahren! Dazu meint Dr. Reiner Gradinger, Chirurg und ärztlicher Direktor am Klinikum Rechts der Isar der Technischen Universität München, dass »viel zu häufig die Entscheidung über Diagnose oder Therapieverfahren aufgrund der Lage der Vergütungszahlen getroffen wird«.[66]

Beispielsweise ist die Zahl der Bandscheibenoperationen unter AOK-Versicherten in Baden-Württemberg innerhalb von nur

---

64 GEK-Report ambulant-ärztliche Versorgung 2008
65 GBE, Diagnosedaten der Krankenhäuser: www.gbe-bund.de/oowa921-install/ servlet/oowa/aw92/dboowasys921.xwdevkit/xwd_init?gbe.isgbetol/xs_start_ neu/&p_aid=i&p_aid=34578416&nummer=550&p_sprache=D&p_indsp=- &p_aid=96329198
66 Der Spiegel Nr. 33 (2011): »Vorsicht, Medizin!«, S. 119

drei Jahren um 28 Prozent gestiegen.[67] Die gebrochene Speiche z. B., die häufigste aller Knochenbrüche, kann entweder aufgerichtet und eingegipst oder aber in einer Operation mit Metallplatten versorgt werden.[68]

Das Studienzentrum in Heidelberg hat herausgefunden, dass bei jedem fünften Patienten bei einer Bauch-OP die Narbe innerhalb der Bauchdecke wieder aufreißt. Deshalb müssen 48.000 Patienten in Deutschland jährlich nachoperiert werden – weil die Chirurgen an einer zu Studienzeiten gelernten Methode festhalten, welche die Ursache für diese Komplikation ist.

Mehrfacherkrankungen nehmen zu

Fast eine Million Deutsche leiden unter der Kombination von Fettstoffwechselstörungen und Bluthochdruck. Fast jeder erwachsene Deutsche kennt Rückenschmerzen. Depressionen und andere psychische Erkrankungen sind ungebremst auf dem Vormarsch. Was tut die Schulmedizin dagegen? Sie verordnet Medikamente, führt diagnostische Maßnahmen durch, wie CTs, und empfiehlt auch mehr Bewegung, weniger Stress und eine gesunde Ernährung. Allerdings wird die Empfehlung bezüglich der Be-

---

67 Jürgen Harms, Chirurg und Rückenexperte, hat die Erfahrung gemacht: »Wenn man älter wird, wird man kritischer. Ich habe zu viele Eingriffe gesehen, die als grandiose Fehlschläge endeten. Und dann sehe ich Leute, denen es nach einem Bandscheibenvorfall wieder gut geht – ganz ohne Operation. Von den ca. 160.000 jährlichen Bandscheibenoperationen könnten 40–45 Prozent konservativ behandelt werden ohne Operation. Eine Bandscheibenoperation kostet zwischen 5000 und 20.000 €.« Der Spiegel Nr. 33 (2011): »Vorsicht, Medizin!«

68 Der Chirurg Dr. med. Christoph Seiler, Leiter des Studienzentrums der Deutschen Gesellschaft für Chirurgie, dazu: »Die Ärzte verdienen nichts am Gips. Operationen werden viel besser vergütet. Also machen wir in Deutschland sehr viele davon. Aber es gibt Daten, die zeigen: Möglicherweise reicht es völlig aus, den Bruch mit einem Gips zu behandeln.« Der Spiegel Nr. 33 (2011): »Vorsicht, Medizin!«

wegung, des Stresses und der Ernährung nebenbei und teilweise auch mal abfällig gegeben: »Nehmen Sie erst mal 20 Kilo ab, bevor wir Sie operieren können.« Aus mangelndem Wissen, mangelnder Zeit und Frustration über das System.

Der Tablettenkonsum explodiert

Der Medikamentenverbrauch hat sich von 2007 auf 2010 um 4,87 Milliarden Tagesdosen erhöht.[69] Der Verbrauch von Medikamenten gegen Asthma stieg innerhalb von drei Jahren um über 20 Prozent, bei Cholesterinsenkern innerhalb von vier Jahren um 40 Prozent. Verordnungen von Medikamenten für die Schmerztherapie stiegen in den letzten zwei Jahren um etwa 20 Prozent. Kreislaufpräparate sind in den letzten vier Jahren ebenfalls um 20 Prozent mehr verordnet worden.

Gesundheit ist bald nicht mehr zu bezahlen

Zwischen 2005 und 2009 haben sich die Kosten des Gesundheitssystems um 38 Milliarden € auf 276 Milliarden € erhöht. Das sind 11,6 Prozent unseres Bruttoinlandsprodukts. Darunter versteht man den Gesamtwert aller Waren und Dienstleistungen, die wir innerhalb eines Jahrs erarbeiten. Frustrierend ist, dass nur 2,2 Prozent dieser 276 Milliarden € in echte Gesundheitsvorsorge investiert werden. Der Rest des Gelds fließt in Maßnahmen, die meist nur die Symptome unterdrücken.

Dazu kommen 800 Millionen Krankheitstage, die Arbeitnehmer von ihrem Arbeitsplatz fortbleiben. Dies entspricht im Jahr 2009 einem wirtschaftlichen Schaden von rund 130 Milliarden €.[70]

---

69 www.zi-berlin.de
70 Manager Magazin, 7.6.2011

Bürokratie verursacht hohe Kosten

Ein weiterer Kostentreiber im Gesundheitswesen ist mittlerweile die Bürokratie. Die ganze Organisation ist so komplex, dass allein die Verwaltung immer höhere Kosten verursacht – und Ärzte einen immer größeren Teil ihrer Arbeitszeit (bis zu 40 Prozent) mit Papierkram zubringen müssen. Einer Schätzung zufolge liegt der Anteil der Kosten für Bürokratie bei stolzen 23 Prozent der Gesamtausgaben der gesetzlichen Krankenversicherungen 2010. In der Industrie liegt dieser Anteil offenbar nur bei 6,1 Prozent.[71]

Private Haushalte übernehmen immer mehr Finanzlast

Bezahlt werden die Kosten zunehmend von den privaten Haushalten. Sie trugen im Jahre 2009 40,4 Prozent der insgesamt 366 Milliarden €, die für Gesundheit ausgegeben wurden. Und dieser Anteil steigt! Wir sollten uns gut überlegen, wie wir mit unserem Geld umgehen und wofür wir es ausgeben wollen.

Fusionswellen und Insolvenzen erreichen Krankenkassen

Ein weiteres Zeichen dafür, dass unsere Verhaltensweise nicht mehr finanzierbar ist, zeigt sich in den Pleite- und Fusionswellen der Krankenkassen. Innerhalb von 15 Jahren ist die Anzahl der Krankenkassen von 960 auf 165 geschrumpft.[72] Die damit verbundenen Probleme aller Beteiligten, also der Arbeitnehmer, Versicherten und Dienstleister, sind leicht zu erahnen.

---

71 www.spiegel.de/wirtschaft/soziales/0,1518,806445,00.html
72 www.gbe-bund.de/oowa921-install/servlet/oowa/aw92/dboowasys921.
    xwdevkit/xwd_init?gbe.isgbetol/xs_start_neu/&p_aid=i&p_aid=2026910&
    nummer=304&p_sprache=D&p_indsp=-&p_aid=10467732

Ärzte im Burn-out

Das *Deutsche Ärzteblatt* berichtet in der Ausgabe August 2011[73], dass sich 52 Prozent der Ärzte nach eigener Einschätzung in einer der 15 Stufen des Burn-out-Syndroms sehen. Die 15 Stufen des Burn-out äußern sich durch Schmerzen aller Art, Schlafstörungen, Energieverlust, Gedankenkreisen, Reizbarkeit bis zu aggressiven Ausbrüchen, Konzentrations- und Gedächtnisproblemen. Sie führen zu zynischem Verhalten, das notwendige Mitgefühl kann nicht mehr aufgebracht werden. Die konstruktive, einfühlsame therapeutische Beziehung zwischen Arzt und Patient geht mehr und mehr verloren. Zunächst wird das mit mehr Arbeit kompensiert, später folgen sozialer Rückzug, Schuldgefühle, Grübelzwang, Motivations- und Interesselosigkeit, starke Stimmungsschwankungen und niedergeschlagene Stimmung. Zum Schluss sind Suizidgedanken, Apathie und/oder quälende Unruhe und Depressionen nicht auszuschließen. Das bedeutet in aller Klarheit: Patienten in Deutschland treffen in 52 Prozent aller Fälle auf Ärzte, die zumindest die Symptome der Anfangsstadien aus eigener Erfahrung kennen und selbst entsprechend leiden. Diese Tatsache empfinden wir als besonders dramatisch. Wenn Menschen durch Stress erkranken, dann zu gestressten Ärzten gehen und von diesen erwarten, wieder gesund gemacht zu werden, dann läuft etwas definitiv falsch.

Warum werden wir bei steigenden Kosten kränker?

Die Bilanz fällt nicht gerade positiv aus. Es scheint gerade so, je mehr wir uns anstrengen, gesund zu bleiben und zu werden,

---

73 Deutsches Ärzteblatt 108/2011

desto kränker werden wir. Unsere Anstrengungen haben offensichtlich nicht den gewünschten Effekt, sondern bewirken das Gegenteil. Unser Hetzen und Rennen wie im Hamsterrad zieht sich durch die ganze Gesellschaft bis in die Medizin. Im Vergleich zu holländischen Kollegen, die immerhin 18 Minuten Gesprächszeit pro Patient einkalkulieren können, haben deutsche Ärzte nur etwa acht Minuten pro Patient Zeit. Die Geschwindigkeit und Effizienzanforderung scheinen nicht die Lösung zu sein, sondern eher das Problem.

Die Hauptursachen für Krankheiten (also gestörte Selbstregulierung) sind nicht die Gene, sondern die Ernährung, der Einfluss des Geistig-Mentalen und unsere Lebensbedingungen. Diese Ursachen sind faktisch in der Medizin nicht akzeptiert. Schlimmer noch, diese Hauptursachen werden belächelt. So führt die Symptombekämpfung der Schulmedizin, anstatt sich mit wahrer Ursachenforschung zu beschäftigen, zu Ineffektivität und zur Kostenexplosion.

Was tragen wir zur Krankheits- und Kostenexplosion bei?

Ursache für medizinische Behandlungen: das Patientenverhalten

Wie konnte es mit unserem Gesundheitssystem überhaupt so weit kommen? Um das zu verstehen, ist das Prinzip von Ursache und Wirkung nützlich. Erst wenn man die Ursache eines Problems entdeckt, kann man nachhaltig etwas verändern. Die Ursache für die Symptome in unserem Gesundheitssystem liegt auch in unserem Verhalten als Patienten: Durch unser Verhalten entsteht Krankheit. Fühlen wir uns krank und haben wir alle Möglichkeiten der Selbstbehandlung ausgeschöpft, dann gehen wir zum Arzt oder ins Krankenhaus. Je weniger wir über Hausmittel, Heilmittel und den Einfluss unseres Geists auf unsere Gesundheit sowie über die Ernährungsfaktoren wissen, desto mehr sind wir vom Gesundheitssystem abhängig.

Jörg Tacke: Als Student war mir der Zusammenhang zwischen Stress und Grippe nicht bekannt. Immer während der Prüfungszeiten im Sommer bekam ich eine übelste Sommergrippe. Jedes Mal ging ich in die Apotheke und kaufte mir ein starkes Grippemittel. Mein Infekt dauerte trotzdem mehrere Wochen, und ich denke heute, ich war zusätzlich von den Nebenwirkungen geschwächt und benommen. Wenn ich heute spüre, dass sich eine Erkältung anbahnt, nehme ich dies als Signal meines Körpers, dass ich mich überfordert habe. Wenn ich mich dann sofort ein oder zwei Tage ins Bett lege und meiner selbst verursachten Überforderung ein Ende setze, bricht die Grippe nicht nur erst gar nicht aus, sondern nach zwei Tagen bin ich wieder vollkommen gesund.

Unfälle entstehen durch Stress

Fast jeder von uns hat schon erlebt, dass der Computer blockiert, wenn zu viele Programme gleichzeitig geöffnet sind. Bei uns Menschen tritt ein ähnlicher Effekt ein: Wenn wir unsere Aufmerksamkeit auf mehrere Dinge gleichzeitig richten, dann sinkt die Qualität, bis sie so schlecht wird, dass ein Unfall geschieht. Im Englischen heißt dehnen »to stress«. Wir dehnen unsere Aufmerksamkeit oder unsere Präsenz auch, wenn wir mit unseren Gedanken in der Vergangenheit oder Zukunft sind. Überdehnen wir also unsere Aufmerksamkeit zeitlich oder räumlich, so entsteht Stress. Stress wirkt sich negativ auf das Immunsystem aus: Es entstehen Infektanfälligkeit, Muskelverspannungen, Spannungskopfschmerzen, Gastritis, Diarrhö, hypertensive Krisen, Panik-attacken oder eine verringerte Achtsamkeit, die zu Unfällen führen kann.

Mangelnde Achtsamkeit im Alltag

Je besser man seine eigenen Denkgewohnheiten kennt und sich der Glaubensmuster bewusst ist, desto weniger ist man gezwungen, die Verantwortung für das eigene Verhalten, das zu akuten oder chronischen Krankheiten führt, abzuschieben. Aussagen wie »Ich musste da noch hin« oder »Ich musste schnell noch das und das tun« oder »Das lag am schlechten Wetter« sind nicht angebracht, sie sind ein Abschieben der eigenen Verantwortung auf andere oder auf die Umstände. Macht man sich Ursache und Wirkung des eigenen Handelns bewusst, dann wird einem klar, dass der Stress durch das eigene Denken entstanden ist. Die Entscheidung, ob und wie man am Straßenverkehr teilnimmt, trifft man selbst. Man kann also eventuell dadurch zu einem Unfall beitragen, obwohl man nach der Straßenverkehrsordnung nicht schuldig ist.

Den Alltag entschleunigen

Je bewusster einem diese Zusammenhänge werden, desto achtsamer verhält man sich im Alltag. Man vermeidet immer öfter, sich selbst unnötig unter Druck zu setzen und zu viele Dinge gleichzeitig und zwingend am gleichen Tag zu erledigen. Besser weniger in Ruhe und richtig machen als viele Dinge unter Zeitdruck. Selbst ein mit zu vielen Aktivitäten überladener Urlaub wird nicht erholsam sein können.

Fühlt man sich also krank, so sollte man entweder seine Gewohnheiten ändern und beispielsweise geplante Tätigkeiten ausfallen lassen oder verschieben. Nutzt man diese Möglichkeit, wird sich höchstwahrscheinlich das Krankheitsempfinden unmittelbar oder innerhalb von kurzer Zeit ändern.

Unbewusstheit führt zu Kosten

Ist man sich dessen nicht bewusst und geht zum Arzt oder ins Krankenhaus, löst man damit einen Mechanismus mit entsprechenden Folgekosten aus. Je weniger der Arzt über die tiefer liegenden Ursachen Bescheid weiß, je symptomorientierter er arbeitet, desto teurer und langwieriger werden die Behandlungen. Die übliche Behandlung sieht momentan so aus: Gegen Schmerzen helfen Schmerzmittel nach einem Stufenschema. Gegen Magenschmerzen helfen Säureblocker, eventuell benötigt man eine Magenspiegelung, um auszuschließen, ob sich nicht ein Helicobacter pylori dahinter verbirgt, den man mit einer Dreifachkombination von Medikamenten behandeln muss. Gegen hohen Blutdruck helfen blutdrucksenkende Medikamente. Zur Erstdiagnose eines hohen Blutdrucks gehören eine Menge technischer Untersuchungen: EKG, Labor, Ultraschalluntersuchung des Bauchraums, Röntgenaufnahme des Brustkorbs, Langzeitblutdruckmessung, ggf. Langzeit-EKG usw. Gegen Bronchitis helfen Antibiotika usw.

Krank gemacht

Darüber hinaus erzeugt das schulmedizinische Wirken Krankheiten, obwohl natürlich das Gegenteil gewollt ist. Diese werden »iatrogene« Krankheiten genannt. Als iatrogen (altgriechisch: vom Arzt erzeugt) werden Krankheitsbilder bezeichnet, die durch ärztliche Maßnahmen verursacht wurden, unabhängig davon, ob sie nach Stand der ärztlichen Kunst vermeidbar oder unvermeidbar waren. Wie Sie gleich sehen werden, wären viele dieser Krankheiten oder Komplikationen vermeidbar. Und zwar durch Ihre Entscheidung als Patient. Aktuelles Beispiel hierfür sind die Silikonimplantate bei Brustvergrößerungen. Silikon ist generell ein Material, das zu Entzündungsreaktionen führen kann. Jede Operation ist potenziell gefährlich. Bei Schönheitsoperationen nimmt die Patientin bewusst dieses Risiko in Kauf. Der eigene Körper wird als minderwertig erlebt. Schönheit ist in der heutigen Konsumgesellschaft ein sehr hohes Ideal, der Druck auf die Frauen ist groß. In einer Tageszeitung war zu lesen: »Der ideale Busen für 2.999 € oder Ratenzahlung 75 € pro Monat«. Durch solche Annoncen wird den Frauen suggeriert, dass diese Eingriffe völlig harmlos und mittlerweile normal und üblich sind.

Krankenhauskeime

Einer Schätzung zufolge sind mehr als 70 Prozent der in Krankenhäusern erworbenen Keime gegen mindestens ein Antibiotikum resistent. Als Problemkeime gelten dabei vor allem der Methicillin-(Antibiotikum-)resistente Staphylococcus aureus (MRSA), Pseudomonas spec., Escherichia coli und Mycobacterium tuberculosis. Die Bundesregierung verabschiedete 2011 die Änderung des Infektionsschutzgesetzes, um Infektionen in Kran kenhäusern einzudämmen. In dem Gesetz geht sie von jährlich 400.000 bis 600.000 infizierten Patienten aus, von denen zwischen 7.500 und 40.000 daran sterben.[74]

Jörg Tacke: Mein Schwiegervater wurde wegen seines Blasenkrebes operiert. Die Operation verlief erfolgreich. In den Wochen danach wäre er an dem Krankenhauskeim gestorben, den er sich durch den Krankenhausaufenthalt für diese Operation zugezogen hat, wenn seine Lebensgefährtin nicht dafür gesorgt hätte, dass dieser Keim in einem anderen Krankenhaus identifiziert und erfolgreich behandelt werden konnte.

Infektionen an Krankenhauskeimen treten besonders oft auf Intensivstationen auf![75] Wenn Sie bislang die Intensivstationen als die sicherste in einem Krankenhaus gesehen haben, verstehen Sie jetzt, dass das nicht zwingend so sein muss.

Es gibt zwei Gründe für die steigende Antibiotikaresistenz von Patienten: Einerseits werden sie von Ärzten u. a. zur eigenen Absicherung häufig verschrieben. Andererseits gehören Antibiotika in der Massentierhaltung zur Standarderernährung der Tiere und werden dort zusätzlich zu Wachstumshormonen eingesetzt. Die Tatsachen und die Problematik sind in der Politik lange bekannt. Die Bundesregierung[76] will im Frühjahr 2012 eine Gesetzesänderung verabschieden, die den Einsatz von Antibiotika und Wachstumshormonen unterbinden soll. Die Massentierhaltung stresst die Tiere so stark, dass sie schnell erkranken und ohne eine dauernde Versorgung mit Antibiotika nicht bis zur gewünschten Größe

---

74 Deutsches Ärzteblatt: »Antibiotikaresistente Krankenhauskeime«. 2008; 105(10): A-523/B-471/C-459
75 Gigerenzer G.: Bauchentscheidungen. Goldmann, München 2008
76 Bundesministerium für Ernährung, Landwirtschaft und Verbraucherschutz, Pressemitteilung Nr. 01 vom 10.1.12, Maßnahmenpaket gegen Antibiotikaresistenzen

überleben würden. Man konnte in 96 Prozent des Hühnerfleischs, das es in Lebensmittelgeschäften zu kaufen gibt, Antibiotikum nachweisen! In einem Hühnerei befindet sich so viel Antibiotikum, dass Sie in der Apotheke dafür ein Rezept vorlegen müssten.

Arzneimittelnebenwirkungen

Kirsten Deutschländer: Immer wieder erlebte ich in meiner Praxis, dass Patienten durch zu viele Medikamente krank gemacht werden, nicht mit Absicht, sondern durch die Unmöglichkeit, die Wechselwirkung von mehreren Medikamenten und die Auswirkungen auf den Menschen abschätzen zu können. Manche, vor allem ältere Patienten, waren nach einer solchen Mehrfachmedikation so verändert, dass sie wie dement wirkten, vollkommen wesensverändert, wie betäubt. Nach dem Absetzen der Medikamente verschwanden die Nebenwirkungen meist wieder.

In der Medizin nennt man das unerwünschte Arzneimittelwirkungen. Gegenwärtig geht man davon aus, dass bei ungefähr fünf Prozent der medikamentös behandelten Patienten unerwünschte Arzneimittelwirkungen (UAWs) auftreten und 27.000 bis 57.000 jährlich daran sterben. 49,6 Prozent der tödlichen UAWs wurden mit einer falschen Anwendung der Arzneimittel begründet. Die falsche Anwendung allerdings kann durch Fehler des Arztes oder Patienten zustande kommen.

Jörg Tacke: Während der Schwangerschaft meiner Mutter mit meiner Zwillingsschwester und mir war es üblich, dass Ärzte gegen die typische morgendliche Schwangerschaftsübelkeit und als Beruhigungs- und Schlafmittel für Schwangere das Medikament Contergan verschrieben. Erst am 27. November 1961 wurde es wegen der Schädigungen bei einer großen Zahl von Ungeborenen verboten und vom Markt genommen. Hätte meine Mutter nicht

auf einen Apotheker gehört, der sich für dieses Thema beson-
ders interessierte, und wäre sie stattdessen der Empfehlung Ihres
Arztes gefolgt, würde ich mich höchstwahrscheinlich heute mit
Conterganärmchen quälen, dieses Buch zu schreiben. Wie so oft
hat es viel zu lange gedauert, bis die offiziellen Wege zur Klärung
führten.

Die Geschichte zeigt uns klar und deutlich: Obwohl es Zu-
lassungsverfahren und Behörden für Medikamente und medizinische Verfahren gibt, können wir dennoch nicht auf unser
eigenes Bauchgefühl und Urteilsvermögen verzichten. Die Aufsichtsbehörden und Bestimmungen sollen uns zwar vor Schaden
bewahren, werden aber auch von wirtschaftlichen Interessen beeinflusst.

Zugegebenermaßen liegt der Vorfall Contergan schon lange
zurück. Aber ähnliche Geschichten wiederholen sich, und es entstehen immer wieder neue: Ein gängiges Muster kennen wir alle
durch den Fall Lipobay, ein cholesterinsenkendes Medikament.
Zunächst wurde es als hochwirksames, gut verträgliches Medikament gepriesen, dann folgten tödliche Nebenwirkungen, und
es musste vom Markt genommen werden.

Alte Menschen bekommen besonders viele der Medikamente
verordnet. Obwohl sie nur ein Viertel der Bevölkerung ausmachen, verbrauchen sie zwei Drittel aller verordneten Arzneimittel.
Dr. med. Ulrich Thiem vom Marienhospital in Herne fand mit
Kollegen durch eine Studie an mehr als 2.100 Menschen im Alter
von über 70 Jahren heraus, dass mehr als 60 Prozent der alten
Menschen jeden Tag fünf oder mehr Medikamente einnehmen.
Er kommentierte dies: »Die Patienten werden mit abenteuerlichen Mischungen von Wirkstoffen behandelt, die sich einerseits
in ihrer Wirkung gegenseitig aufheben und andererseits Wechsel-

wirkungen haben, deren Folgen wir kaum abschätzen können.«[77] Verwirrtheit durch Diuretika, also harntreibende Mittel, ist ein Beispiel dafür, wie Medikamente einen Patienten geistig verwirren, worauf sie dann mit Verdacht auf Demenz in Krankenhäuser eingewiesen werden.

Die Pharmakologin Prof. Dr. Petra Thürmann und die Apothekerin Stephanie Holt haben durch die Analyse der kompletten medizinischen Literatur und Bewertung von 25 Medizinern aus verschiedenen Fachbereichen eine Liste von 83 Medikamenten erstellt, die nach Expertenmeinung für ältere Menschen potenziell ungeeignet sind. Obwohl diese Liste namens »Priscus« im *Deutschen Ärzteblatt*[78] veröffentlicht wurde, ist zu vermuten, dass 20 Prozent aller Menschen über 65 Jahren, die in Praxen und Tageskliniken behandelt werden, und 30 Prozent der Altenheimbewohner weiterhin mit diesen Medikamenten behandelt werden.

Fehldiagnosen

Eine Studie der berühmten Mayo Clinic in Rochester, Minnesota, machte deutlich: Die meisten Patienten können intuitiv ihre gesundheitliche Lage besser einschätzen als viele diagnostische Verfahren. Durch Untersuchung der tatsächlichen Krankheitsursachen von Patienten nach ihrem Versterben fanden sie heraus, dass die Hauptdiagnose in 26 Prozent der Fälle falsch war. Eine korrekte Diagnose hätte ein Weiterleben ermöglicht.

Wäre dieses Wissen in den Köpfen der Mediziner und hätten sie mehr Zeit für wahre Ursachenforschung auch im psychologischen Bereich, so würden sie der Selbsteinschätzung des Pati-

---

77 Der Spiegel Nr. 33 (2011): »Vorsicht, Medizin!«
78 Deutsches Ärzteblatt, Jg. 107, Heft 31–32, 9. August 2010

enten mehr Beachtung schenken, sie würden sich intensiver in Gesprächen mit den Patienten auseinandersetzen und dadurch weniger Fehldiagnosen stellen. Sie würden sich auch weniger auf technische Untersuchungen und Testergebnisse verlassen, denn diese können, wie wir wissen, fehlerhaft sein. Wie wir später sehen werden, würde dadurch nicht nur viel Geld gespart, sondern auch viel Leid.

Krebsvorsorge oder Krebs-Früherkennung?
Bei Medizinern und Krankenkassen hat sich ein für den Patienten irreführender Sprachgebrauch eingebürgert: Die Testverfahren, die Krebs frühzeitig erkennen sollen, werden Krebsvorsorge genannt. Echte Krebsvorsorge bedeutet etwas anderes. Sie ist nur durch entsprechendes Verhalten, also Ernährung, Bewegung, Entspannung, eine ausgeglichene seelische Verfassung und durch mentale Übungen, zu erreichen. Ein Testverfahren kann niemals Krebs vorbeugen, sondern ihn höchstens früher erkennen. Dieser Sprachgebrauch lässt den Patienten aber vermuten, dass er sich durch diese vermeintliche Vorsorge vor Krebs schützen kann, was aber nicht zutrifft. Er wiegt sich in falscher Sicherheit. Echte Vorsorge wäre, wenn die Krankenkassen die Beiträge, die Sie als Versicherte einzahlen, nicht für Pseudovorsorge ausgeben und dafür auch noch Werbung machen würden, sondern Sie über den Zusammenhang zwischen Stress, tierischen Proteinen und den Volkskrankheiten wie Herz-Kreislauf-Probleme oder Krebs informieren würden.

Punktierung bei der Krebsuntersuchung streut den Krebs
Erst langsam setzt sich die Erkenntnis durch, dass Gewebe, das zur Untersuchung durch eine sogenannte Punktion angestochen wird, dazu neigt, sich bösartig zu entwickeln, und sich durch den

Punktierungskanal schneller verbreitet, als wenn das fragliche Gewebe durch diese Verletzung nicht gestört worden wäre.

Früherkennung von Prostatakrebs: PSA-Test nutzlos
Das Prostatakarzinom ist den aktuellen Zahlen zufolge die häufigste Krebserkrankung bei Männern. Gut ein Viertel aller männlichen Krebspatienten ist davon betroffen. Im *New England Journal of Medicine* wurde eine Studie veröffentlicht, nach der man von 1.410 untersuchten Männern 48 an der Prostata operieren müsste, um einem Patienten das Leben um zehn Jahre zu verlängern. Den restlichen 47 Männern würde die Operation außer den Nachteilen der Inkontinenz und Impotenz keinen Vorteil bringen. Nur langsam setzt sich die Erkenntnis durch, die mittlerweile vom Erfinder des PSA-Proteins, dem amerikanischen Immunologen Richard Ablin, unterstützt wird, dass der PSA-Test sich nicht zur Früherkennung eignet. Der Test ist nur im Krebsbefall aussagekräftig. Es ist also sinnlos, sich zur Krebsfrüherkennung diesem Test zu unterziehen. Die Deutsche Gesellschaft für Urologie schreibt in der überarbeiteten Fassung der betreffenden Leitlinie, dass es nicht eindeutig belegbar sei, dass die Durchführung eines PSA-gestützten Screenings und die damit verbundenen Risiken, diagnostische und therapeutische Konsequenzen, durch eine Lebensverlängerung aufgehoben werden.

Dr. Gerd Gigerenzer schreibt[79]: »Während gesunde Ernährung, sportliche Betätigung und Sicherheitsgurte ihre Gesundheitszuträglichkeit unter Beweis gestellt haben, gibt es im Gegensatz zu dem, was einige Ärzte und Patienten glauben, keinen Beweis dafür, dass Männer, die sich PSA-Tests unterziehen, län-

---

79 Gigerenzer G.: Bauchentscheidungen. Goldmann, München 2008

ger leben als Männer, die dies nicht tun. Es gibt Beweise dafür, dass diejenigen, deren Tests positiv ausfallen, Schaden erleiden. Durch Behandlung von langsam wachsenden Krebsarten, die, blieben sie unbehandelt, den Männern während ihrer Lebenszeit keinerlei Probleme bereiten würden, können nach einer radikalen Prostataentfernung etwa drei von zehn Männern inkontinent und sechs von zehn impotent werden.[80] Die U.S. Preventive Service Task Force gelangte zu dem Schluss, dass die Beweislage nicht ausreiche, um eine Empfehlung für oder gegen einen routinemäßigen PSA-Test auszusprechen.«[81]

Krebs durch Mammografie?
Bei Frauen macht das Mammakarzinom deutlich mehr als ein Viertel aller Krebsfälle aus (242.000 Betroffene). Auch hier lässt man die Patientinnen glauben, dass sie durch die Mammografie Brustkrebs verhindern könnten. Die Zahlen sagen allerdings, dass das nicht stimmt.

Dr. Gerd Gigerenzer, Direktor am Max-Planck-Institut für Bildungsforschung in Berlin, hat herausgefunden, dass durch die traditionelle Darstellung statistischer Ergebnisse Ärzte und Patienten Entscheidungen treffen, die sie nicht so treffen würden, wenn ihnen die gleiche Information in verständlicher Form vorliegen würde. Dies hat er am Mammografie-Screening untersucht[82]: Für jedes Testverfahren gibt es vier Ergebnisse: positiv,

80 Ransohoff et.al.: »Why is prostate cancer screening so common when the evidence is so uncertain? A system without negative feedback«. The American Journal of Medicine 113 (2002), S. 663ff.
81 U. S. Preventive Services Task Force: »Screening for prostate cancer: Recommendations and rationale«. Annals of Internal Medicine 137 (2002), S. 915f.
82 Gigerenzer G.: Das Einmaleins der Skepsis. Über den richtigen Umgang mit Zahlen und Risiken. Berliner Taschenbuch Verlags GmbH, Berlin 2002

negativ, falsch-positiv und falsch-negativ. Also entweder ist das gesuchte Symptom bestätigt (positiv) oder nicht (negativ), oder das positive oder negative Testergebnis ist falsch. Im Falle falsch-positiv zeigt der Test einen Tumor an, der nicht vorhanden ist. Für alle vier möglichen Fälle liegen Fehlerwahrscheinlichkeiten vor, bedauerlicherweise in einer schwer verständlichen Form. So schwer verständlich, dass diese vier möglichen Ergebnisse eines jeden Tests im Alltag vom Arzt kaum bedacht und unter Umständen noch seltener kommuniziert werden.

Dr. Gigerenzer fand die Ursache dieser Unverständlichkeit in der klassischen Darstellungsweise statistischer Ergebnisse, die z. B. lautet: »Das Mammografie-Screening verringert das Risiko, an Brustkrebs zu sterben, um 25 Prozent.« Diese Darstellungsweise ist jedoch gleichwertig mit der Aussage: »Das Mammografie-Screening verringert die Anzahl der Frauen, die an Brustkrebs sterben, von vier auf drei unter 1.000 Frauen. Damit verringert man das Risiko um 0,1 Prozent.«[83] Vereinfacht ausgedrückt, heißt dies, das Mammografie-Screening kann einer von 1.000 Frauen das Leben verlängern. Die erste Darstellungsweise mag recht motivierend klingen, die letztere ist eher ernüchternd.

Wird die Patientin dann noch darüber informiert, dass sich neun von zehn positiven Mammografien letztendlich als falsch erweisen,[84] ist die Entscheidung für eine Mammografie nicht mehr so eindeutig. Eine Studie an 26.000 Frauen, die erstmals eine Mammografie aufnehmen ließen, ergab, dass nur bei einer von zehn

---

83 Gigerenzer G.: Das Einmaleins der Skepsis. Über den richtigen Umgang mit Zahlen und Risiken. Berliner Taschenbuch Verlags GmbH, Berlin 2002
84 Kerlikowske et. al.: »Likelyhood rations for modern screening mammography: risks of breast cancer based on age and mammographic interpretation«. Journal of the American Medical Association 276, 1998, S. 33–38

positiven Mammografien in den folgenden 13 Monaten wirklich Brustkrebs festgestellt wurde. Geht die Aufklärung noch weiter, dass nämlich zwei bis vier von 10.000 Frauen erst durch die Mammografie Brustkrebs entwickeln, von denen wiederum eine daran stirbt,[85] hinterfragt die Patientin vielleicht die Sinnhaftigkeit dieser Art Vorsorgeuntersuchung. Ein falsch-positives Ergebnis vermindert die Lebensqualität in den folgenden Jahren durch Punktierung und eventuelle Operation mit den damit verbundenen Ängsten, Sorgen und ggf. falschen Hoffnungen – und natürlich kommt dazu der Noceboeffekt, der ja allein schon töten kann.

Trotzdem empfehlen Gynäkologen, denen diese Fehlerwahrscheinlichkeiten bekannt sind, ihren Patientinnen, am Mammografie-Screening teilzunehmen; und sie begründen dies mit der eigenen Absicherung. Dadurch können sie sich vor einem möglichen Vorwurf seitens der Patientin schützen, falls wirklich Brustkrebs auftreten sollte.[86] Der offensichtliche Interessenkonflikt wird durch den wohlgenährten Glauben unterstützt, dass nur der Arzt den Patienten gesund machen und der Patient selbst nichts Wesentliches dazu beitragen kann. Außerdem nimmt der Patient naiverweise an, dass der Arzt immer in seinem Interesse handelt.

Impfungen

Impfungen sind in der Naturheilkunde schon immer umstritten. Impfstoffe enthalten häufig Quecksilber, das bekanntermaßen giftig ist. Für die Zeckenimpfung wurde eine teure Werbekampagne

85 Jung, H.: »Mammographie und Strahlenrisiko«. Fortschritte auf dem Gebiet der Röntgenstrahlen 169, S. 336–343
86 Gigerenzer G.: Das Einmaleins der Skepsis. Über den richtigen Umgang mit Zahlen und Risiken. Berliner Taschenbuch Verlag, Berlin 2002

initiiert, der Impfstoff für Kinder nach kurzer Zeit wieder vom Markt genommen. Es hatten sich zu viele schwerwiegende Nebenwirkungen ereignet. Danach wurde eine neue Impfung zugelassen.

Die Geschichte der Schweinegrippeimpfung sucht ihresgleichen. Die Deutsche Presse-Agentur GmbH berichtete im November 2011 darüber, dass 16 Millionen Impfdosen wegen zu geringer Nachfrage verbrannt werden müssen. Die Bundesländer haben angeblich aus Angst vor der Schweinegrippe 34 Millionen Dosen des teuren Impfstoffs gekauft. Davon wurden nur knapp fünf Millionen unters Volk gebracht, 29 Millionen Impfdosen im Wert von 239 Millionen € blieben übrig. Man kann den Eindruck bekommen, es gehe wirklich nur um den Profit. Zuerst wird eine Unmenge Geld in die Entwicklung des Impfstoffs gesteckt, anschließend verdient der Impfstoffhersteller durch den Verkauf, und zuletzt kommen noch die Entsorgungskosten hinzu. Dabei konnte dieses Geschäft mit der Angst nur durch Unterstützung der Weltgesundheitsorganisation (WHO) gelingen. Diese rief 2009 für die Schweinegrippe die höchste Pandemiestufe aus und ermöglichte den Pharmaunternehmen das Milliardengeschäft überhaupt erst. Das riecht massiv nach Korruption und ist tatsächlich reine Verschwendung von Mitteln, die besser verwendet werden könnten.

Deutschland ist Weltmeister im Scannen

Eine Computertomografie (CT) führt zu einer 500- bis 1.000-fach höheren Röntgenstrahlenbelastung einer normalen Röntgenaufnahme. Über 100 Millionen Röntgenuntersuchungen werden jährlich in Deutschland gemacht. Mit durchschnittlich 1,3 Röntgenaufnahmen pro Einwohner im Jahr nimmt Deutschland einen internationalen Spitzenplatz ein. Innerhalb von fünf Jahren ist die Zahl der CT-Untersuchungen um 26 Prozent gestiegen. Auf 1.000 Einwohner in Deutschland kommen 114 CTs pro Jahr, in den Niederlanden beispielsweise nur 60.[87]

Jörg Tacke: Bei meinen häufigen Verletzungen als Jugendlicher wurde mir bei jeder Röntgenaufnahme eine Bleischürze umgehängt, die Röntgenschwester verließ vor jeder Aufnahme den Raum. Mir erscheint der Umgang mit den gefährlichen Röntgenstrahlen heute zu sorglos.

Die Nebenwirkungen bei Röntgenaufnahmen bewertet das Bundesamt für Strahlenschutz (BfS) so: Die Röntgendiagnostik verursacht in Deutschland etwa 2.000 Krebserkrankungen und 1.500 Krebstodesfälle pro Jahr. Andere Schätzungen gehen sogar von bis zu 20.000 Krebsfällen aus. Die Deutsche Röntgengesellschaft hat festgestellt, dass die Hälfte der Röntgenaufnahmen in Deutschland überflüssig ist.

In den letzten fünf Jahren ist die Zahl der Magnetresonanztomografie-Aufnahmen (MRT), auch Kernspin genannt, um 40 Prozent gestiegen. Auf 1.000 Einwohner in Deutschland kommen 97 MRT-Untersuchungen pro Jahr, in den Niederlanden sind es nur 39. In keinem anderen Land der Welt wird MRT so häufig eingesetzt wie in Deutschland. Dabei ist sie um ein Vielfaches teurer als ein CT – sie kostet bis zu 1.000 € mehr pro Untersuchung. Ein Röntgenbild liegt bei ca. 10 €. Im Gegensatz zum CT arbeitet das MRT mit sehr starken, schnell wechselnden Magnetfeldern. Bei dieser 20 bis 40 Minuten dauernden Untersuchung in einer engen Röhre können ebenfalls Nebenwirkungen auftreten. Patienten klagen über ein starkes Brennen in allen Körperteilen, das sechs Monate und länger andauern kann, so-

---

87 Barmer GEK: Ärztereport 2011

wie über Herzrasen. Die bei CT und MRT teilweise eingesetzten Kontrastmittel können ebenfalls unerwünschte Arzneimittelnebenwirkungen haben. Zur Verdeutlichung der Problematik: Es wurde erst zu spät erkannt, dass das in den 1930er-Jahren verwendete Röntgen-Kontrastmittel Thorotrast bei vielen Patienten mit zum Teil jahrzehntelanger Verzögerung bösartige Lebertumoren hervorrief.

Die Universität Bonn informiert ihre Patienten auf ihrer Homepage über Nebenwirkungen von MRT-Kontrastmitteln folgendermaßen: [88]

Leichte Reaktionen führen z. B. zu Übelkeit und Erbrechen (1:100).

Mittelschwere Reaktionen führen zu Juckreiz, Hautausschlag mit Quaddeln und leichten Atembeschwerden (1:500).

Bei schweren Reaktionen kann es zu einer Verkrampfung der Bronchien, einer gefährlichen Schwellung des Kehlkopfs und zum Schock kommen. Zwischenfälle, die eine Behandlung auf der Intensivstation erfordern, kommen mit einer Wahrscheinlichkeit von etwa 1:10.000 vor. Selbst ein tödlicher Ausgang ist möglich (1:20.000).

Der leichtfertige Umgang mit der modernen Diagnostik vermittelt einem den Eindruck, dass von den Röntgenstrahlen keine Gesundheitsgefährdung mehr ausgeht. [89] Nüchtern gesehen, ist doch die Gefahr einer 500-fachen Strahlenbelastung mit dem Infor-

---

88 http://imbie.meb.uni-bonn.de/radiologie/Patienteninformation/Kontrastmittel.
    html, zuletzt abgerufen am 23.1.2012
89 Der Spiegel Nr. 33 (2011): »Vorsicht, Medizin!«, S. 116–126

mationsgewinn durch diese Aufnahme abzuwägen. Obwohl die Technik immer besser wird, liefern die Aufnahmen oft dennoch keine Gewissheit. Aus diesem Grunde verfahren die Chirurgen gerne nach dem Motto: Aufmachen und reinschauen, dann wissen wir es genau. Wir Menschen haben die Tendenz, eine neue Technik massiv überzubewerten. Dies mag einer der Gründe sein, weshalb die Studie der Mayo Clinic ergab, dass über ein Viertel der Diagnosen falsch sind.

Jörg Tacke: Bevor mein Vater im Jahre 2011 operiert wurde, wurden alle nur erdenklichen diagnostischen Mittel ausgeschöpft. Um eine bessere Aussagekraft der Aufnahme zu bekommen, gibt man dem Patienten ein radioaktives Kontrastmittel. Aufgrund der Belastung der Nieren durch dieses Kontrastmittel gab man ihm angeblich eine geringere Dosis. Trotz modernster Diagnostikgeräte und bester Radiologen zeigte sich erst durch die Operation das wahre verheerende Ausmaß der Erkrankung.

Durch ein Elektronenstrahl-CT lässt sich u. a. bestimmen, ob ein erhöhtes Risiko für eine koronare Herzkrankheit vorliegt. Allerdings beträgt die Wahrscheinlichkeit nur 80 Prozent. Das bedeutet mit anderen Worten: 20 Prozent der gefährdeten Leute werden mit trügerischem Seelenfrieden nach Hause geschickt. Noch schlimmer ist die Häufigkeit falschen Alarms. Von den Menschen, die keinem Risiko ausgesetzt sind, erhalten unglaubliche 60 Prozent die Auskunft, dass ihre Ergebnisse verdächtig seien.[90] Gerd Gigerenzer schreibt dazu: »Viele Personen, die keinen Grund zur Sorge haben, verbringen den Rest ihres Lebens mit der Furcht vor einer nicht vorhandenen Erkrankung. Ich habe selten

---

90 Lee, T. H., Brennan T. A.: »Direct-to consumer marketing of high-technology screening tests:«. New England Journal of Medicine 346 (2002), S. 529ff.

von einem so schlechten Hightech-Test gehört, schlechter als andere, nicht-invasive und weniger kostspielige Testmethoden.«[91]

Stress im Gesundheitssystem fördert Krankheit!

Stress in Krankenhäusern ist zweifach schädlich: Es entstehen Behandlungsfehler, und die zur Heilung notwendige Ausstrahlung der Ärzte und Pflegekräfte wird verhindert.

Wie krankheitsfördernd Stress in Krankenhäusern ist, zeigte die Studie von Jones[92] und Kollegen, an denen 67 Krankenhäuser und 12.000 Patienten teilnahmen. Sie wiesen nach, dass Behandlungsfehler mit dem organisatorischen Stressniveau steigen und durch Stressmanagement-Programme deutlich reduziert werden können. Die bislang umfassendste Studie wurde von der Harvard University durchgeführt. Rechnet man dieses Verhältnis auf Deutschland um, bedeutet das 300.000 Schadensfälle und etwa 30.000 Todesfälle. Vier Prozent der deutschen Patienten ziehen sich im Krankenhaus ein Leiden zu, das sie vorher nicht hatten. Insgesamt ist der Stresslevel im therapeutischen Umfeld derart erhöht, dass Patienten kaum gesund werden und auch Ärzte ihre Arbeit nicht mehr sinnvoll verrichten können.

Jörg Tacke: Vor einiger Zeit hatte sich mein Patensohn ein seltenes Virus (Hanta-Virus) zugezogen. Er fühlte sich extrem geschwächt, hatte hohes Fieber, wollte nur noch schlafen und litt unter starkem Erbrechen. Vier Wochen konnte er kaum essen noch trinken. Nach zwei Wochen konnte er weder stehen noch gehen und war zusätzlich extrem geräusch- und geruchsempfind-

91 Gigerenzer G.: Bauchentscheidungen, Goldmann, München 2008
92 Jones, J. W., Barge, B. N., Steffy, B. D., Fay, L. M., Kunz, L. K., Wuebker, L. J.: »Stress and medical malpractice: Organizational risk assessment and intervention«. Journal of Applied Psychology, Bd. 73(4), Nov. 1988, S. 727–735

lich. Das örtliche Krankenhaus stellte die Viruserkrankung zwar gleich fest, überwies ihn aber wegen der Sorge, dass die Nieren versagen könnten, in die nächste Uniklinik. Der Transport dorthin war aufgrund seiner extremen Geräusch- und Geruchsempfindlichkeit eine reine Qual. In der Uniklinik wurde er in einen Raum gelegt, der an ein Großlazarett erinnerte. Die Betten waren nur durch Vorhänge getrennt, es wimmelte von Personal, es herrschte eine hohe Geräuschkulisse, viele Messgeräte und Monitore gaben Töne von sich, Menschen jammerten und weinten oder schrien und übergaben sich. Mein Patensohn fühlte sich extrem unwohl, war aber zu schwach, dies zu äußern, und musste sich in sein Schicksal ergeben. Dann wurde er in die Abteilung für Nierenpatienten verlegt, in ein Zimmer mit einem Zimmernachbarn, der so krank war, dass er neben dem Bett einen Toilettenstuhl hatte und zudem noch furchtbar schnarchte. Aufgrund der extremen Geruchs- und Geräuschempfindlichkeit bat mein Patensohn, in ein anderes Zimmer verlegt zu werden. Das gesamte Krankenhaus jedoch war komplett ausgelastet, nirgends war ein anderes Bett frei. Die einzige Alternative, die ihm angeboten wurde, war, das Bett in die Cafeteria zu schieben. Nach kurzem Abwägen zwischen Kotgeruch, extrem lautem Schnarchen und der Geräuschkulisse einer Cafeteria und den dort üblichen Gerüchen entschied er sich für die Cafeteria. Als er die Schwestern fragte, ob es möglich sei, ein Fenster zu öffnen, um in den Genuss von frischer Luft zu kommen, wurde ihm mitgeteilt, dass das Öffnen der Fenster aus Suizidgefahr nicht üblich sei. Ja, in dieser Klinik konnte man wirklich Suizidgedanken bekommen! Die einzige Therapie bestand aus Infusionen und der Kontrolle der Blutwerte. Eine Infusion lief sieben Stunden lang nicht in die Vene, sondern daneben in seinen Arm. Nach knapp zwei Wochen hatte er wieder Kraft genug, mit dem zuständigen Chefarzt über seine Entlassung zu diskutieren. Dieser ließ ihn nur gegen Unterschrift und auf eigene Verantwortung gehen, doch war er sich sicher, die richtige Entscheidung getroffen zu haben. Zu Hause, im eigenen Bett, durch die gewohnte Umgebung und die liebevolle Pflege seiner Mutter wurde er viel schneller gesund, als er sich hätte träumen lassen.

Bei einer so schweren Erkrankung ist ein Klinikaufenthalt unumgänglich. Was aber passiert, wenn man sich als Patient hilflos ausgeliefert, unverstanden, ungehört und nicht miteinbezogen fühlt, das kann man sich vorstellen. Wieder sind sowohl Ärzte als auch Patienten die Leidtragenden. Ärzte stehen unter ständigem Zeitdruck und sind häufig ungenügend vorbereitet, mit seelischen Problemen und Ängsten der Patienten umzugehen.

Überforderte Ärzte und Pflegepersonal

Kein Arzt kann jemanden gesund machen. Aber genau diese Sichtweise herrscht in der klassischen Schulmedizin immer noch vor. In der Ärzteausbildung geht es hauptsächlich darum, zu lernen, wie man Krankheiten mit Medikamenten, Geräten und Operationen behandelt bzw. wie man Symptome durch Medikamente kontrolliert. Dass dieser Ansatz, Krankheiten heilen zu wollen, nicht funktioniert, erleben wir tagtäglich in der Praxis.

Kirsten Deutschländer: Als Medizinstudentin habe ich mich zunächst großartig gefühlt. Aus eigener Erfahrung durch viele Krankenhausaufenthalte in der Kindheit kannte ich das Innenleben eines Krankenhauses gut und konnte es kaum erwarten, eigene Patienten zu behandeln. Ich war daher sehr motiviert, möglichst viel zu lernen, möglichst schnell und erfolgreich alle Kurse zu absolvieren, um möglichst vielen Menschen helfen zu können. Dabei fiel mir während des Studiums auf, dass ich einen großen Teil meiner Persönlichkeit immer wieder ausblenden musste. Ich erkannte viel Unmenschlichkeit, viel Kälte und Distanz, aber auch sehr viel Angst im Umgang mit den Patienten. Jedem Arzt war es unangenehm, Patienten z. B. mitteilen zu müssen, dass sie unter Krebs leiden. Häufig wurde etwa bei der Visite nur über die Patienten gesprochen, aber nicht mit dem Patienten. Patienten hatten keine Privatsphäre und auch keine Möglichkeit, ihre Ängste und Sorgen auszusprechen. Da ich die Patientenseite auch kannte, wusste ich, wie hilflos ausgeliefert und abhängig man sich in einem Krankenbett fühlt. Andererseits fühlt man sich als Mediziner ebenso hilflos, die richtigen Worte zu finden bei einer lebensbedrohlichen Erkrankung. Keiner hat uns beigebracht, wie man mit der menschlichen Seele umgeht. In keiner Vorlesung wurde erwähnt, dass der Körper und der Geist wechselseitig aufeinander einwirken, schon gar nicht, dass ein geistiges Prinzip Reaktionen im Körper verursacht. Während meiner Studienzeit gab es nur eine kurze Vorlesung über Psychosomatik. Das mechanistische Weltbild von Newton durchdrang die Sichtweise der Professoren. Menschen wurden wie Maschinen in immer kleinere Teile zerlegt. Mir kam es vor, als würden dadurch der Zusammenhang und die Komplexität des menschlichen Wesens verloren gehen. Die erste Zeit als Assistenzärztin war gekennzeichnet durch extremen Druck, Zeitmangel und Fixierung auf die Fakten. Für Gespräche mit dem Patienten oder gar eine besondere Zuwendung fehlte die Zeit. Auch gab es wenig Vorbilder oder Führungspersönlichkeiten, die sich um die Ausbildung der Assistenten gekümmert hätten. In einem kleinen Kreiskrankenhaus, in dem ich meine Ausbildung für Innere Medizin absolviert habe, habe ich noch am meisten gelernt. Dort gab es eine gute Zusammenarbeit zwischen der chirurgischen, gynäkologischen und internistischen Abteilung. Im Notdienst mussten wir alle drei Stationen und die Intensivstation mitbetreuen sowie auch Notarzteinsätze fahren. Dieser Schritt vom Studium, in dem man kaum praktische Erfahrungen sammeln kann, hinein in die volle Verantwortung für Menschenleben ist für jeden jungen Mediziner Dauerstress. Die ersten Jahre hat man das ständige Gefühl, noch nicht genügend vorbereitet zu sein auf die kommenden Situationen, ständig ein Medizinbuch in Griffweite. Im Nachtdienst ist an Schlaf nicht zu denken, man ist immer bereit, aufzuspringen und zum nächsten Notfall zu rennen. Arbeiten, schlafen, essen – für persönliche Interessen bleibt meist keine Zeit. Aber mit hoher Motivation, ja schließlich eine gute Ärztin werden zu wollen, findet man sich in dieses hierarchische System hinein und hält durch. Kommen allerdings Probleme im persönlichen Bereich hinzu, sind die Grenzen der Belastbarkeit schnell überschritten. Allein in den letzten fünf Jahren erinnere ich mich an vier Kollegen, die Suizid begangen haben.

Erfundene Krankheiten

Wirtschaftliche Unternehmen gehen bankrott, wenn ihre Umsätze einbrechen. Im Falle von pharmazeutischen Unternehmen werden die Verkäufe durch Patente auf Medikamente geschützt. Erst wenn das Patent abläuft, dürfen die Konkurrenten das gleiche Medikament verkaufen. Durch diesen Wettbewerb bricht der Preis bis zu 80 Prozent ein. So kommt also weniger Geld in die Kasse, um die Kosten und die Gewinnerwartung zu decken. Was tun? Entweder müssen neue Medikamente entwickelt werden, die sich auch durch Patente sichern lassen, oder man findet für einen alten Wirkstoff neue Verwendung. Oder man erfindet gar neue Krankheiten. So lassen sich mit eigentlich abgelaufenen Patenten bis zum Fünffachen des ursprünglichen Erlöses erzielen. Wie läuft so etwas genau ab? Ein Beispiel dafür beschreibt Prof. Philippe Even, Präsident des Instituts Necker, folgendermaßen: »Um den Zeitpunkt der Menstruation leiden die Frauen an Angstgefühlen und Gereiztheit. Das war schon immer so. Jetzt hat man allerdings eine neue Krankheit mit dem Namen *Prämenstruelle Dysphorische Störung*, oder kurz die PMDS, kreiert. Also bezeichnet man die Stimmungsschwankungen vor den Tagen als Dysphorie. Das Wort kommt aus dem Griechischen und bezeichnet vage eine Unstetigkeit. Aber wie das Medikament gegen diese neu erfundene Krankheit an den Kunden bringen? In den USA lief das so: Man veröffentlichte 100 »wissenschaftliche« Artikel über das neue Syndrom in ungefähr 30 entsprechenden Magazinen. In diesen Artikeln wurde Fluexetin, der Wirkstoff des weitverbreiteten Antidepressivums Prozac, dessen Patent abgelaufen war, als wirksames Gegenmittel dargestellt. Die Pharmavertreter verteilten dann diese Artikel an alle infrage kommenden Ärzte. Dadurch erfuhren diese von einer Krankheit, die sie gar nicht kannten. Und dann präsentierten sie als Lösung für diese Krankheit ein neues Molekül, doch bis auf die Farbe war dies nicht wirklich neu: gleicher Wirkstoff und sogar gleiche Dosierung. Gleicher Wirkstoff, andere Farbe, aber vierfacher Preis.[93] Erinnern wir uns an die Placeboforschung, die herausfand, dass Antidepressiva – wenn überhaupt – nur eine zehnprozentig bessere Wirkung als reine Placebos haben, stattdessen aber Nebenwirkungen.

---

93 Arte: »Krankheit nach Maß«, Donnerstag, 1. Dezember 2011, 3.10 Uhr

Eine weitere Möglichkeit, zusätzliche Abnehmer von bestehenden Medikamenten zu finden, ist der Einfluss auf die ärztliche Leitlinie. Dr. Bruno Toussaint, Chefredakteur der *Revue Indépendante Prescrire*, beschreibt diesen Vorgang so:[94] »Die meisten Menschen haben einen leichten Bluthochdruck von 150 mmHG. Ein noch kleinerer Teil hat einen Wert von 160 mmHG usw. Je nachdem, mit welchen Werten man Bluthochdruck definiert, steigt oder sinkt der Anteil der Kranken und somit möglichen Patienten und Kunden für ein Bluthochdruckmittel. Logischerweise haben deshalb die Pharmaunternehmen ein großes Interesse daran, dass die Kriterien für eine Krankheit möglichst weit gefasst werden und die empfohlene Dauer der Medikamentengabe möglichst lang ist. So bekommen also Erwachsene mit einem Blutdruck von 140 zu 90 mmHG ein Bluthochdruckmittel verschrieben. Von 1.000 Erwachsenen, die so ein Mittel einnehmen, entgehen vielleicht zehn innerhalb von vier oder fünf Jahren einem Herzinfarkt. Das ist wunderbar. Allerdings hat die Mehrheit der Menschen dieses Produkt ohne einen Nutzen eingenommen. Würde man nun die Werte noch weiter senken, würden noch mehr Menschen mit noch weniger Nutzen das Medikament einnehmen. Und noch mehr Menschen würden an den Nebenwirkungen leiden.«

Dr. David Healy, Spezialist der Pharmapsychologie, erläutert den gleichen Vorgang bei Cholesterinsenkern:[95] »Es ist der Pharmaindustrie gelungen, die Allgemeinheit davon zu überzeugen, dass die Cholesterinwerte eines 25-Jährigen die Norm sind, die wir alle anstreben sollen. Vergleicht man den tatsächlichen Cholesterinspiegel in beispielsweise Deutschland oder Frankreich mit

94 Arte: »Krankheit nach Maß«, Donnerstag, 1. Dezember 2011, 3.10 Uhr
95 Arte: »Krankheit nach Maß«, Donnerstag, 1. Dezember 2011, 3.10 Uhr

diesen Werten, so erweisen sich 95 Prozent der Menschen formell als krank. Da reibt sich die Pharmaindustrie natürlich die Hände, weil sich damit ein gewaltiger Markt auftut. Sie hat es geschafft, einer großen Menschenmenge einzutrichtern, dass sie Cholesterinsenker einnehmen sollten, um somit einem Herzinfarkt oder Hirnschlag zu entgehen. Dabei wissen wir, dass für Menschen mit nur leicht erhöhtem Cholesterinspiegel und einem ansonsten gesunden Lebenswandels – kein Übergewicht, kein Rauchen und auch sonst keine Risikofaktoren – bei der Einnahme von Cholesterinsenkern durch die Nebenwirkungen die Gefahr, lebensbedrohlich zu erkranken, nicht sinkt, sondern tatsächlich steigt.«

Das Bildungsdilemma der Ärzte
Ohne Ärzte, die diese Medikamente verschreiben, wäre die Strategie der Pharmaunternehmen nicht erfolgreich. Deutlicher ausgedrückt: Erst die Mitarbeit der Ärzte macht das Tun der Pharmaunternehmen erfolgreich. Die Ärzte ermöglichen dadurch, dass sie die entsprechenden Rezepte ausstellen, den Erfolg der Pharmaunternehmen. Kein Rezept, kein Medikamentenverkauf, keine Pharmariesen. Wieso sind die Ärzte immer wieder für die Versprechen der Pharmaunternehmen empfänglich? Haben die Ärzte überhaupt die Möglichkeit, diese Information zu überprüfen? Dr. Gigerenzer, Direktor am Max-Planck-Institut für Bildungsforschung, hat diese Frage untersucht:»Weiterbildung ist in der sich rasch wandelnden Welt der Medizin unverzichtbar. Doch die meisten Ärzte haben weder die Zeit, auch nur einige der Tausende von Artikeln zu lesen, die jeden Monat in medizinischen Zeitschriften erscheinen, noch die methodischen Kenntnisse, um die Behauptungen in diesen Artikeln zu bewerten. Stattdessen findet die Fortbildung in vielen Ländern überwie-

gend in Seminaren statt, die von der pharmazeutischen Industrie gesponsert werden. Zusammenfassungen der wissenschaftlichen Studien zu ihren Produkten, die ihre Vertreter in Form von Werbebroschüren und Prospekten an die Ärzte verteilen. Wie eine Untersuchung kürzlich offenbarte, sind das durchaus keine neutralen Zusammenfassungen. Die Behauptungen, die in 175 für deutsche Ärzte bestimmten Broschüren aufgestellt wurden, ließen sich nur in 8 Prozent der Fälle bestätigen.«[96] »In den verbleibenden 92 Prozent der Fälle wurden Aussagen der ursprünglichen Studie falsch wiedergegeben, schwerwiegende Nebenwirkungen unterschlagen, der Zeitraum, in dem das Medikament unbedenklich angenommen werden kann, willkürlich verringert, oder es stellte sich heraus, dass wenn die Ärzte die Originaluntersuchungen einsehen wollten, die angegebene Quelle sich nicht auffinden ließ bzw. noch nicht einmal angegeben war. Infolgedessen sind viele Ärzte nur lückenhaft über die Fortschritte in der medizinischen Forschung unterrichtet.«[97] Und selbst wenn die Aussagen korrekt wiedergegeben werden, sind die Ergebnisse nicht notwendigerweise im klinischen Alltag aussagekräftig. Arzneimittelhersteller schließen ältere Patienten konsequent von Studien aus, weil beispielsweise Chemotherapien diesen kaum helfen. Jüngere Studienteilnehmer überleben einfach länger als ältere. Die Bundesärztekammer hat diesen systematischen Fehler der evidenzbasierten Medizin bereits in ihrem Buch *Placebo in der Medizin* bemängelt. Die Analyse von 164 Studien ergab, dass bei den 15 häufigsten Tumorarten Patienten über 65 Jahren unterrepräsen-

96 Gigerenzer G.: Das Einmaleins der Skepsis. Über den richtigen Umgang mit Zahlen und Risiken. Berliner Taschenbuch Verlag, Berlin 2002.
97 Kaiser T. H. et al.: »Sind die Aussagen medizinischer Werbeprospekte korrekt?« Arznei-Telegramm 35 (2004), S. 21ff.

tiert sind. Dies führt natürlich zu positiveren Studienergebnissen, von denen dann angenommen wird, dass sie älteren Patienten genauso nutzen, was nicht der Fall ist. Obwohl beispielsweise 74 Prozent der Patienten mit Darmkrebs, mit 70.000 Neuerkrankungen pro Jahr neben Hautkrebs eine der häufigsten Tumorerkrankungen in Deutschland, älter als 65 Jahre sind, finden sich unter den Teilnehmern an entsprechenden Medikamentenstudien jedoch nur 40 Prozent dieser Altersgruppe. Starke Nebenwirkungen treten im Alter vermehrt auf, und ihr Leben wird durch die Chemotherapie nicht verlängert. Diese gezielte Verzerrung des Studiendesigns führt zu einem irreführenden Ergebnis. Da die Onkologen diese Studienergebnisse für bare Münze nehmen, beharren sie logischerweise darauf, Patienten bis zum Ende mit weiteren Chemotherapien zu behandeln, wenn die vorherige nicht das nötige Ergebnis gebracht hat. Doch neben den Kosten von vielen 1.000 € für diese Therapien schaden diese den Patienten durch die Zerstörung ihres Immunsystems, was zur Zerstörung ihrer Lebensqualität führt. Die Pharmakologin Prof. Petra Thürmann bezeichnet den Nutzen von Chemotherapien für ältere Menschen mit null.[98] Im Gegenteil seien diese durch ihre starken Nebenwirkungen gesundheitsschädlich. Erst die neueste Fassung der klinischen Leitlinien zum Darmkrebs weist auf eine erhöhte Sterblichkeitsrate in der Gruppe der älteren Patienten durch bestimmte Kombinationstherapien hin.

Prof. Dr. Wolf-Dieter Ludwig, Leiter der Krebsklinik Helios Berlin-Buch, beschreibt das Dilemma so: »Viele Medizinprofessoren, in der Onkologie wie in anderen Fächern, beraten pharmazeutische Firmen und nehmen dafür persönliche Honorare an.

---

98 Der Spiegel Nr. 33 (2011): »Vorsicht, Medizin!«, S. 116–126

Wir stehen einer gigantischen Werbemaschinerie gegenüber, die permanent versucht, neue, sehr teure Arzneimittel in den Markt zu drücken und Erwartungen zu erzeugen, die in keiner Weise gerechtfertigt sind. Onkologen verdienen Geld damit, dass sie eine sinnlose Chemotherapie für 30.000 bis 40.000 € geben, aber sie verdienen kein Geld damit, wenn sie sich Zeit nehmen, mit dem Patienten alle Behandlungsmöglichkeiten zu besprechen, ihn zu beraten und ihm damit die Chance geben, sich gegen eine Chemotherapie zu entscheiden. Die meisten Patienten wollen keine Maximaltherapie.«[99]

Analog hat es zu lange gedauert, bis die Tatsache des fehlenden Nutzens eines PSA-Screenings zur Früherkennung von Prostatakrebs Einzug in die ärztliche Leitlinie gefunden hat. Und das bislang mit einem Satz auf einer 658 Seiten dicken Leitlinie.

Die starke Ausrichtung der Ärzteausbildung auf Medikamente, Geräte und Operationen macht sie genau von diesen Mitteln abhängig und scheint ihnen kaum eine andere Chance zu lassen.

Das Interesse Ihres Arztes ist ein anderes als Ihres

Dieser Konflikt ist nicht nur Ursache für Krankheiten, sondern auch für steigende Kosten. Es mag Sie zunächst überraschen, dass sich Ihr Interesse und das Ihres Arztes nicht decken. Allerdings haben Sie in den Kapiteln zuvor bereits gelernt, dass der »normale« Arzt sich auch als Opfer im System empfindet. Das bedeutet letztendlich, dass er nicht das tun kann, was er für richtig hält. Wenn er ängstlich ist, dann folgt er seinen ärztlichen Leitlinien, obwohl er innerlich weiß, dass das nicht im Interesse des Patienten ist. Ist es ihm zu mühsam, weil ihm das Wissen oder ein

---

99 Der Spiegel Nr. 33 (2011): »Vorsicht, Medizin!«, S. 116–126

entsprechender Gesprächsansatz oder sonstige Mittel fehlen, um seine Patienten entsprechend zu informieren, wird er den allgemein akzeptierten Verfahrensweisen folgen.

Ein Arzt, der nicht selbstständig nach dem neuesten Stand der Dinge forscht, läuft Gefahr, aus Unwissenheit nicht in Ihrem Interesse als Patient zu handeln. Denn Ihr Interesse als Patient ist es wahrscheinlich, zu möglichst geringen Kosten und mit möglichst geringen Nebenwirkungen behandelt zu werden.

Das Interesse des Arztes ist es auf jeden Fall auch, nicht angreifbar zu sein, seine Kosten zu decken und zusätzlich Geld zu verdienen. Wir hatten die Problematik der Brustkrebsvorsorge durch den Mammografietest bereits besprochen. Noch erstaunlicher ist es, wie Gynäkologen reagierten, nachdem sie von der hohen Fehlerquote der Mammografietestergebnisse erfuhren. Auf einem eigens dafür veranstalteten Kongress antwortete eine Gynäkologin auf die Frage, ob sie sich denn screenen lassen würde: »Ich fürchte mich davor, einer Frau eine Mammografie nicht zu empfehlen, die vielleicht später mit Brustkrebs wiederkommt und mich fragt: Warum haben Sie keine Mammografie machen lassen? Deshalb empfehle ich allen meinen Patienten das Mammografie-Screening. Dennoch glaube ich, sollte es nicht empfohlen werden. Aber ich habe keine Wahl. Ich denke, dieses medizinische System ist irgendwie perfide, und das beunruhigt mich.«[100]

Ein weiterer gewichtiger Grund, warum ein Arzt nicht zwingend in Ihrem Interesse als Patient handelt, ist der wirtschaftliche Druck oder der Gewinndruck.

Mittlerweile ist es in Krankenhäusern zum Standard geworden, dass alle Abläufe durch ein Qualitätsmanagementsystem

---

100 Gigerenzer G.: Das Einmaleins der Skepsis. Über den richtigen Umgang mit Zahlen und Risiken. Berliner Taschenbuch Verlags GmbH, Berlin 2002

genau beschrieben sind. Diese werden auch dazu benutzt, um wirtschaftliche Ziele und Auslastungsquoten der verschiedenen Abteilungen festzulegen. Daran wiederum ist das Gehalt der Chefärzte gekoppelt. Zudem ist in ihren Anstellungsverträgen festgelegt, wie viel Prozent des Umsatzes mit Privatpatienten sie als Einkommen erhalten. Im Klartext: Je mehr Patienten behandelt werden und je aufwendiger, desto höher ist das Einkommen. Sie merken schon: Hier wird es langsam richtig heiß, denn die Frage lautet letztendlich: Dein Speck oder mein Speck? Und in der letzten Konsequenz auch: Dein Leben oder mein Leben?

In der Chirurgie sind nur bei 15 Prozent der chirurgischen Verfahren nachgewiesen, dass sie über den Placeboeffekt hinaus wirken.[101] Bei Bypass-Operationen weiß man heute, dass sie nicht nur oft Gehirnschläge auslösen, da sich durch das Aufweiten der Herzkranzgefäße Ablagerungen lösen können und so zu Verstopfungen im Gehirn, also zu Hirnschlägen, führen, sondern dass nach drei Jahren der gesamte Nutzen verpufft ist. Bei einer Ballondilatation ist der Effekt schon nach vier Monaten vorüber, das Gefäß meist wieder verschlossen.[102] Eine Bypass-Operation wird mit ca. 15.000 € veranschlagt. Unglaublich ist, dass man dieses Vorgehen als Status quo, als Goldstandard in der Medizin, bezeichnen muss. Das Wissen darüber, dass Herzerkrankungen durch Umstellung auf vollwertige, pflanzliche Kost vermieden werden könnten und sogar schwere Erkrankungen wieder rückgängig gemacht werden können, ist in den Köpfen der Ärzte nicht vorhanden. Sie wissen es schlichtweg nicht! Im Kapitel »Bildungs-

---

101 Der Spiegel Nr. 33 (2011): »Vorsicht, Medizin«
102 Campbell T. C., Campbell T. M.: Die China-Studie. Wissenschaftliche Begründung für eine vegane Ernährung. Verlag Systematische Medizin, Bad Kötzting 2011, S. 130.

dilemma der Ärzte« haben wir erklärt, warum sie es nicht wissen. Damit sich das ändert, haben wir u. a. dieses Buch geschrieben.

Sie können dazu beitragen, dass Ärzte an dieses Wissen kommen, indem Sie ihnen dieses Buch oder die China-Studie zur Kenntnis bringen. Indem Sie beispielsweise verlangen, anstelle von Medikamenten durch Ernährungsumstellung oder weitere wirklich wirksame Therapieformen behandelt zu werden. Wem trauen Sie mehr Durchsetzungsvermögen zu: den geschätzten 16.000 Pharmavertretern oder 82 Millionen eigenverantwortlichen Patienten, denen ihre Gesundheit wichtig ist?

Kirsten Deutschländer: Die Verordnungsvorschriften der Krankenkassen zwingen einen dazu, den Patienten Leistungen vorzuenthalten, die man für sinnvoll hält. Wenn ich diese Leistung als Arzt trotzdem verschrieben habe, egal ob es nun eine Massage oder Medikamente waren, musste ich sie aus eigener Tasche bezahlen. Das kann man sich als Arzt natürlich nur eine Zeit lang leisten. In einer renommierten Reha-Klinik für Orthopädie habe ich erlebt, dass neueste Technologie aus der Weltraumforschung angeschafft wurde, die ungenutzt herumstand, weil sie niemand bedienen konnte. Auf der anderen Seite wurde aber überall Personal zulasten der Patienten eingespart.

Hat man als Patient verstanden, dass das Interesse des Arztes nicht zwingend dasselbe ist wie das eigene, ist man umso motivierter, eigenverantwortlich zu denken und zu handeln. Dann verbietet sich die Variante, die Verantwortung auf den Arzt abzuschieben. Macht man sich bewusst, dass der Umsatzdruck zu Behandlungen führt, die auch immer einer Fehlerquote unterliegen, dann wird einem schnell klar, wie aus einem unbedeutenden Symptom eine langwierige, mit Komplikationen gespickte Krankheitsgeschichte entstehen kann.

Besonders aufschlussreich ist in diesem Zusammenhang eine Schweizer Studie über Gebärmutterentfernungen (Hysterektomie). Darin fand man heraus, dass im Schnitt 16 Prozent der weiblichen Bevölkerung die Gebärmutter entfernt wurde. Frauen von Rechtsanwälten wurde allerdings nur in der Hälfte der Fälle (acht Prozent) und Ärztinnen nur in zehn Prozent die Gebärmutter entfernt. Generell gilt, dass einer Frau umso eher die Gebärmutter entfernt wird, je weniger gebildet sie ist und je besser ihre Privatversicherung ist. Ähnlich wurden Kindern in der Allgemeinbevölkerung die Mandeln deutlich häufiger herausgenommen als Kindern von Ärzten und Juristen. Juristen und ihre Kinder erhalten offenbar eine bessere Behandlung, doch besser bedeutet hier weniger. Die Auswertungen verschiedener Ärztebefragungen gleichen sich im Ergebnis. Meistens würden die Ärzte bei sich selbst Therapien, die sie ihren Patienten empfehlen, nicht durchführen lassen.

Fazit

Uns geht die Gesundheit aus, um das Geld zu verdienen, das die steigenden Krankenkosten finanzieren könnte. Wenn wir so weitermachen wie bisher, werden wir immer schneller immer kränker. Denn schließlich tragen die privaten Haushalte die Hauptlast der Kosten. Es scheint so, als könnten wir nicht auf die Politik warten, damit diese das Problem für uns löst. Sie kann und wird es nicht. Die Diskussion zur Gesetzesregelung zum Patientenschutz macht die Grenzen der Politik deutlich. Der Gesundheitsminister Daniel Bahr sagt: »Unser Leitbild ist der mündige Patient, der seine Rechte kennt und wahrnimmt.«[103] Einerseits setzt

103 Süddeutsche Zeitung vom 14./15.1.2012: »Unser Leitbild ist der mündige Patient«, S. 6

die Regierung auf den mündigen Patienten, andererseits ist sie offensichtlich nicht in der Lage, die Forderung der Länder, dass Patientenbriefe in klar verständlicher Sprache abzufassen sind, in den Gesetzesentwurf aufzunehmen. Denn die Wahrnehmung der Rechte setzt voraus, dass der Patient die Sprache versteht, in der gesprochen wird.

Das erinnert an das Zweite Vatikanische Konzil (1962–1965). Dort wurde erkannt, dass »nicht selten der Gebrauch der Muttersprache für das Volk sehr nützlich sein kann« (SC 36). Gleichzeitig beschloss man aber das Festhalten an der lateinischen Sprache in den lateinischen Riten. Es ist zu vermuten, dass die Sicherung der Fachsprache als Schutz für bestehende Strukturen erhalten bleiben soll. Oder geht es nur darum, wer die Kosten für die »Übersetzung« des Arztbriefs in patientenverständliche Sprache trägt? Könnte man dadurch sicherstellen, dass der Patient wesentliche Informationen erhält, die er braucht, um seine Interessen zu wahren? Vor diesem Hintergrund ist interessant, wie die Gemeinden mit den Beschlüssen des Konzils umgingen: Erst viel zu spät erkannte man in Rom, dass dieser Beschluss weiter an den Bedürfnissen der Gemeinden vorbeiging, und verabschiedete eine stufenweise Reform. Schon vor dieser weiteren Reform verdrängte die Volkssprache das Latein weitgehend als Liturgiesprache, was von der Liturgiekonstitution nicht vorgesehen war. Dadurch verfehlte der Plan, die Liturgie stufenweise zu reformieren, sein Ziel. Durch Eigenmächtigkeiten von Klerus und Volk, die das Interesse an der »alten Messe« längst verloren hatten, war schon seit 1964 an vielen Orten eine »neue« Liturgie »von unten« etabliert.

Das System lässt sich nur ändern, wenn Patienten und Ärzte in die Eigenverantwortlichkeit gehen und sich nicht weiter als

Opfer des Systems sehen: Eigenverantwortlichkeit und Bewusstheit im Umgang mit unserer Gesundheit im Alltag und im medizinischen System.

Es liegt uns am Herzen, dass Sie, verehrte Leserin, verehrter Leser, verstehen, wie wichtig es ist, Eigenverantwortung zu übernehmen, und dass eigenverantwortliches Handeln das Einzige ist, das Heilung überhaupt ermöglicht. Wir schätzen die moderne Medizin sehr und bewundern die Möglichkeiten, die diese bietet. Nur müssen wir lernen zu entscheiden, wann es sinnvoll ist, diese einzusetzen, anstatt immer alle ihre Möglichkeiten auszuschöpfen. Wir führen die Krankheitsursachen z. B. durch ärztliche Behandlung nicht auf, um eine schlechte Stimmung gegen Ärzte, Krankenhäuser oder Aufsichtsbehörden zu schaffen. Wir möchten durch diese Beispiele lediglich zeigen, dass es gesundheitsschädlich ist, wenn man im Krankheitsfall die Verantwortung auf die Ärzte, Geräte oder Medikamente abschiebt und hofft, dass damit alle Probleme gelöst werden. Wo Menschen sind, passieren Fehler. Wir denken, dass das Wissen über diese Fehler uns helfen kann, eigenverantwortlich zu handeln.

QUANTEN-MEDIZIN
IM ALLTAG

In den folgenden Kapiteln geben wir Ihnen praktische Hinweise und Anleitungen, wie Sie das bisherige Wissen umsetzen können. Sie erfahren, was Sie direkt für Ihren Heilerfolg tun können und wie Sie mitarbeiten können, wie Sie Ihren richtigen Arzt finden oder Ihren behandelnden Arzt inspirieren können, mit Ihnen den Weg der Quanten-Medizin zu gehen.

Wir teilen die wichtigsten Behandlungsansätze der Quanten-Medizin in die folgenden Bereiche: die Arbeit mit geistig-mentalen Blockaden und deren Lösung sowie Ernährungsempfehlungen – und geben Ihnen in einem kurzen Ausblick noch einige Hinweise zur Bewegung und der Bedeutung des Sonnenlichts für unsere Gesundheit.

Analyse des Ist-Zustands

Nachdem wir Ihnen die Grundlagen einer gesunden Lebensweise vorgestellt haben, möchten wir nun an die praktische Umsetzung gehen. Ziel dabei ist es, möglichst viele Faktoren bewusst zu machen, die unser Gleichgewicht stören und so unsere Selbstheilungskräfte schwächen. Im Kapitel »Krank oder gesund?« haben wir gelernt, dass Krankheit in erster Linie dann entsteht, wenn wir unsere körperliche, seelische und geistige Balance verlieren. Sind wir krank, so ist es extrem wichtig, schädliches Verhalten zu überdenken. Es gilt, als Erstes zu klären, ob wir überhaupt gesund werden wollen. Diese Frage ist nicht selbstverständlich von jedem mit »Ja« zu beantworten. Manchmal können Krankheiten auch Vorteile bringen. Bei Depressionen z. B. ist nicht selten zu beobachten, dass Menschen sich aus Angst vor Ablehnung scheuen, eigenverantwortlich Entscheidungen zu treffen. Sie schaffen es einfach nicht, die Verantwortung für ihr Leben selbst in die Hand zu nehmen. Die Depression oder andere Erkrankung schützt Sie vor diesem Schritt und wirkt wie eine Flucht in die Krankheit. Angehörige nehmen Rücksicht und nehmen Ihnen Entscheidungen ab. Seien Sie ehrlich mit sich und stellen Sie sich die Frage noch einmal. Will ich wirklich gesund werden, auch wenn das bedeutet, dass mein Leben erst mal viel anstrengender wird, dass ich meine Verhaltensweisen hinterfragen und selbst Verantwortung übernehmen muss? Will ich wirklich an mir arbeiten und alte Gewohnheiten verändern? Alle Hilfen von außen sind sinnlos, wenn wir durch das Festhalten an bestimmte Gewohnheiten die Heilung boykottieren, wie z. B. durch das Rauchen, Alkoholtrinken oder das »Nicht-gesund-werden-Wollen«. Wenn Sie sich zu schwach fühlen, diesen Weg alleine zu gehen, dann ist das eine sehr gute erste Erkenntnis. Dann holen Sie sich Unterstützung. Bitten Sie Ihren Arzt um Hilfe oder überprüfen Sie, ob unsere Seminare zur Quanten-Diät, Quanten-Medizin und der 2-Punkte-Methode, in denen Sie eine gesunde Lebensweise lernen, Sie ansprechen. Jeder Weg beginnt mit dem ersten Schritt.

UNSERE GEISTIGEN FÄHIGKEITEN – TURBOLADER IN HEILUNGSPROZESSEN

In den ersten Kapiteln haben wir die überragende Rolle unserer geistigen Kräfte auf Krankheits- und Heilungsprozesse durch viele Beispiele und Studien gezeigt. Bei der Verarbeitung von Stress, der den Nährboden für fast alle Krankheiten bereitet, kommt den Entspannungstechniken größte Bedeutung zu. Wir möchten Sie hier mit der effektivsten und einfachsten uns bekannten Entspannungstechnik vertraut machen – der Selbstanwendung der 2-Punkte-Methode. Diese Methode ist nicht nur eine Entspannungstechnik, sie hilft auch dabei, sich seiner krank machenden Überzeugungen, Glaubenssätze und Blockaden bewusst zu werden. Sie ist insofern auch eine Technik, um unsere seelischen Probleme anzugehen und unsere unbewussten mentalen Einstellungen zu erkennen. Über die Entspannung hinaus können wir mit dieser Technik unser Potenzial aktivieren!

Selbstanwendung: 2-Punkte-Methode

Sie können diese Methode jederzeit, überall und beliebig oft anwenden. Sie führt zu körperlicher und psychischer Entspannung.

Sie können die Methode auch anwenden, um sämtliche anderen Therapieformen zu unterstützen. Haben Sie sich beispielsweise für eine Operation entschieden, hilft Ihnen die 2-Punkte-Methode, um der OP entspannter und gelassener entgegenzusehen und Schmerzen und Ängste zu lindern. Der Erfolg der Operation wird erleichtert, vor allem aber wird der Heilungsprozess beschleunigt. Denn wir erinnern uns: Alle Heilungsprozesse sind Selbstheilungsprozesse und lassen sich durch Angst oder Stress stören. Führen Sie die Selbstanwendung vor einer Zahnbehandlung durch, wird es wahrscheinlich dazu führen, dass Sie eine geringere Dosis des Schmerzmittels benötigen.

Zur erfolgreichen Selbstanwendung der Methode stellen wir Ihnen nun die grundlegenden Sichtweisen der Quanten-Heilung vor. Durch Übungen werden Sie erleben, was unter dem »reinen Bewusstsein« verstanden wird, und Sie werden ein Gefühl dafür entwickeln. Dieses Gefühl ist zunächst ein Körpergefühl der Entspannung, an das man sich leichter erinnert als an einen geistigen Zustand. Über die Erinnerung an das begleitende Körpergefühl kommen wir zum sogenannten »Bewusstseinsgefühl«. Sie werden erkennen, wie wichtig die Rolle des »reinen Bewusstseins« ist und dass Sie dieses »reine Bewusstsein« schon immer in sich trugen, dass es sozusagen Ihr natürlicher, entspannter Zustand ist. Mit der Quanten-Heilung arbeiten wir an blockierenden Überzeugungen und Glaubenssätzen.

Die nachfolgenden Übungen zur 2-Punkte-Methode können Sie ablesen und aufnehmen und sich zur Erleichterung der Übung selbst vorspielen. Die eigens dafür erstellte CD: Übungen und Anleitungen zur 2-Punkte-Methode, (ISBN 978-3-943782-00-4) können Sie auch mit Ihrem iPhone über iTunes auf Ihr Handy herunterladen.

Grundlagen der 2-Punkte-Methode

Hier können Sie Ihr erworbenes Wissen aus der Quanten-Physik und der Placeboforschung direkt anwenden. Aus der modernen Physik wissen wir, dass Materie aus kleinsten Energiezuständen besteht, die stets in Bewegung sind. Nichts ist unveränderbar, alles ist stets im Fluss! Alle Phänomene, die wir erleben, bestehen quantenphysikalisch aus Energie und Information. Zudem wissen wir aus der Quanten-Physik, dass die Art und Weise, wie wir etwas beobachten oder aus welcher Sicht wir etwas betrachten, das Beobachtete beeinflusst.

Aus dem Alltag kennen wir diesen Effekt: Denken wir in einer bestimmten Art von einer Person, erleben wir sie genau so. Traue ich einer Person z.B. zu, dass sie eine realistische Aufgabe selbstständig meistert, mit der Überzeugung: »Du schaffst das«, dann gelingt es dieser Person viel leichter, weil sie spürt, dass jemand an sie glaubt. Durch meine »positive Ausstrahlung« und meine Überzeugung aktiviere und unterstütze ich das Potenzial der Person und begünstige, dass sich meine Erwartung erfüllt. Dies wird auch die »selbsterfüllende Prophezeiung« (selffullfilling prophecy) genannt, die folgendermaßen erklärbar ist: Durch meine Vorstellung schaffe ich Filter, die nur noch das Erwartete durchlassen. Wenn ich z.B. denke: »Ich hab es drauf, ich kann das, ich weiß, ich schaffe es«, fokussiere ich mich auf den Erfolg, ich spüre ihn förmlich in mir und filtere andere Möglichkeiten heraus. Durch die Sichtweise: »In jedem Menschen ist alles vollständig vorhanden, auch in mir!«, entferne ich meine einschränkenden Wahrnehmungsfilter. Das öffnet den Raum für alle Möglichkeiten. So bestimmt meine Sichtweise, was ich erlebe, und meine Absicht wirkt ursächlich.

176

In der 2-Punkte-Methode arbeiten wir mit zwei grund-
legenden Sichtweisen:
1. In jedem Menschen ist alles vollkommen vorhanden,
   auch in mir.
2. Alles ist immer in Bewegung, alles besteht aus Energie
   und Information. Nichts ist für immer fixiert.

Selbst der größte Tumor, die schwerste Krankheit, das größte
Leiden entsteht grundsätzlich aus einer Blockade im Energiefluss
und ist veränderbar. Und: In uns sind alle Möglichkeiten vorhanden, diese Blockaden in etwas Positives zu überführen. Wir
tragen alle Fähigkeiten in uns, die wir brauchen.

Das reine Bewusstsein

Was verstehen wir unter einem jedem Menschen innewohnenden
»reinen Bewusstsein«? Der berühmte Quanten-Physiker David
Bohm hat das »Nichts«, aus dem alle Materie besteht und entsteht, mit dem Bewusstsein verglichen. Beobachtet man ein Vakuum, also einen leeren Raum, kann man dort die Entstehung von
kleinsten Teilchen, wie z. B. Photonen, aus dem »Nichts« heraus
feststellen und sehen, wie sie herumtanzen. So, wie im Bewusstsein
Gedanken aus dem Nichts erscheinen, entstehen Energiezustände,
Bausteine der Materie, aus dem Nichts. Wir vergleichen das »reine
Bewusstsein« mit einem Zustand von Wohlgefühl, Verbundenheit,
Gelassenheit und Klarheit – unser natürlicher Zustand. Ist dieser
überlagert, kann er durch die Quantenheilung oder 2-Punkte-Me-
thode wieder angeregt, verstärkt und so besser wahrgenommen
werden. Dies geschieht durch Resonanz. Das Resonanzgesetz der
Physik besagt, dass gleiche Frequenzen sich anregen. Resonanz
verleiht Instrumenten ihre Lautstärke. Im Fall der Selbstanwen-

dung gehen wir in Resonanz mit einem Gefühl der Freude, der Klarheit, der Gelassenheit oder der Liebe und Verbundenheit, unserem natürlichen Zustand. Gelingt uns dies, kann durch die Resonanz mit diesem Gefühl die Umwandlung der Blockade geschehen. Blockaden kann man sich als Stau des Energieflusses vorstellen. Löst sich der Stau, steht die Energie wieder zur Verfügung. Bei der Anwendung verwandeln sich körperliches oder seelisches Unbehagen und Leiden in Entspannung und Wärme.

ÜBUNG 1: Das Bewusstseinsgefühl

Setzen Sie sich bequem hin und schließen Sie Ihre Augen. Beobachten Sie jetzt, wie Ihre Gedanken kommen und gehen. Stellen Sie sich sich die Frage: » Woher kommt mein nächster Gedanke? «

Wenn Sie ganz aufmerksam beobachtet haben, werden Sie feststellen, dass nach der Frage eine kurze Lücke entstanden ist. Kurzfristig ist ein Zögern in Ihrem Denken aufgetreten, eine Pause zwischen den Gedanken. Haben Sie es bemerkt?

Diese kleine Lücke ist die Verbindung zum großen »Nichts«, aus dem das ganze Universum entstanden ist.

Führen Sie die Übung noch einmal durch und stellen Sie sich andere Fragen vor, z.B.: » Welche Farbe hat mein nächster Gedanke? « oder: » Welche Form hat mein nächster Gedanke? « Achten Sie bewusst auf die kurz entstehende Lücke.

Machen Sie diese Übung wiederholt ein paar Minuten lang. Wie fühlen Sie sich jetzt? Beobachten Sie Ihren Körper und spüren Sie nach, ob Sie sich entspannter fühlen. Empfinden Sie mehr innere Ruhe? Meist gelingt genau das, der Körper ist entspannter, und der Geist hat sich beruhigt. Sie haben schon gelernt, dass Körper und Geist 24 Stunden am Tag zusammenhängen. Wenn der Geist aufhört, ständig neue Gedanken zu produzieren, dann entspannt sich auch der Körper, und Sie empfinden Ruhe und inneren Frieden. Konzentriert man sich auf diese Lücke zwischen den Gedanken, so haben die alltäglichen Sorgen, Probleme und Konflikte Pause.

Anhand dieser Übung erkennen wir, dass wir eigentlich gar nicht unsere Gedanken sind. Wir haben zwar Gedanken, aber wir können uns von diesen distanzieren, d. h., hinter den Gedanken steckt noch ein Beobachter. Dieser Beobachter ist unser »wahres Ich«. Lassen Sie uns noch einmal deutlicher werden: In der Lücke zwischen den Gedanken war »nichts«, und trotzdem waren Sie sich immer noch gewahr, dass Sie existieren. Da war nichts, und Sie waren sich trotzdem Ihrer selbst bewusst. Dies ist die Erfahrung der reinen Bewusstheit, des reinen Bewusstseins. In dem Moment, in dem der Geist verstummt, haben Sie Verbindung zum reinen Bewusstsein, besser gesagt, Sie sind das reine Bewusstsein.

Wem diese Übung schwerfällt, der sollte jetzt die gesamte Körperreise versuchen (Übung 2). Dadurch passiert Folgendes: Wir konzentrieren uns gleichzeitig auf unsere Gedanken und ein dazu passendes Körpergefühl. Der Geist beruhigt sich, der Körper entspannt sich, und am Ende dieser Reise gelangen wir einerseits wieder in den Zustand des reinen Bewusstseins, und andererseits ist damit ein bestimmtes Körpergefühl verbunden. Nach einiger Übung können wir es blitzschnell auch sofort fühlen, wenn wir an dieses entspannte Körpergefühl denken. Dadurch sind wir sofort mit dem »reinen Bewusstsein« verbunden.

Ich denke an tiefe Entspannung in meinem Körper – ich spüre in meinen Körper ein schönes Gefühl – ich bemerke die Lücke im Denken – ich bin reine Bewusstheit – ich bin im Gefühl des reinen Bewusstseins.

ÜBUNG 2: Die Bewusstseinsreise als Übung zum reinen Bewusstsein

Auf der erwähnten CD finden Sie diese Meditation auch in kurzer Form. Folgende Bewusstseinsübung eignet sich auch sehr gut bei Schlafstörungen. Sie können sie im Bett liegend als Einschlafhilfe verwenden.

Bewusstseinsübung – auch zum Einschlafen

Mach es dir bequem,
schließe deine Augen
und jetzt mache dir das Gefühl in deinem linken kleinen Finger
    bewusst,
ist es dort heiß oder kalt, kribbelt es, oder spürst du gar nichts?
Jetzt mache dir beide kleinen Finger bewusst.
Jetzt mache dir beide Ringfinger bewusst.
Jetzt werden dir beide Mittelfinger bewusst.
Jetzt mache dir beide Zeigefinger bewusst.
Und jetzt werden dir beide Daumen bewusst.
Jetzt hast du beide Hände in deinem Bewusstsein.
Jetzt werden dir beide Handgelenke bewusst.
Jetzt werden dir beide Unterarme bewusst.
Jetzt mache dir beide Ellenbogen bewusst.
Jetzt werde dir beider Oberarme bewusst.
Jetzt mache dir beide Schultern bewusst.
Jetzt hast du beide Arme von den Fingerspitzen bis zu den
    Schultern in deinem Bewusstsein.
Jetzt mache dir beide großen Zehen bewusst.

Jetzt werden dir beide zweiten Zehen bewusst.

Jetzt mache dir beide dritten Zehen bewusst.

Jetzt werde dir beider vierten Zehen bewusst.

Und jetzt mache dir beide kleinen Zehen bewusst.

Jetzt mache dir beide vorderen Fußballen bewusst.

Jetzt mache dir beide seitlichen Fußballen bewusst.

Jetzt werde dir beider Fersen bewusst.

Jetzt mache dir beide Fußgelenke bewusst.

Jetzt mache dir beide Unterschenkel bewusst.

Jetzt mache dir beide Knie bewusst.

Jetzt mache dir beide Oberschenkel bewusst.

Jetzt mache dir beide Hüftgelenke bewusst.

Jetzt hast du beide Beine von den Zehenspitzen bis zu den
    Hüftgelenken in deinem Bewusstsein.

Jetzt mache dir deinen vorderen Brustkorb bewusst.

Jetzt werde dir beider Brüste bewusst.

Jetzt mache dir deinen Bauch bewusst.

Jetzt werde dir deines Beckens bewusst.

Und jetzt mache dir deine Genitalien bewusst.

Jetzt hast du deinen vorderen Rumpfkörper in deinem
    Bewusstsein.

Jetzt mache dir beide Schulterblätter bewusst.

Jetzt mache dir deine Wirbelsäule bewusst.

Jetzt mache dir deinen hinteren Brustkorb bewusst.

Jetzt werde dir deiner Hüften bewusst.

Und jetzt mache dir deinen Po bewusst.

Jetzt hast du deinen ganzen Rumpfkörper in deinem
    Bewusstsein.

Jetzt werde dir deines Nacken bewusst.

Jetzt mache dir beide Ohren bewusst.

Jetzt werde dir beider Kiefer bewusst.

Jetzt mache dir beide Lippen bewusst.

Jetzt mache dir beide Nasenlöcher bewusst.

Jetzt werde dir beider Augen bewusst.

Jetzt mache dir die Stelle zwischen den Augenbrauen bewusst.

Jetzt mache dir deine Haare bewusst.

Und jetzt mache dir alle Haarspitzen bewusst.

Jetzt hast du deinen gesamten Körper von den Zehenspitzen
bis zu den Haarspitzen in deinem Bewusstsein, und dein
leuchtendes Bewusstsein füllt deinen ganzen Körper wie ein
Licht aus.

Jetzt dehne dein Bewusstsein über deinen Körper hinaus aus,
sodass du von deinem Bewusstsein ausgefüllt und umhüllt
bist.

Jetzt weite dein Bewusstsein auf den ganzen Raum aus.

Jetzt erweitere dein Bewusstsein auf das ganze Gebäude.

Jetzt dehne dein Bewusstsein auf die ganze Stadt aus.

Jetzt erweitere dein Bewusstsein auf den ganzen Kontinent.

Und jetzt dehne dein Bewusstsein auf die ganze Erde aus.

Jetzt hast du die ganze Erde in deinem Bewusstsein, und dein
Bewusstsein füllt die ganze Erde aus.

Nun erweitere dein Bewusstsein über die Erde hinaus aus, bis
dass sie immer kleiner wird und du alle Planeten in diesem
Sonnensystem wahrnehmen kannst.

Jetzt dehne dein Bewusstsein über das Sonnensystem hinaus aus,
bis dass die Sonne nur noch ein heller Stern ist.

Jetzt erweitere dein Bewusstsein noch weiter, bis du alle 100 Milliarden Sterne in der Milchstraße wahrnehmen kannst.

Jetzt dehne dein Bewusstsein über die Milchstraße hinaus aus, bis sie nur noch ein kleiner Nebel ist und du die Hunderte von Milliarden Galaxien in diesem Universum wahrnehmen kannst.

Jetzt hast du das ganze Universum in deinem Bewusstsein, und dein Bewusstsein füllt das ganze Universum aus.

Jetzt dehne dein Bewusstsein über das Universum hinaus aus, sodass es immer kleiner wird und nur noch die Größe eines Sitzballs hat.

Jetzt erweitere dein Bewusstsein nochmals, bis das Universum nur mehr so groß ist wie eine Kirsche.

Jetzt dehne dein Bewusstsein nochmals aus, bis das ganze Universum nur noch ein einzelner, funkelnder Stern ist.

Jetzt dehne dein Bewusstsein noch weiter aus, sodass der Stern immer kleiner wird und letztendlich verschwindet.

Jetzt mache dir dein Bewusstsein bewusst. Mache dir das Gefühl in deinem Körper bewusst, das mit diesem Bewusstseinszustand zusammenhängt.

Ich nenne dieses Gefühl ab jetzt das Bewusstseinsgefühl.

Lege deine Hände auf die Stellen, an denen du dieses Gefühl am intensivsten spürst.

Jetzt mache dir bewusst, dass du dir dein Bewusstseinsgefühl sofort herholen kannst, wenn du deine Hände auf diese Stellen legst.

Wenn du magst, kannst du nun langsam landen und deine Augen öffnen.

ÜBUNG 3: Das innere Lächeln

Eine weitere sehr einfache Übung aus dem Yoga ist das »Innere Lächeln«.

Setzen Sie sich wieder bequem hin und schließen Sie die Augen. Stellen Sie sich nun eine Ihrer schönsten Erinnerungen vor. Das kann sein: ein wunderschöner Urlaub, ein Sonnenuntergang am Strand, die Geburt Ihres Kindes, Ihr Haustier oder irgendeine Situation, in der Sie Freude und Glück erlebt hatten. Verweilen Sie in dieser Erinnerung und spüren Sie das zugehörige Gefühl, wie Glück, Freude, Liebe. Konzentrieren Sie sich nun ganz auf das Gefühl und beobachten, wo im Körper Sie dieses Gefühl am stärksten spüren. Meist ist das in unserem Herzen. Legen Sie nun Ihre rechte Hand auf Ihr Herz oder auf die Stelle, wo Sie dieses Gefühl empfinden, und verstärken Sie noch einmal ganz bewusst Ihre Wahrnehmung. Vielleicht bemerken Sie, wie im Inneren Ihres Herzens ein Lächeln aufsteigt, das sich auch auf Ihren Lippen zeigt. Machen Sie diese Übung ein paar Minuten lang, und Sie wissen sofort, was mit dem reinen Bewusstseinsgefühl gemeint ist.

Um dieses tief entspannte Bewusstseinsgefühl noch zu verstärken, ist es hilfreich, sich zusätzlich auf zwei Punkte gleichzeitig zu konzentrieren, z. B. auf beide Hände. In der gleichzeitigen Konzentration auf beide Hände bleibt unserem Geist keine Möglichkeit mehr, Gedanken zu produzieren. Der Geist bleibt ruhig. So stellt sich der gewünschte geistige Zustand des reinen Bewusstseins noch leichter ein – wahrnehmen, ohne zu bewerten.

Wir haben Ihnen nun gezeigt, wie Sie das Gefühl des reinen Bewusstseins in sich entdecken. In diesen beschriebenen Zustand versetzen wir uns, bevor wir an inneren Blockaden arbeiten. Die Hitliste der häufigsten Blockaden finden Sie im Kapitel »Krank oder gesund?«. Wenn Sie sich unsicher fühlen und meinen, Sie können diese Methode nicht anhand eines theoretischen Textes lernen, so empfiehlt es sich, ein Seminar zu besuchen. In einer Gruppe gelingt es meist innerhalb kürzester Zeit, gleich am ersten Vormittag, zu begreifen und zu spüren, um was es geht.

Die Wirkung der Methode und Heilverläufe

Wir haben über einen Zeitraum von sechs Monaten eine Studie zur Wirksamkeit der 2-Punkte-Methode durchgeführt. Dabei haben wir die Wirkung durch zwei Methoden gemessen. Durch das subjektive Empfinden der Studienteilnehmer und durch den biochemischen Labornachweis der Veränderung des Stresshormons Cortisol im Körper. Bei 96 Teilnehmern hat sich der Cortisolspiegel im Schnitt von 5,0 Mikrogramm pro Liter auf 3,5 Mikrogramm pro Liter verringert. Das entspricht einer Stressreduktion um 30 Prozent oder 1,5 Mikrogramm pro Liter innerhalb kürzester Zeit ohne Medikamente oder Geräte. Das subjektive Empfinden von insgesamt 196 Teilnehmern wurde mithilfe von elf Fragen gemessen, darunter die Fähigkeit, mit Angst und Schmerzen umzugehen etc., also neben direkten Erlebnissen auch Fragen, die die allgemeine Lebenszufriedenheit widerspiegeln. Sie wurden gebeten, ihre Empfindungen auf einer Skala von 0 (gut) bis 10 (schlecht) einzuordnen. Dabei verbesserte sich diese im Schnitt von 4,1 auf 2,7. Das ist eine Verbesserung von 1,5, also 38 Prozent! Gleichzeitig ist diese Studie eine Bestätigung früherer Studien, dass die subjektive Einschätzung von Patienten sehr gut mit »objektiven«, schulmedizinisch anerkannten diagnostischen Messmethoden übereinstimmen. Jeder Mediziner, der dies anerkennt und in der ärztlichen Praxis umsetzt, trägt damit zur Kostenreduktion bei, aber noch viel wichtiger, er verhindert damit Leiden durch fehlgedeutete oder fehlerhafte diagnostische Messverfahren und deren Nebenwirkungen.

An dieser Stelle sei noch einmal darauf hingewiesen, dass die Anwendung dieser Methode Folgendes bewirkt: Es tritt Entspannung ein, die zu einer genaueren Wahrnehmung führt. Und genau diese Wahrnehmung führt über kurz oder lang zu Erkenntnisprozessen darüber, durch was genau wir die Ursache für ein Problem setzen. Einstellungen können sich verändern und führen zu veränderten Handlungen, die einen Heilungsprozess einleiten können. Wie wichtig die Bewusstwerdung für den Heilungsprozess sein kann, soll folgendes Beispiel verdeutlichen: Ich kann jeden Monat mit einer Schnittwunde an der Hand zur Ambulanz fahren, um mir diese dort nähen zu lassen. Jedoch erst, wenn mir bewusst wird, dass ich eine sonderbare Angewohnheit habe, mich mit einem scharfen Gegenstand in der rechten Hand zu verletzen, wird mir die Ursache für die immer wiederkehrende Wunde bewusst. Dies verdeutlicht, dass eine oberflächliche erfolgreiche Heilung wenig hilfreich ist, wenn sie die Ursache der Krankheit nicht zutage fördert.

Auf den Seminaren und in der therapeutischen Arbeit erleben wir immer wieder überraschend schnelle Heilverläufe.

Dabei gibt es keine Erkrankung, bei der man den Einsatz der Methode nicht versuchen dürfte. In vielen Fällen treten Symptome nach nur einer Behandlung nicht mehr auf. Oft entzieht es sich unserer Kenntnis, was genau den Heilungsverlauf ausgelöst hat. Manchmal werden die Themen auch nicht bewusst, und man hat trotzdem eine Heilung erfahren. In anderen Fällen tritt das Symptom wieder auf, verschwindet aber durch die erneute Anwendung der Methode. Dies durchlebt der Patient so lange, bis ihm die Ursache des Problems bewusst wird. Bei anderen wiederum lässt sich ein zwiebelschalenförmiger Verlauf der Heilung beobachten. Leidet jemand unter großem Frust in seiner Beziehung, kann nach einer Anwendung z. B. eine große Wut auf den Partner zum Vorschein kommen. Dieser wandelt sich durch eine weitere Anwendung in eine Wut, die gegen sich selbst gerichtet ist. Nach einer weiteren Anwendung kommt eine große Traurigkeit zum Vorschein. Man kommt also immer näher an den Kern der Ursache heran.

Doch, wie wir einschränkend betonen möchten, brauchen schwere psychische Erkrankungen generell eine therapeutische Begleitung zur 2-Punkte-Methode. Denn die 2-Punkte-Methode aktiviert tiefe Gefühle, sie hat das Potenzial, heftige Themen aus dem Unterbewusstsein zu mobilisieren, und sollte daher bei schweren psychischen Erkrankungen nur bei entsprechender Begleitung eingesetzt werden. Genau wie eine falsch geführte Sitzung beim Familienstellen tiefe seelische Erschütterungen hinterlassen kann, so besteht beim Reden über die Thematik immer die Gefahr, die psychische Stabilität der Persönlichkeit auf die Probe zu stellen. Jede Seele trägt in sich das Empfinden für die richtige Zeit und die richtige Umgebung. Wir erleben, dass zu den Seminaren nur die Menschen erscheinen, die in ihrem tiefen Inneren auch dafür bereit sind. Unlösbare Situationen oder Verschlechterungen von Erkrankungen haben wir daher noch nie beobachtet.

Blockaden in Potenzial umwandeln

In der Quanten-Heilung gehen wir davon aus, dass verschiedenste Blockaden Ursachen für von uns empfundenes Leiden sein können. Diese mentalen Blockaden können Gewohnheiten wie das Vergleichen, das Verurteilen oder hohe Erwartungen sein, aber auch Emotionen, Wünsche, Glaubenssätze, Verstrickungen, Traumata usw. Letztendlich führt jede Blockade zu einem körperlichen Ausdruck in Form von Verspannungen, Schmerzen oder auch zu chronischen Erkrankungen, wie Bluthochdruck, Magengeschwür, Bandscheibenbeschwerden, Autoaggressionskrankheiten usw. Sie sind wie Computerviren in der Software. Will man die Methode nachhaltig einsetzen, dann ist das Ziel, diese Blockaden zunächst bewusst zu machen. Dadurch wird ein Erkenntnisprozess in Gang gesetzt, der den Menschen weiterbringt. Gelingt das nicht, treten die Beschwerden in gleicher oder veränderter Form wieder auf. Am nachhaltigsten ist die Wirkung der Methode, wenn man versucht, an den verborgenen Schatz im erlebten Problem oder dem erlebten Schmerz heranzukommen. Denn in jeder Blockade steckt lebensbereicherndes Potenzial. Und genau diese Qualität wollen wir freilegen.

Jörg Tacke: Vor drei Jahren erlitt ich einen plötzlichen Hexenschuss. Da ich das von meinem Vater kannte, als er im gleichen Alter war, ging ich zunächst davon aus, dass das ein ganz normales altersbedingtes Leiden wäre. Durch die Selbstanwendung der 2-Punkte-Methode erfuhr ich über mich, dass der Hexenschuss durch sorgenvolle Gedanken ausgelöst wurde, die mich sehr stressten. Ich war nämlich gerade mit meinen Jungs dabei, mittels dreier Presslufthämmer und einem riesigen Kompressor eine Bodenplatte aus Beton zu beseitigen. Nun war meine Sorge, dass wir innerhalb der uns zur Verfügung stehenden Zeit, in der wir die Presslufthämmer benutzen konnten, nicht fertig werden würden. Dies wiederum führte zu mentaler Anspannung, die sich auf meinen Körper übertrug. Und das war die perfekte Vorbereitung dafür, dass sich durch die schwere Arbeit ein Wirbel verschob und ich mir dadurch einen Nerv einklemmte.

Konkrete Anleitungen zum Einsatz der 2-Punkte-Methode
Mit den Blockaden arbeiten können Sie auch mithilfe der Meditation »Gedanken-Explorer«, die Sie auf der bereits erwähnten CD finden, oder Sie wenden die 2-Punkte-Methode immer dann an, wenn Sie an Ihre Gefühle und Blockaden, wie z. B. Eifersucht denken oder sie erleben. Dasselbe gilt für alle nachfolgenden Blockaden, ganz gleich, ob es sich um Schuld oder Angst handelt.

Erster Schritt der Anwendung: Umwandlung von Blockaden in Potenziale

- Lass deine Augen in einen diffusen Blick fallen.
- Mache dir bewusst, dass in jedem Menschen alles vollkommen vorhanden ist, auch in dir!
- Mache dir bewusst, dass jedes noch so große Problem und jeder noch so große Schmerz in Bewegung ist.
- Lege deine Hände an deine Bewusstseinsstellen (z. B. dein Herz) und versetze dich dadurch in den Zustand des reinen Bewusstseins.
- Lass eine Hand an deinem Körper ruhen.
- Erlaube deiner anderen Hand, langsam loszuwandern und einen zweiten Punkt zu finden.
- Mache dir beide Hände und dein Bewusstseinsgefühl bewusst.
- Nimm die Sichtweise an, dass sich die Blockade in Potenzial verwandelt.
- Lass deine Hände auf dir ruhen und lass einfach geschehen.
- Verspürst du einen Entspannungsimpuls, dann gib diesem nach.

Die Rolle der Hände bei der 2-Punkte-Methode
Der Einsatz der Hände ist nicht zwingend notwendig, kann aber
den Prozess stark unterstützen. Vielleicht haben Sie schon erlebt,
wie wohltuend es ist, sich beide Hände auf den Oberkörper zu
legen, wenn man sich unwohl oder erschöpft fühlt. Außerdem
unterstützt es Sie, in den Zustand des reinen Bewusstseins zu gelangen. Es unterstützt ebenso unseren Verstand, etwas Sichtbares
als Ursache der Veränderung zu sehen.

Zweiter Schritt der Selbstanwendung: Aktivierung hilfreicher Mittel

In einer placebokontrollierten Studie eines Medikaments gegen
die parkinsonsche Krankheit wurde anschaulich dargestellt, dass
sich die Dopaminproduktion durch die Gehirnzellen erhöht,
wenn die Patienten nur denken, dass das entsprechende Mittel
wirksam ist. Diesen Effekt der Placebowirkung, die wir bereits
detailliert erläutert haben, können wir uns mithilfe der 2-Punkte-
Methode zunutze machen.

*Jörg Tacke: Wie stark dieser Placeboeffekt ist und dass man
diesen auch bewusst nutzen kann, wurde mir durch folgendes
Erlebnis bewusst: Ich hatte starke Kopfschmerzen, dachte, ein
Aspirin könnte helfen, und löste mir eine Brausetablette in Was-
ser auf. Die Kopfschmerzen verschwanden. Stunden später am
Tag ging ich in die Küche und sah das volle Glas noch stehen.
Offensichtlich hatte ich die aufgelöste Aspirintablette gar nicht
getrunken.*

Was können hilfreiche Mittel sein? Diese Mittel können nicht
nur mentale Aspekte sein, sondern auch reale Dinge, die uns begegnen. Hierzu folgende Geschichte:

Jörg Tacke: Als ich die Wirksamkeit der 2-Punkte-Methode an mir selbst erlebte und mich entschloss, diese in Form von Seminaren weiterzugeben, kamen natürlich 1.000 Fragen. Wie soll ich das benennen? Wie sollte ich das bewerben? Wann halte ich den ersten Vortrag, wo das erste Seminar? Als mir bewusst wurde, dass ich eine Menge kleiner Sorgen hatte, behalf ich mir mit einer Selbstanwendung. Danach führte ich den zweiten Schritt der Methode durch: Ich wollte die hilfreichen Mittel lebendig werden lassen. Es passierte Folgendes: Ich stieg morgens aus der Dusche, und mir wurde bewusst, dass seit Wochen ein großes Loch im Boden klafft. Ich hatte nämlich den Lattenrost zur Reparatur zum Schreiner gebracht. Und genau in dem Moment, wo ja eigentlich Zielstrebigkeit angebracht gewesen wäre, die mich schnurstracks ins Büro und ans Telefon führte, um die vielen Fragen zu klären, war mir mit einem Schlag klar, du fährst jetzt zum Schreiner und holst endlich den Lattenrost ab, damit das Badezimmer wieder einigermaßen anständig ausschaut. Auf dem Rückweg vom Schreiner fiel mir plötzlich ein wohlgestaltetes Gebäude in schöner Lage auf. Normalerweise wäre ich weitergefahren und hätte dann telefonisch versucht herauszufinden, wem das Gebäude gehört und ob man es mieten kann. Dieses Mal war es anders. Ich spürte kurz den Zweifel, die Sorge und den Widerwillen, anzuhalten und umzudrehen, denn ich wollte ja schon längst in meinem Büro sitzen und arbeiten. Erneut machte ich eine weitere Selbstanwendung, hielt an und drehte um. Nach einer Stunde kam ich aus dem Gebäude heraus und hatte einen kostenlosen Seminarort. Aber damit nicht genug, der Inhaber lud seine Sport-Clubmitglieder ein und verschaffte mir sogar noch einen Termin für einen Vortrag vor einem Unternehmerverband.

So können Sie diesen zweiten Arbeitsschritt auf mehrere Art und Weise einsetzen: Erstens können Sie sich mit hilfreichen Mitteln verbinden, ohne eine Vorstellung davon zu haben, was diese Dinge sein mögen. Sie werden erleben, dass Sie entspannter und dadurch offener sind, weil sich Ihre Wahrnehmungsfilter weiten. Erinnern Sie sich an die Geschichte mit der Wirkung der nicht eingenommenen Aspirintablette. Wir können die Wirkung von Tabletten oder Medikamenten auch geistig aktivieren.

Die Aktivierung der Wirkung von Medikamenten mag Ihnen zunächst etwas schleierhaft vorkommen. Aber wenn wir uns an die Tatsache erinnern, dass beispielsweise das Schmerzmittel Novalgin nur dann funktioniert, wenn die Patienten von der Einnahme wissen, dann lässt uns das schon vermuten, wie groß der Anteil unseres Bewusstseins an der Wirksamkeit von Medikamenten beteiligt ist. Die hilfreichen Mittel können auch homöopathische Mittel sein, Kräuter, Pflanzen, Bachblüten, Essenzen usw.

Hilfreiche Mittel können so gut wie alles sein. Auf jeden Fall aber Dinge und Eigenschaften jenseits unserer momentanen Vorstellung. Denn oft verhindert eine zu genaue Vorstellung die Lösung eines Problems. Wir werden engstirnig und nehmen alles andere nicht mehr wahr, eben auch die sonstigen vorhandenen nützlichen Unterstützungen. Dass Gegenstände hilfreich sein können, haben wir gerade am Beispiel mit dem Holzrost erfahren. Genauso können Frequenzen hilfreich sein. Das können beispielsweise Farben oder Klänge sein. Manche Menschen können nur mit leiser Hintergrundmusik wirklich produktiv arbeiten und sich konzentrieren. Offensichtlich hilft ihnen das, in den richtigen Entspannungszustand zu kommen. Bei anderen wiederum erfolgt das genaue Gegenteil. So haben auch Farben eine sehr anregende (rot) oder ernüchternde (blau) Wirkung. Dass Bedingungen und Ereignisse sowie Informationen hilfreich sein können, haben wir schon oft erlebt. Nur bekommen wir häufig keine Verbindung zu diesen hilfreichen Mitteln, die sich direkt vor unserer Nase befinden. Entweder, weil wir die Personen ablehnen oder diese uns Angst machen oder wir sie aus Schüchternheit nicht ansprechen. Manchmal tragen wir durch eine verschlossene Ausstrahlung dazu bei, dass die andere Person von sich aus keinen Kontakt mit uns aufnimmt. Informationen befinden sich ebenfalls direkt vor unseren Augen, wir nehmen sie aber nicht wahr. Das ist der bekannte Zustand, in dem man Tomaten auf den Augen hat. So sind auch Fähigkeiten und Eigenschaften hilfreiche Mittel. Die Fähigkeit der Gelassenheit, die jedem von uns innewohnt, kann eine häufig erlebte Situation wesentlich und deutlich zum Guten verändern. Ebenso kann die Eigenschaft der Klarheit leidvolle Situationen vermeiden. Da all diese Fähigkeiten in jedem von uns angelegt sind, können wir die 2-Punkte-Methode nutzen, um diese Fähigkeiten in uns lebendig werden zu lassen.

Anleitung: Zweiter Schritt der Selbstanwendung
- Lass deine Augen in einen diffusen Blick fallen.
- Mache dir bewusst, dass in jedem Menschen alles vollkommen vorhanden ist, auch in dir!
- Mache dir bewusst, dass jedes noch so große Problem oder jeder noch so große Schmerz in Bewegung ist.
- Lege deine Hände an deine Bewusstseinsstellen und versetze dich dadurch in deinen Bewusstseinszustand.
- Lass eine Hand an deinem Körper ruhen.

- Erlaube deiner anderen Hand, langsam loszuwandern und den zweiten Punkt zu finden.
- Mache dir beide Hände und dein Bewusstseinsgefühl bewusst.
- Nimm die Sichtweise an, dass sich die hilfreichen Mittel aktivieren.
- Lass deine Hände auf dir ruhen und lass einfach geschehen.
- Verspürst du einen Entspannungsimpuls, dann gib diesem nach.

Dritter Schritt der Selbstanwendung: Verbinden mit dem erlösten Selbst

Mit dem erlösten Selbst ist nicht die Erlösung im christlichen Sinne von angeblichen Sünden gemeint, es ist der Zustand gemeint, in dem ein Problem zufriedenstellend gelöst ist. Nehmen wir als Beispiel einen Achtzigjährigen, der entscheidet, einen Pkw-Führerschein machen zu wollen. Selbstverständlich wird der Plan nicht ohne Hindernisse umzusetzen sein, und er könnte bei der Anwendung des ersten Schritts der Methode erleben, dass die Angst vorm Scheitern sich in Kraft zur Umsetzung des Vorhabens wandelt. Durch den zweiten Schritt, der Aktivierung hilfreicher Mittel, mag er im Internet auf Onlinetests stoßen, die ihm ohne Schummeln ermöglichen, die theoretische Prüfung zu bestehen, und von seinem Enkel das Angebot bekommen, am Wochenende auf dem abgesperrten Kaufhausparkplatz einparken zu üben. Der dritte Arbeitsschritt, das Verbinden mit dem erlösten Selbst, versetzt ihn energetisch in den Zustand, in dem er ist, wenn er die Prüfung schon bestanden hätte. D. h., er hat die Gelassenheit und die Zuversicht, zu wissen, dass er fahren kann. Oder es kann sich auch die Einsicht einstellen, dass er das ganze Projekt aufgrund seines fortgeschrittenen Alters fallen lässt und weiterhin bequem Taxi fährt. Beide Möglichkeiten haben eines gemeinsam: Sie bieten eine zufriedenstellende Lösung für das ursprüngliche Problem.

Anleitung: Dritter Schritt der Selbstanwendung

- Lass deine Augen in einen diffusen Blick fallen.
- Mache dir bewusst, dass in jedem Menschen alles vollkommen vorhanden ist.
- Mache dir bewusst, dass jedes noch so große Problem oder jeder noch so große Schmerz in Bewegung ist.
- Lege deine Hände an deine Bewusstseinsstellen und versetze dich dadurch in deinen Bewusstseinszustand.
- Lass eine Hand an deinem Körper ruhen.
- Erlaube deiner anderen Hand, langsam loszuwandern und den zweiten Punkt zu finden.
- Mache dir beide Hände und dein Bewusstseinsgefühl bewusst.
- Nimm die Sichtweise an, dass du dich mit deinem erlösten Selbst verbindest.
- Lass deine Hände auf dir ruhen und lass einfach geschehen.
- Verspürst du einen Entspannungsimpuls, dann gibt diesem nach.

Die Anwendung dieser drei Schritte kann im Alltag helfen, immer wiederkehrende, leidvolle Situationen zu durchbrechen. Ein Beispiel: Heute wissen wir, dass der Testosteronspiegel heranwachsender Jungen phasenweise um das Fünf- bis Sechsfache überhöht ist, d. h. sie erleben eine Überdosis Testosteron und drehen förmlich am Rad. Meint ein Elternteil in einer solchen Situation, Disziplinarmaßnahmen und Anstandsregeln durchsetzen zu müssen, wird er, aus dieser Unwissenheit heraus, viele heftige Kämpfe erleben. Sorgen Vater oder Mutter jedoch bei sich selbst für Entspannung und haben Zugang zu diesen Informationen und zu dem Zustand der Weisheit, werden sie die Zusammenhänge sofort erkennen und Diskussionen, Auseinandersetzungen und Ordnungsrituale um eine halbe Stunde verschieben, auf den Zeitpunkt also, wenn die Hormonwelle wieder abgeklungen ist.

Die Simonton-Methode

Die im Kapitel »Krank oder gesund?« angesprochene Methode nach O. Carl Simonton ist eine Alternative, mit der Sie Symptome therapieren oder andere Therapieformen unterstützen können. Sie ist in der Krebstherapie entwickelt worden. Sie hat sich aber auch bei anderen Problemen wie Kniearthrosen oder Impotenz als erfolgreich erwiesen. Sie können die 2-Punkte-Methode auch mit dieser kombinieren.

Die Simonton-Methode arbeitet mit einer starken Visualisierung. Bei Krebs z. B. wird der Betroffene aufgefordert, sich starke Symbole für seine weißen Blutkörperchen zu suchen, die den Krebs auffressen oder verdrängen. Die Symbole, die das Immunsystem darstellen, sollen in großer Überzahl gegenüber den Krebszellen visualisiert werden. Sind die weißen Blutkörperchen z. B. durch Haie dargestellt, dann müssen die Krebszellen etwas sein, das Haie leicht fressen oder vernichten können. Wird dagegen ein Felsen als Symbol für den Krebs gewählt, wird das logischerweise nicht funktionieren. Zudem stellt man sich bildlich vor, dass die abgestorbenen oder vernichteten Krebszellen auf natürliche Art und Weise den Körper verlassen. Absolut grundlegend jedoch ist, dass der Patient sich selbst als einen Menschen sieht, der seine Ziele erreicht und den Zweck seines Lebens erfüllt. Dies zeigt deutlich, dass der Patient einen Sinn im Leben sieht und den absoluten Wunsch hat, zu leben. An dieser Stelle werden wir es nicht schaffen, unseren Körper zu täuschen. Er spielt nur mit, wenn wir es wirklich wollen und einen Sinn darin sehen. Wollen allein reicht aber oft nicht. Man muss in sich das Gefühl davon erschaffen, dass die Heilung bereits geschehen sei. Dies gelingt häufig nur, wenn man eine klare Vorstellung davon hat, wie man nach der Heilung leben will. Versetzt einen die Aussicht auf eine Heilung deshalb in Angst und Schrecken, weil man nicht sieht, wie sich in Zukunft das Verhalten so ändern kann, damit die gleiche Situation nicht wieder entsteht, wird der Heilungsprozess kaum gelingen.

Anleitung zur Kombination 2-Punkte-Methode und Simonton-Methode

- Lass deine Augen in einen diffusen Blick fallen.
- Mache dir bewusst, dass in jedem Menschen alles vollkommen vorhanden ist.
- Mache dir bewusst, dass jedes noch so große Problem oder jeder noch so große Schmerz in Bewegung ist.
- Lege deine Hände an deine Bewusstseinsstellen und versetze dich dadurch in deinen Bewusstseinszustand.
- Lass eine Hand an deinem Körper ruhen.
- Erlaube deiner anderen Hand, langsam loszuwandern und den zweiten Punkt zu finden.

- Mache dir beide Hände und dein Bewusstseinsgefühl bewusst.
- Jetzt stelle dir den Krebs in seiner wirklichen oder in seiner symbolischen Gestalt vor.
- Erinnere dich daran, dass unser Körper im Laufe seines Lebens Tausende von Krebszellen zerstört. Mache dir klar, dass dein körpereigenes Abwehrsystem seine natürliche und gesunde Funktion zurückerhalten muss, wenn du genesen willst.
- Stelle dir bildlich vor, wie sich deine weißen Blutkörperchen in die Körperzone begeben, wo sich Krebs gebildet hat, und wie sie genau die Krebszellen entdecken und zerstören, ein riesiges Heer von weißen Blutkörperchen. Sie sind stark und angriffslustig, lebhaft und gewandt. Die Krebszellen können nichts gegen sie ausrichten. Die weißen Blutkörperchen gewinnen die Schlacht.
- Stelle dir bildlich vor, wie der Krebs schrumpft. Stelle dir vor, wie die abgestorbenen Zellen von den weißen Blutkörperchen fortgetragen und durch Leber und Niere mit dem Urin und dem Stuhl aus dem Körper gespült werden.
- Stelle dir den schrumpfenden Krebs so lange vor, bis er völlig verschwunden ist.
- Fühle dich jetzt selbst mit mehr Energie und stärkerem Willen. Fühle dich im Kreise der Familie geliebt und geborgen, während der Krebs schrumpft und schrumpft und schließlich verschwindet.
- Sieh dich selbst von Leiden befreit, voll Energie und gesund.
- Nun stelle dir bildlich vor, wie du deine Lebensziele erreichst, dass es deinen Familienangehörigen gut geht, dass sich die Beziehungen zu den Menschen vertiefen.

Führe diese Übung dreimal täglich durch. Achte darauf, dir im Geist lobend für deine persönliche Mitarbeit bei der Leitung auf die Schulter zu klopfen. Leidest du an Schmerzen, dann stelle dir vor, wie das Heer der weißen Blutkörperchen an jene Stelle strömt und den Schmerz besänftigt. Welches Problem dir auch zusetzen mag, erteile deinem Körper den Befehl, sich selbst zu heilen. Stelle dir bildlich vor, dass dein Körper schon gesund ist, und spüre das Gefühl dazu. Übe immer wieder, in diesem Gefühl des Glücks, der absoluten Gesundheit und Heilung zu verweilen.

Wie arbeitet der Quanten-Mediziner?

Quantenmedizinischer Ansatz am Beispiel Rheuma

Wir befinden uns in der Praxis des Quanten-Mediziners. Eine freundliche Arzthelferin begrüßt Sie. Sie haben ihr am Telefon schon berichtet, dass Sie unter einer chronischen Erkrankung leiden. Dafür hat sie einen längeren Termin beim Arzt für Sie reserviert. Sie werden in ein gemütliches Wartezimmer geleitet und erhalten vorab einen Fragebogen, der die verschiedenen Lebensbereiche beleuchtet. Sie geben an, wie Sie sich ernähren, ob Sie mit Ihren Schmerzen noch Sport treiben können, welche Sorgen Sie drücken, unter welchen Beschwerden Sie aktuell leiden, welche Gelenke hauptsächlich betroffen sind und vieles mehr. Sie haben sämtliche Befunde, die Sie von anderen Ärzten haben, mitgebracht. Doppeluntersuchungen sind daher nicht nötig. Der Arzt bittet Sie nun herein und lässt Sie Ihre Beschwerden schildern. Er wirkt entspannt, Sie merken, dass er aufmerksam zuhört und Ihre Berichte durch gezielte Fragen lenkt. Das wichtigste Thema ist, die Ernährung, die Stressbelastung, die seelischen Belastungen und die anderen Risikofaktoren zu erkennen. Der Arzt fragt

Sie bei der umfassenden Erhebung Ihrer Krankengeschichte nach Nahrungsmittelunverträglichkeiten, chronischer Übersäuerung, mangelnder Darmgesundheit, falscher Ernährung, Mangel an Bewegung, Mangel an Antioxidantien, Mangel an Mineralstoffen und Vitaminen, nach einem hormonellen Ungleichgewicht, Schilddrüsenproblemen, Schwermetallbelastung, mangelnder Zahngesundheit, verordneten Medikamenten, bisherigen Therapieformen und bisher durchgemachten Erkrankungen. Es wird gezielt nach Blockaden gesucht, die den Heilverlauf behindern. Der Arzt fragt Sie auch, was Sie sich von der Behandlung erwarten, welche Vorstellungen Sie über die Ursache Ihrer Erkrankung haben, welche Ziele Sie haben und wie er Ihnen helfen kann, diese umzusetzen, wenn Sie der Meinung sind, es alleine nicht zu schaffen. Er erklärt Ihnen, was Sie selbst zur Heilung beitragen können und worauf Sie selbst Einfluss haben. Nach dem ausführlichen Gespräch und der dazugehörigen Untersuchung haben Sie das Gefühl, der Arzt hat einen umfassenden Eindruck von Ihnen gewonnen. Sollte es notwendig sein, zusätzliche Untersuchungen zu veranlassen, so vereinbaren Sie den nächsten Termin zur Besprechung der Ergebnisse. Falls nicht schon sofort geschehen, hat der Arzt beim zweiten Termin die Ergebnisse ausgewertet, Ihre Krankengeschichte analysiert und macht Ihnen jetzt Vorschläge, welche Therapieformen und Maßnahmen für die Heilung Ihrer Erkrankung notwendig sind. Sie haben Gelegenheit, Fragen zu stellen, Ängste und Zweifel zu klären, und bestimmen über den Verlauf und die Geschwindigkeit der Therapie mit. Im Vordergrund der Behandlung stehen: sanfte Behandlungsmethoden, komplementärmedizinische Methoden, Ernährungsberatung, Beratung zur Verbesserung der Lebenssituation bezüglich mehr Bewegung, weniger Stress, mehr Entspannung. Der Arzt wird versuchen, die Problembereiche, die er schon erkannt hat, mit Ihnen zu besprechen und Ihnen bisher unbekannte Ursachen bewusst zu machen. Der Arzt bietet Ihnen Hilfe bei der Bearbeitung Ihrer seelischen Themen an, berät und begleitet Sie. Nach negativen, der Gesundheit schadenden Verhaltens- und Denkmustern wird immer wieder geforscht. Der Arzt bietet Ihnen an, bei Problemen mit der Umsetzung in die Praxis zu kommen, und gibt Ihnen verschiedene Informationen, wo Sie sich weitere Hilfe holen können. Sie fühlen sich gut beraten und betreut und sind daher hoch motiviert, all das zu tun, was in Ihren eigenen Möglichkeiten liegt.

Quantenmedizinischer Ansatz am Beispiel grippaler Infekt

Sie besuchen Ihren Quanten-Mediziner, weil Sie es wieder nicht geschafft haben, den vielen Anforderungen und dem Stress in Ihrem Leben so zu begegnen, dass Sie das Virus nicht erwischt. Neben dem Hinweis auf optimale Ernährung, genügend Ruhe und Entspannung wird Ihr Quanten-Mediziner Sie fragen: »Was setzt Sie zurzeit am meisten unter Druck, wieso benötigen Sie eine Auszeit?« Sie werden überlegen, und vielleicht fällt Ihnen ein, dass Sie wieder mal nicht »Nein« sagen konnten, als Sie gebeten wurden, mit zu den Schwiegereltern zu fahren, Sie sich dort, wie immer, sehr geärgert haben, und eigentlich liegt auf dem Schreibtisch noch so viel Arbeit. Aber wenn Sie nur an die Arbeit denken, bekommen Sie schon ein komisches Gefühl und spüren einen Druck in der Magengegend. All das berichten Sie Ihrem Quanten-Mediziner und besprechen mit ihm, wie Sie Ihr Verhalten ändern können. So steht nicht die Behandlung des Virus an sich im Vordergrund, sondern die tiefer liegenden Ursachen auf seelisch-geistiger Ebene. Vielleicht gibt er Ihnen noch einen Tipp, für die Stärkung Ihres Immunsystems pflanzliche Mittel einzusetzen und warme, kräftigende Nahrung zu sich zu nehmen.

Der Quanten-Mediziner hat erkannt, dass der Mensch aus einem hochkomplexen Energiefeld besteht, das sowohl durch positive Gefühle und Gedanken als auch durch Ernährungsfaktoren, Medikamente und Heilmethoden aller Art wieder in Richtung Gleichgewicht gelenkt werden kann. Er versucht, Patienten zu schulen, zu begleiten und die tiefer liegenden Blockaden und Ursachen herauszufinden.

Dabei bedient er sich je nach Erfahrung und Gefühl für den Patienten aus dem reichen Schatz komplementärer Heilverfahren oder auch schulmedizinischer Therapien, wenn nötig.

Entspannung im Alltag

Die Möglichkeiten, sich im Alltag Entspannung zu verschaffen, sind vielseitig. Stressbewältigungsstrategien können entweder kurzfristige Erleichterung bringen oder auch auf langfristige Veränderungen abzielen. Optimalerweise setzen wir ein umfangreiches und flexibles Repertoire an Bewältigungsstrategien ein, je nachdem, was wir gerade benötigen. Kurzfristige Erleichterung verschaffen uns z. B. tiefes Durchatmen, an die frische Luft gehen, Sonnenbaden, sich Bewegung verschaffen, die Wahrnehmung auf Angenehmes lenken, positive Selbstgespräche.

Die langfristigen Strategien dienen dazu, den Alltag so zu gestalten, dass wir wieder in unser Gleichgewicht kommen. Dazu sollte man sich zunächst darüber bewusst werden, was einem guttut: Pausen einplanen, Prioritäten setzen, weniger Wichtiges weglassen, Zeitdruck vermeiden, Zeitpuffer einbauen, nutzlose

Gewohnheiten erkennen, Kontakte pflegen, »Nein« sagen lernen, Wünsche äußern und Hilfe annehmen können.

Die Arbeit an schädlichen Glaubenssätzen, Überzeugungen, Wertvorstellungen und alten Mustern ist dabei sehr hilfreich und führt dazu, dass wir unsere Einstellungen ändern können. Dadurch entwickeln sich neue Problemlösestrategien, wir gehen aktiver an Konflikte heran und grübeln weniger.

Ganz wichtig ist auch das Genießenkönnen, sich etwas gönnen, sich verwöhnen. Personen, die dazu neigen, sehr viel zu grübeln, können sich meist nur dann entspannen, wenn sie regelmäßig Sport treiben und Entspannungstechniken pflegen. Der Sport reduziert die Stresshormone im Körper – Adrenalin und Cortisolspiegel sinken, körpereigene Glückshormone steigen –, wodurch eine Entspannung erst möglich wird.

Sehr wichtig ist es, herauszufinden, welche Mittel der Stressreduktion im Einzelfall am besten wirken. Bewährte Mittel sind auch die Meditation oder die oben beschriebene 2-Punkte-Methode. Es hat sich gezeigt, dass Methoden, die Ruhe durch Ablenkung produzieren, nicht wirklich wirksam sind: Ist die Ablenkung vorbei, stellt sich augenblicklich der alte Zustand wieder ein. Es muss eine Ruhe sein, die sich von innen heraus entwickelt.

Tipps, um im Alltag mit einfachen Mitteln zu entspannen:
- Telefon beim Familienessen ausstellen,
- Tagesstruktur schaffen,
- Wichtiges festhalten (Notizblock/Pinnwand),
- entspannte Ordnung halten,
- mit der eigenen Kraft haushalten,

- delegieren,
- nicht ablenken lassen,
- nicht mehrere Dinge gleichzeitig anfangen,
- Prioritäten setzen,
- überflüssigen Kleinkram entrümpeln,
- für klare Verantwortung sorgen,
- »Nein« sagen können,
- für klare Kommunikation sorgen.

Was oft vergessen wird

Im stressigen Alltag schränken wir oft die Hobbys oder andere angenehme Aktivitäten ein. Die Folge ist eine Unzufriedenheit, denn die ganze Aufmerksamkeit wird auf die belastenden Situationen gerichtet. Das führt in den Teufelskreis des Grübelns, man kann nicht mehr abschalten. Dabei sind gerade bei Dauerstress Zufriedenheitserlebnisse dringend notwendig, um den Ausgleich von Anspannung und Entspannung zu erreichen. Deshalb ist es wichtig, sich die Vergnügen, den Genuss und die kleinen Freuden im Leben zu gönnen.

Diese können z. B. so aussehen: ein Buch lesen, einen Einkaufsbummel machen, einen Kaffeeklatsch mit der besten Freundin genießen, Sport, Kino, Theater, Konzertbesuch, etwas mit Freunden unternehmen, Gartenarbeit, musizieren, mit den Kindern spielen oder basteln, Zärtlichkeiten austauschen, gute Gespräche führen, Sex, die Partnerschaft pflegen, ein paar schöne Stunden zu zweit, persönlichen Hobbys nachgehen, Dinge tun, die sich spontan anbieten.[104]

---

104 Familie Vit Arge 2009, Koautorin Kirsten Deutschländer

Zu den wirkungsvollsten und beliebtesten Entspannungstechniken zählen das autogene Training, die progressive Muskelentspannung nach Jacobson, Atementspannungstechniken sowie Yoga. Besuchen Sie einen Kurs an Ihrer Volkshochschule oder informieren Sie sich, welche Angebote Ihre Krankenkasse im Rahmen von Präventionsmaßnahmen anbietet. Krankenkassen haben längst erkannt, wie wichtig diese Maßnahmen sind, und fördern anerkannte Anbieter durch Bonusprogramme.

Sauna

Der gesundheitliche Nutzen regelmäßiger Saunagänge ist phänomenal. Der bekannteste Effekt der Sauna ist die Stärkung des Immunsystems: Durch den Wechsel zwischen heißer Sauna und kalter Dusche oder Tauchbecken wird das Immunsystem abgehärtet, die Abwehrkräfte steigern sich, die Infektionsanfälligkeit nimmt ab. Die ungewohnte Belastung trainiert weiterhin auch den Kreislauf und das Herz. Saunieren wirkt sich positiv auf das vegetative Nervensystem aus. Gelenken und Muskeln tut die Hitze der Sauna gut, gerade Letztere entspannen sich nach dem Sport in der Sauna. Saunieren fördert die Durchblutung von Haut und Schleimhäuten, was das Hautbild und die Aufnahme von Sauerstoff in den Lungen verbessert. Auch deshalb steigern regelmäßige Saunabesuche die körperliche Leistungsfähigkeit.

Nahrung für die Seele

Die Konflikte, die wir in unserem Leben haben, können auch als Lern- und Lebensaufgaben betrachtet werden. Sie dienen uns dazu, um zu wachsen und zu reifen, um unsere Potenziale zu entfalten. Hat man die Fähigkeit entwickelt, seelische Probleme unter diesem Aspekt zu betrachten, so wird man wesentlich gelassener damit umgehen.

Nicht zu vergessen und sehr wichtig als Nahrung für die Seele sind ein erfülltes Liebesleben und eine beglückende Sexualität. In unseren Augen ist dies mit die wichtigste Basis für eine gute funktionierende Partnerschaft.

Die Heilkraft des Sonnenlichts
Seit Urzeiten ist das Licht ein wesentlicher Bestandteil allen Lebens und der Schöpfung. Das Sonnenlicht ist unsere wesentlichste Quelle für Licht, Wärme und Energie und erhält alles Leben auf der Erde. Es liefert den Pflanzen die Energie für ihre Fotosynthese, die das Leben von Tieren und Menschen erst möglich macht. Neue Studienergebnisse zeigen, dass Licht viele positive Wirkungen auf das körperliche und seelische Wohlbefinden des Menschen hat. Z. B. senkt regelmäßiges Sonnenbaden den Cholesterinspiegel, das Risiko für Arterienverkalkung (Arteriosklerose) und den Blutdruck. Das UV-Licht erhöht die Herzleistung, aktiviert die Vitamin-D-Synthese und stärkt dadurch die Knochen. UV-Licht hilft auch beim Abnehmen. Es beschleunigt den Stoffwechsel, indem es die Schilddrüse anregt. Weitere bekannte Wirkungen sind die Verbesserung des Immunsystems und die Anhebung der Stimmungslage, d. h., Sonnenlicht wirkt antidepressiv durch Erhöhung der Glückshormone. Die minimale Dosis Sonnenlicht, die wir für eine ausreichende Vitamin-D-Produktion benötigen, ist dreimal pro Woche zehn bis 30 Minuten. In der Mittagszeit genügt es auch, sich in den Schatten zu setzen.

EINFLUSS DER ERNÄHRUNG AUF DIE GESUNDHEIT

Die Ernährung bildet zusammen mit sportlicher Aktivität und einem ausgeglichenen Seelenleben die Basis für unser Wohlbefinden, unsere Fitness und unsere Gesundheit. Sogar die Gene, die früher ausschließlich als Ursache für Krankheiten gehalten wurden, werden erst dann aktiv, wenn wir die Ernährung und unser Mentales vernachlässigen. Eine ungesunde Ernährung führt im Organismus zu Vitalstoffmangel, schwächt das Immunsystem und schafft so den Nährboden für Krankheit.

Was bedeutet *gesunde* Ernährung?

Gesunde Ernährung ist eine Ernährungsweise, die dem Organismus das gibt, was er braucht. Eine Ernährungsweise, mit der man, wenn man krank ist, wieder gesund wird und – wenn man gesund ist – dauerhaft gesund bleibt. Im Falle einer Erkrankung ist die optimale Versorgung mit Vitalstoffen für den Körper umso wichtiger. Die einfachste Methode, um zu erkennen, was ein gesundes Lebensmittel ausmacht, besteht darin, sich zu überlegen, ob ein Produkt ohne die Hilfe der Lebensmittelindustrie überhaupt vorkommen würde. Alles, was industriell hergestellt ist und mit billigem Fett oder Farbstoffen und Geschmacksverstärkern versetzt wurde, ist ungesund.

Aus der Entwicklungsgeschichte des Menschen lässt sich ablesen, dass der Mensch überwiegend ein »Pflanzenfresser« ist. Der Mensch wurde erst zum Jäger, als er in unwirtliche Regionen abwanderte und lernen musste, in Eis und Schnee zu überleben. Betrachten wir das dem Menschen am nächsten stehende Tier, den Schimpansen, und analysieren dessen Ernährungsgewohnheiten, so stellen wir fest, dass Schimpansen sich überwiegend aus Früchten, grünen Blättern, Kräutern, Wildpflanzen, Nüssen und Ölsaaten und nur zu zwei Prozent über Fleisch ernähren. Der Gorilla ist sogar ein reiner Pflanzenfresser, ebenso fressen Giraffen und Elefanten kein Fleisch. Das lässt erhebliche Zweifel an der Behauptung aufkommen, dass der Mensch tierisches Protein benötige! Der Mensch hat weder ein Gebiss, das ihn als Fleischesser auszeichnet, noch einen Darm, der Fleisch gut verdauen könnte. Er hat auch von Natur aus keinen Körperbau, der einem fleischfressenden Raubtier ähnelt. Im Vergleich zum Schimpansen gibt es bei Menschen zwei weitere Besonderheiten. Der Mensch isst Getreide und trinkt Milch. Warum Milch für den Menschen ungesund ist, haben wir im Kapitel »Krank oder gesund?« beschrieben. Zusammenfassend sei noch einmal gesagt, dass die Rohmilch natürlich gehaltener Kühe bei uns so gut wie überhaupt nicht mehr existiert. In manchen Ländern ist der Handel mit unbehandelter Rohmilch sogar verboten. Die Milch (und alle daraus hergestellten Milchprodukte), die man heute in den Supermärkten kaufen kann, ist kein Lebensmittel, sondern ein echtes Gesundheitsrisiko. Betrachten wir die Tierwelt, so fällt auf, dass alle anderen Tierarten ihre Nahrung frisch und roh verzehren.

Nur mit dem richtigen Kraftstoff läuft es
Colin T. Campbell, der Autor der berühmten China-Studie, schreibt: »Gesundheit hat drei Termine: morgens, mittags und abends.« Gemeint ist damit die Ernährung. Wir würden niemals auf die Idee kommen, einen Benzinmotor mit Diesel-Kraftstoff zu betanken, denn wir wissen, das schadet dem Motor – es legt ihn lahm! Dies stimmt uneingeschränkt – auch für unsere Ernährung! Aber: Vergessen wir dabei nicht den Faktor Genuss, die Vorliebe für bestimmte Speisen? Kann uns unsere Lieblingsspeise schaden? Im Normalfall nicht! Besitzen wir noch ein ursprüngliches Körper- und Hungergefühl, so signalisiert uns die Lust auf eine Speise auch ein körperliches Bedürfnis. Der Einfluss geistiger Vorstellungen auf die Verträglichkeit der Ernährung und daher auch auf den Nutzen für die Gesundheit ist sicher nicht zu unterschätzen.

In einer Studie wurde untersucht, ob diejenigen länger leben, die sehr stark, fast fanatisch, auf ihre Ernährung achten, oder diejenigen, die sich zwar an einer gesunden Lebensweise orientieren, aber im Großen und Ganzen entspannt damit umgehen. Sie spüren schon, wie das Ergebnis aussah: Diejenigen, die sich zwar bewusst gesund, aber nicht fanatisch verhielten, lebten länger als diejenigen, die einen überängstlichen Umgang mit dem Thema pflegten. Dieses Ergebnis macht eines deutlich: Unser Geist ist die machtvollste Kraft in diesem Spiel. Durch Ängstlichkeit können wir alles auf der körperlichen Ebene, was an sich zu Gesundheit beitragen würde, wieder zerstören. Anders ausgedrückt: Lieblingsspeisen mit Genuss zu verspeisen wird uns nicht schaden, sondern guttun, wenn wir es damit nicht übertreiben – auch wenn sie ungesund sind. Im Krankheitsfall allerdings sollte auf tierische Proteine komplett verzichtet werden.

Gesunde Ernährung aus quantenphysikalischer Sicht

Durch die Forschungen des Physikers Fritz Albert Popp[105] hat die Quanten-Physik Einzug in die Ernährungswissenschaften gefunden. Wenn zwei Elektronen miteinander reagieren, geschieht dies dadurch, dass ein Quant von einem Elektron zum anderen springt. Dieses Quant nennt man Photon. Der Name kommt aus dem Griechischen, »photos« heißt Licht. Anschaulich gesprochen, sind Photonen das, woraus elektromagnetische Strahlung besteht. Elektromagnetische Kräfte bestimmen, welche Teilchen sich anziehen und abstoßen. Daher sind elektromagnetische Kräfte für alle chemischen und biologischen Vorgänge verantwortlich, also auch für die Lebensmittel und die Prozesse der Nahrungsaufnahme. Popp definiert die Qualität der Lebensmittel dadurch, inwieweit ein Lebensmittel in der Lage ist, Licht (Photonen) zu speichern. Dadurch erfuhr der Begriff »Lebensmittelqualität« eine erweiterte Bedeutung. Pflanzen ernähren sich ausschließlich über die Lichtenergie (Photonen) der Sonne. Die Fotosynthese verwandelt den Lichtstrom in biologisch verfügbare Energie, so auch zu Zuckerdepots, die die Pflanzen anlegen, indem sie Kohlendioxid und Wasser durch das Sonnenlicht zu Glukose verschweißen. Diese Zuckermoleküle werden beim Menschen wieder zerlegt, das gesamte Kohlendioxid wird über die Lunge, das Wasser über die Haut oder mit dem Urin ausgeschieden. Übrig bleibt im Organismus die Sonnenenergie (Lichtquanten = Photonen), die die Lebewesen auf bisher nicht vollständig verstandene Weise antreibt, versorgt und auch ordnet. Daher scheint eine pflanzliche Ernährung auch unter dem Aspekt der Energieaufnahme von Sonnenlicht die ideale Ernährung zu sein, um all unsere

---

105 Popp, F. A.: Die Botschaft der Nahrung. Zweitausendeins-Taschenbuch Nr. 31, Leipzig 2011

physiologischen Prozesse zu unterstützen. Erinnern wir uns an die Auswirkung der mentalen Fähigkeiten auf unseren Körper, wie im Kapitel »Placeboeffekt« beschrieben, dann erscheint es erklärbar, dass man sich von Licht ernähren kann.

Eine Studie zum Thema Rohkost führte der Mikrobiologe Dr. Robert Young durch. Er untersuchte die Schwingung von bestimmten Lebensmitteln in Megahertz (MHz) und verglich diesen Wert mit demjenigen gesunder Organe in einem gesunden Menschen. Dabei stellte er fest, dass die Schwingungsfrequenz gesunder Organe bei 70 MHz, die von Krebsgewebe bei 40 MHz lag. Zellen mit einer Frequenz unter 40 MHz begannen langsam zu sterben. Außerdem kam dabei heraus, dass Hühnerfleisch und Hamburger einen Wert von drei bis fünf MHz hatten. Bei frischem Gemüse wie Brokkoli, Sprossen und Blattgemüse konnte man 70 MHz messen. Er schloss daraus, dass lebendige Lebensmittel mit einem hohen MHz-Wert einen Organismus wesentlich gesünder halten als tote Produkte wie Fleisch. Also gilt, je mehr Sie frische und naturbelassene Früchte, Salate und Gemüse in Ihre Ernährung einbauen, umso mehr Kraft und Energie kommt jeder einzelnen Zelle zugute, umso lebendiger und gesünder werden Sie sein.[106]

Einfache Regeln rund um die Ernährung
Möglichst frisch
Ganz gleich, was Sie zu sich nehmen, vermeiden Sie vorgefertigtes Essen. Eine im Jahr 2011 angefertigte Studie über den Vitamingehalt von vorgefertigten Obstsalaten in Frischhaltetheken hat ergeben, dass diese zwar toll aussehen, aber so gut wie keine

---

106 Young, R.: Die pH-Formel: Für das Säure-Basen-Gleichgewicht. Goldmann, München 2003

Vitamine mehr enthalten.[107] Ein durchschnittlicher Amerikaner verzehrt pro Tag 23 Teelöffel versteckten Zucker mit seiner Nahrung. Bei gewaschenen und geschnittenen Salaten ist Ähnliches zu befürchten. Alle Joghurtsorten – außer Naturjoghurt – enthalten Zucker, Farb- und Aromastoffe. Dasselbe gilt für jede Art von vorgefertigter Kost, ganz gleich, ob es Salatsoßen, fertige Gerichte oder Konserven sind. Gehen Sie einmal bewusst durch den Supermarkt und suchen Sie nach unbearbeiteten frischen Produkten. Fündig werden Sie nur an der Obst- und Gemüsetheke sowie eventuell noch in der Gefriertruhe. Alle anderen Produkte sind künstlich bearbeitet, d. h. für längere Zeit haltbar gemacht. Bei der industriellen Herstellung von Weißmehl wird das Wertvollste des Lebensmittels Korn entfernt, nämlich seine Hülle, in der Vitamine und Mineralien sitzen. Übrig bleibt nur noch ein im Vergleich zum Lebensmittel tot wirkendes Nahrungsmittel, das kaum noch Vitalstoffe liefert und einer Konserve gleicht.

Grüne Pflanzen sind hervorragende Lebensmittel, sie enthalten den höchsten Anteil an Chlorophyll, einen Pflanzenfarbstoff, der für die Fotosynthese verantwortlich ist. Chlorophyll ist von der Molekülstruktur her ähnlich aufgebaut wie der menschliche Blutfarbstoff. Je mehr Chlorophyll wir in unsere Ernährung einbauen, desto idealer werden wir mit allen Nährstoffen versorgt, die wir für die Blutbildung brauchen. Grüne Pflanzen enthalten alles, was wir benötigen, und nichts, was überflüssig oder schädlich wäre. Grüne Pflanzen können wir in Form von Blattsalaten, grünem Blattgemüse, wie Spinat, Mangold, Grünkohl, und idealerweise durch grüne Kräuter, wie Petersilie, Brennnessel, Löwenzahn, zu uns nehmen. Ansonsten gilt: Ge-

---

107 www.fitforfun.de/.../obstsalat/supermarkt-obstsalate-im-test_aid_630...

sund ist möglichst bunt! Früchte, Obst und Gemüse möglichst
frisch, je nach Saison.

Biologischer Anbau
Bevorzugen Sie Zutaten aus biologischem Anbau, am besten aus
der heimischen Region. Haben Sie schon einmal bemerkt, dass
ein Salat aus dem Bioladen nicht sofort in sich zusammenfällt
wie der übliche Salat, den wir aus dem Supermarkt kennen?
Auch der Geschmack ist unvergleichlich besser. Das Geld, das Sie
sparen, wenn Sie Fleisch-, Fisch- und Milchprodukte reduzieren,
können Sie für qualitativ hochwertige, biologische Lebensmittel
ausgeben. Die *Apotheken-Umschau* vom Januar 2012 berichtet
über einen Test der Verbraucherzentrale Hamburg mit 14 selbst
zubereiteten und 21 Fertigspeisen. Dabei stellte sich heraus, dass
es wesentlich günstiger ist, selbst zu kochen. Fertig gekaufte Speisen sind bis zu sechsmal so teuer wie selbst zubereitete. In allen
Fertigspeisen stecken viele Zusatzstoffe und Aromen.

In der Winterzeit erleben wir immer wieder, dass die Orangen im Biomarkt beispielsweise zum selben Preis verkauft werden wie im Supermarkt. Nur sind sie qualitativ wesentlich besser,
saftiger und schmackhafter. Da sie ein Biosiegel tragen, sollten
diese Früchte frei von Düngemitteln und Pestiziden sein. Mittlerweile finden Sie sogar in vielen Discountern, wie z. B. Aldi, und
in anderen Supermärkten Bioprodukte. Sie können das Angebot
an Bioprodukten beeinflussen, wenn Sie immer wieder danach
fragen. Die biologische Ware ist wesentlich wertvoller in ihrer
Zusammensetzung aus Mineralstoffen, Vitaminen und Spuren-
elementen. Ideal ist es, wenn Sie einen Biobauern in der Nähe
haben, von dem Sie Ware beziehen können. Es gibt mittlerweile
auch einen Lieferservice, der Ihnen die Wochenration Obst und

Gemüse vor die Haustür bringt. Organisieren Sie sich den Einkauf am besten so, dass er möglichst mühelos ist. Das Mengenangebot lässt sich durch Gruppenbestellung teilen. Sprechen Sie doch mal Ihre Nachbarn an!

Meiden Sie Transfettsäuren

Beliebte Snacks wie Chips usw. werden durch Transfettsäuren haltbar gemacht. Seit 2011 sind in Kalifornien Transfettsäuren nicht nur in Restaurants, sondern auch im Einzelhandel verboten. Auch Fast-Food-Gerichte enthalten Transfettsäuren und sollten immer gemieden werden. Schauen Sie bei Ihrem nächsten McDonald's-Besuch auf die Rückseite der Werbung, die auf dem Tablett liegt. Sie werden erstaunt sein, wie viel Kalorien und Zusatzstoffe die Gerichte inklusive der vorgefertigten Salatsoße haben.

Nahrungsergänzungsmittel

Nahrungsergänzungsmittel können niemals als Ersatz für frisches Obst und Gemüse dienen. Einzelsubstanzen, die chemisch hergestellt werden, haben wenig gesundheitlichen Nutzen. Auch Mischpräparate in Tablettenform können die Menge an Vitalstoffen, die wir für unsere Gesundheit benötigen, nicht bereitstellen. Für die ideale Gesundheit benötigen wir genau die komplexe Zusammensetzung von Vitalstoffen, die uns nur ein vollständiges Lebensmittel liefern kann. Wenn Sie sich frisch und möglichst vollwertig ernähren, sind Nahrungsergänzungsmittel überflüssig.

Getränke

Fast alle Getränke, außer Wasser und Tee, enthalten viele Kalorien, die meist aus Zucker bestehen und den Körper übersäuern.

Kohlensäurehaltige Getränke haben alle eines gemeinsam: Sie sind ziemlich ätzend. Durch Genuss von Cola-Getränken entsteht Phosphorsäure. Trinken wir Mineralwasser, nehmen wir Kohlensäure auf. In alkoholischen Getränken ist Weinsäure oder Schwefelsäure enthalten.

Jörg Tacke: Eine Limoflasche war auf unserer Kellertreppe aus altem Granit zerschellt. Wir hatten vergessen, sie abzuwischen, und stellten eine Woche später fest, dass die Limonade tiefe Löcher in den Stein gefressen hatte.

Wir gehen jetzt mal davon aus, dass die Limonade wie Coca-Cola, Fanta oder gar Mineralwasser mit Kohlensäure in unserem Magen nicht sanfter arbeitet. Der Körper muss sich sehr bemühen, um die Säuren zu neutralisieren. Das kostet Energie und geht zulasten der Knochengesundheit, da es dem Knochen Kalzium entzieht.

Daheim ist daheim

Jeder, der länger gezwungen war, außer Haus zu essen, lechzt nach hausgemachter Kost. Irgendwie scheint im selbst gemachten Essen etwas sehr Bekömmliches zu liegen. Restaurants arbeiten anders. Einer der Gründe mag sein, dass Restaurants nur dann in einer akzeptablen Zeit servieren können, wenn sie mit vorgefertigten Speisen und vorgefertigten Zutaten arbeiten. Beispielsweise werden die meisten Spaghetti vorgekocht und erst bei der Bestellung fertig gekocht. Aus diesen Gründen können Sie nicht die gleiche Essensqualität im Restaurant erwarten wie zu Hause. Meist könnte man innerhalb von 30 Minuten eine sehr wohlschmeckende Mahlzeit zubereiten. Im Restaurant mit mehreren Gästen und verschiedenen Gerichten ist dies nur bedingt möglich.

Möglichst wenig tierisches Eiweiß

Im Kapitel »Krank oder gesund?« haben wir Ihnen ausführlich dargelegt, welchen gesundheitsschädlichen Einfluss tierische Eiweiße auf den menschlichen Körper haben. Natürlich ist es schwierig, alte Gewohnheiten zu ändern. Sollten wir Sie mit unserem Ratgeber noch nicht davon überzeugen können, dass es sich lohnt, eine vegane Ernährung auszuprobieren, so lesen Sie bitte die »China-Study« im Original.

Vegane Kost

Bei einer abwechslungsreichen Ernährung mit pflanzlicher Kost kommt es nicht zum Eiweißmangel. Naturbelassene Lebensmittel enthalten in der Regel ungefähr ein bis zwei Prozent Eiweiß. Sie enthalten auch alle essenziellen Aminosäuren. Der empfohlene tägliche Bedarf liegt zwischen 0,7 und 1 g pro Kilogramm Körpergewicht, je nach körperlicher Aktivität. Einen hohen Eiweißgehalt findet man in folgenden pflanzlichen Lebensmitteln[108] (bezogen auf 100 g):

Hülsenfrüchte: Sojabohnen, getrocknet 33 g, Erbsen grün, getrocknet 22 g, Bohnen weiß, getrocknet 23 g, Linsen rot, getrocknet 27 g, Bohnen (Konserve) 9 g

Nüsse und Kerne: Erdnüsse 25 g, Cashewnüsse 20,5 g, Kürbiskerne 24,5 g, Sonnenblumenkerne 22,5 g, Haselnüsse 15 g, Walnüsse 16 g, Mandeln 11 g

Obst: Feigen, getrocknet 6 g, Aprikosen, getrocknet 5,5 g, Pflaumen getrocknet 3,5 g

---

108 www.lebensmittel-tabelle.de

<u>Gemüse:</u> Spirulina, getrocknet 59 g, Champignons, getrocknet 38 g, Rotalgen, getrocknet 41 g. Alle frischen Obst- und Gemüsesorten enthalten zwischen 1 und 3 g Eiweiß/100 g.

Die Verteufelung der Fette

Lange galt die Hypothese: »Fett macht fett.« Das ist in dieser Form nicht richtig. Fette sind dringend notwendige Bestandteile, um jede Zelle unseres Körpers mit einer schützenden Zellmembran auszustatten. Die richtige Mischung aus gesättigten und ungesättigten Fetten in guter Qualität ist nötig, um die korrekte Funktionsweise dieser Strukturen aufzubauen.

Omega-6- und Omega-3-Fettsäuren

In der Nahrung unserer Vorfahren betrug das Verhältnis der essenziellen Omega-6- zu Omega-3-Fettsäuren 3:1. Heute liegt das Verhältnis bei 15 bis 20:1.

Ist das Fettsäureverhältnis ungünstig, können die Zellmembranen ihre Funktionen nicht mehr zuverlässig ausführen und lassen Stoffe, die im Blutkreislauf zirkulieren, in die Zelle hinein, die der Zelle schaden. So lagern sich giftige Produkte und Schadstoffe im Fettgewebe an und führen zu Entzündungsreaktionen.

Diese Dominanz der Omega-6-Fettsäuren kommt einerseits dadurch, dass wir uns viel mehr über Getreideprodukte ernähren als früher. Das Verhältnis von Omega-6- zu Omega-3-Fettsäuren beträgt in Weizen 14:1, im Roggen 12:1, in Soja 11:1 und bei Mais 20:1. Und mit diesem Getreide füttern wir auch unsere Masttiere.

In der Massentierhaltung wird Fertigfutter aus Getreide und Soja verwendet. Es fehlt das Omega-3-haltige Grünfutter. Das betrifft übrigens im gleichen Maße auch die Fischzuchtfarmen.

Zusätzlich verwenden wir verstärkt Omega-6-fettsäurereiche Öle und Industriemargarine. Bei herkömmlicher Margarine können je nach Art bis zu 82-mal mehr Omega-6-Fettsäuren enthalten sein als ihre natürlichen Gegenspieler, die Omega-3-Fettsäuren. Bei Sonnenblumenöl liegt es um die 122:1, und Distelöl hat einen Gehalt von 148:1. Solche Produkte finden sich heute in fast allen Fertig- und Fettprodukten. Im Prinzip werden wir mit diesen Produkten regelrecht mit Omega-6-Fettsäuren gemästet. Als letzter Punkt sei noch zu nennen, dass der Mensch ein Gewohnheitstier ist und die Nahrungsmittelindustrie die Abhängigkeit fördert. Man weiß heute, dass bestimmte suchterzeugende Geschmacksstoffe in Fast Food den Geschmack so beeinflussen können, dass sie uns die Kontrolle über unser Essverhalten entziehen. Dadurch reduzieren immer mehr Menschen den Konsum von Omega-3-fettsäurereichen Lebensmitteln wie grünem Salat und grünen Gemüsesorten, Walnüssen, Leinsamen Öl, Sprossen, Pilzen, Wild und Fisch. Dabei sind das die Lebensmittel mit den besten Erfolgsaussichten, wenn es darum geht, die negativen Auswirkungen von Omega-6-Fettsäuren zu stoppen und die zu hohe Konzentration aus dem Gewebe zu verdrängen. Da die meisten Menschen an einem Mangel an Omega-3-Fettsäuren leiden, sollten diese vermehrt zugeführt werden.

Omega-3-haltige Lebensmittel

Weizenkeimöl, Sojaöl, Walnussöl, Rapsöl, Hanföl, Leinöl, Grünalgen, Wildpflanzen und Kräuter. Wenn Sie Fleisch, Käse und Milch essen, dann von Weidetieren, die einen sehr hohen Anteil an grünem Futter hatten.

Die Qualität der Kohlenhydrate

Industriell verarbeitete, raffinierte Kohlenhydrate sind wertlos und haben zu einem Nahrungsmittelirrtum beigetragen, der lautet: »Kohlenhydrate machen dick.« Bei dieser Aussage wird allerdings nicht unterschieden zwischen den »guten« komplexen Kohlenhydraten und den »schlechten« raffinierten Kohlenhydraten. Zu den raffinierten Kohlenhydraten zählen weißer und brauner Zucker, Weißmehlprodukte und daraus hergestellte Süßigkeiten und Kuchen, die bekanntermaßen dick machen! Vollwertige pflanzliche Kohlenhydrate dagegen sind sehr wertvoll und wichtig. Dazu zählen ungeschälte Getreide und Reis, Hülsenfrüchte, Kartoffeln, frisches Obst und Gemüse sowie Vollkornprodukte.

Vollwertige Nahrungsmittel bestehen immer aus dem reinen Produkt, dem vollen Korn, der frischen Frucht. Sie sind nicht industriell behandelt und enthalten daher noch alle notwendigen Mikronährstoffe.

Möglichst bunt, die Vielfalt macht's

Nutzen Sie die Farben der Natur. Essen Sie möglichst viel frisches Obst und Gemüse, denn dann werden Sie am besten versorgt mit Vitalstoffen. Mineralien, Vitamine und sekundäre Pflanzenstoffe, die als Antioxidantien wirken und uns vor Alterungsprozessen schützen, sind für unsere Ernährung äußerst wichtig. Antioxidantien fangen die im Stoffwechsel entstehenden schädlichen freien Radikale ab und neutralisieren diese. Freie Radikale schädigen die Gefäße, sie führen dadurch zu Arteriosklerose und anderen Entzündungsprozessen. Je mehr Obst und Gemüse Sie essen, desto besser ist der Körper vor freien Radikalen geschützt. Wer Obst nicht verträgt, hat häufig eine

Fehlbesiedlung der Darmflora. Wenn frische Früchte allein und auf leeren Magen gegessen werden, werden sie meistens viel besser vertragen als zum Nachtisch. Wenn Sie vorher eine Nudelmahlzeit zu sich genommen haben oder eine noch schwerer verdauliche Fleischmahlzeit und danach Obst essen, beginnt das Obst zu gären. Essen Sie zuerst das Obst, so passiert das nicht. Früchte benötigen etwa 30 Minuten, bis sie verdaut sind. Erst dann sollte etwas anderes gegessen werden. Mahlzeiten mit tierischen Produkten benötigen zehn Stunden oder länger, bis sie verdaut sind. Am besten ist es, Sie essen immer erst dann die nächste Mahlzeit, wenn die vorherige Mahlzeit verdaut ist. Es gibt eine Fülle an köstlichen Gerichten, die sehr einfach und schnell zubereitet werden können. Informationen hierzu finden Sie unter www.quanten-diät.de.

Ernährungsempfehlungen bei ausgewählten Erkrankungen

Ernährungsempfehlungen bei Fettsucht (Adipositas)

Adipositas ist ein zunehmendes Problem, das sich mit wachsender Geschwindigkeit in der ganzen Welt ausbreitet. Aber warum werden wir immer dicker? Fälschlicherweise glauben wir an folgende Hypothese: Ganz gleich, welche Kalorien wir zu uns nehmen, nur die »Energiebilanz« zählt. Unser Körper sei quasi wie ein Eimer. Die Nahrung, die man aufnimmt, füllt den Eimer, und die Bewegungen, die man ausführt, leeren ihn. Folglich sind diejenigen dick, die zu viel essen und sich zu wenig bewegen. Aber es ist viel mehr als nur das!

Die Ursachen für Adipositas sind neben zu hoher Kalorienzufuhr und zu wenig Bewegung folgende:

1. Industriell verarbeitete Lebensmittel, die uns nicht mehr mit den natürlichen Vitalstoffen versorgen, die wir benötigen, um gesund zu sein, die aber den Stoffwechsel belasten.
2. Das Fleisch, das wir essen, stammt von kranken und gequälten Tieren und ist mit Stresshormonen, die bei Todesangst entstehen, Wachstumshormonen, Antibiotika und anderen Medikamenten versetzt. Das beeinflusst unser Hormonsystem.
3. Aufgrund der unnatürlichen Nahrung, mit der diese Tiere aufgezogen wurden, hat sich die Qualität des Fettes und der Proteine im Fleisch radikal verändert. Das Verhältnis von Omega-6- zu Omega-3-Fettsäuren hat sich so verändert, dass es zu mehr Entzündungsprozessen im Körper beiträgt.
4. Auch Kartoffeln und Gemüse wurden genetisch modifiziert und mit gefährlichen, schwer abbaubaren Pestiziden, synthetischem Dünger und anderen Zusätzen behandelt.

Industriell verarbeitete Lebensmittel können nicht so leicht verdaut werden wie natürliche vollwertige Nahrung. Folglich werden viele Substanzen vom Darm aufgenommen und in den Blutkreislauf geleitet, die nicht durch normale Körperfunktionen verarbeitet werden können.

Derartig hergestellte Lebensmittel führen dazu, dass die Körperprozesse nicht mehr richtig funktionieren können, sie bringen uns aus dem Gleichgewicht und bilden so die Grundlage für chronische Erkrankungen. Adipositas ist demnach eine Kombination der Anhäufung schlecht verdaulicher Materialien und einer erschöpften Verdauungskapazität. Das führt zu Müdigkeit und Stoffwechselstörungen. Der Körper wird zu einer Mülldeponie, gefüllt mit Dingen, die er weder brauchen noch entsorgen kann. Dabei entsteht ein Teufelskreis. Nährstoffmangel im

Körper verstärkt Essensgelüste. Aus dem Gleichgewicht geratene Stoffwechselprozesse können zu süchtigem Verhalten, depressiven Verstimmungen und Erschöpfungszuständen führen. Einem übergewichtigen Menschen zu empfehlen, er solle weniger essen und sich mehr bewegen, ist zu einfach gedacht, um diesem komplexen Zustand effektiv beizukommen. Es ist eine ganzheitliche Betrachtung nötig, die auch die seelischen und geistig-mentalen Aspekte berücksichtigt. Eine Umstellung auf vegetarische Kost, bestenfalls vegane Kost, führt langfristig zu einer deutlichen Gewichtsreduktion. Innerhalb der ersten drei Wochen verliert man im Durchschnitt 5,5 Prozent seines Körpergewichts. Auch der Stoffwechsel stellt sich um. Vegetarier wandeln mehr Kalorien in Körperwärme um als Nichtvegetarier und lagern weniger Fett ein. Es stellt die gesündeste Form des Abnehmens dar.

Ernährungsempfehlungen bei Herz-Kreislauf-Erkrankungen
Der menschliche Körper ist stets so alt wie der Zustand seiner Gefäße (Arterien und Venen). Gefäßgesundheit kann man essen. Am meisten schützen Sie Ihr Herz-Kreislauf-System durch eine vollwertige, frische und vitalstoffreiche vegane Ernährung. Je weniger tierische Eiweiße Sie zu sich nehmen, desto besser für den Zustand Ihrer Gefäße. Eine spezielle Herzdiät gibt es nicht. Folgen Sie den allgemeinen Ernährungsempfehlungen für gesunde Ernährung und Sie tun das Beste, um Arteriosklerose (Arterienverkalkung), Bluthochdruck, erhöhte Blutfette, Herzinfarkte, Herzrhythmusstörungen und Schlaganfälle zu vermeiden. Der amerikanische Herzchirurg Dr. Esselstyn erreichte die spektakulärsten Erfolge bei der Behandlung von Herzerkrankungen nicht mit seinem Skalpell, sondern mit Umstellung auf vegane Kost (siehe Kapitel »Krank oder gesund?«).

Ernährungsempfehlungen bei Krebs

Im Kapitel »Krank oder gesund?« haben wir aufgezeigt, wie extrem wichtig eine gesunde Ernährung im Falle einer Krebserkrankung ist. Bei Krebs besteht sozusagen Alarmstufe Rot. Wir müssen alle uns wieder ins Gleichgewicht bringenden Faktoren berücksichtigen, damit unsere Selbstheilungskräfte den Krebs besiegen können. Dazu ist es notwendig, betroffene Menschen über allgemeine Maßnahmen zur effektiven Gesundheitsvorsorge aufzuklären, damit sie sich eigenverantwortlich um die Umsetzung kümmern können. Dabei ist eine optimale Versorgung mit notwendigen Mikronährstoffen durch eine gesunde Ernährung das A und O. Alle Giftstoffe, wie Rauchen oder Alkohol, müssen strikt gemieden werden. Zusätzlich gilt, die Entlastung der Stoffwechselprozesse und die Stärkung des Immunsystems über eine gesunde Darmflora zu optimieren. Um dem Körper bei der Entgiftung und Übersäuerung zu helfen, ist es notwendig, täglich zwei bis drei Liter reines Wasser zu trinken. Weiterhin gehören zum Programm tägliche Bewegung, ausreichend Sonnenlicht, Entspannung, ausreichend Schlaf, die Arbeit mit den seelischen Konflikten und den zum Menschen gehörenden spirituellen Themen wie Lebenssinn und Auseinandersetzung mit dem Thema Tod.

Die ideale Antikrebsernährung ist frisch, vollwertig, pflanzlich und ohne tierisches Eiweiß, am idealsten rein vegan.

Ernährungsempfehlungen bei Diabetes mellitus

Der Diabetes Typ II gilt offiziell als eine Erkrankung, die sich aufgrund einer ungesunden Ernährung und Lebensweise entwickelt hat. Eine falsche Ernährung auf der Grundlage von großen Mengen kohlenhydratreicher Nahrungsmittel und gezuckerter Getränke führt in Kombination mit Bewegungsmangel bei vielen

Menschen zu einer Insulinresistenz der Zellen. Ein Überangebot an Kohlenhydraten führt mehrmals am Tag zu einem starken Anstieg des Blutzuckerspiegels. Die Bauchspeicheldrüse muss folglich immer wieder riesige Mengen Insulin zur Verfügung stellen, um den anflutenden Zucker aus dem Blut in die Zellen zu schaffen. Da die Zellen den vom Insulin im Übermaß angebotenen Zucker nicht brauchen, stumpfen sie regelrecht ab. Sie reagieren auf das Insulin nicht mehr und werden insulinresistent. Entstehen im Körper zu viele freie Radikale, die nicht durch pflanzliche Ernährung abgepuffert werden können, so schädigen diese zusätzlich die Insulinrezeptoren.

Interessanterweise ist es möglich, Diabetes Typ II zu heilen, sofern er früh genug festgestellt wird. Zur Heilung auf körperlicher Ebene braucht man genau drei Dinge: 1. Eine vollwertige, frische, pflanzliche Ernährung ohne tierische Eiweiße. 2. Normalgewicht. 3. Körperliche Aktivität. Normalgewicht kann man oft nur dann erreichen, wenn man seelisch-geistig ausgeglichen ist. D. h., dazu ist eine Arbeit an seinen mentalen Blockaden erforderlich. Essen ist oft eine Ersatzbefriedigung. Mangelt es einem an Zuwendung oder Selbstzufriedenheit, so neigt man dazu, sich durch Essen zu trösten. Heißhunger auf Süßes tritt meist dann auf, wenn wir nervös oder seelisch angespannt sind.

Zu einem ganzheitlichen Konzept bei Diabetes Typ I und II gehört es, Zucker zu meiden, und zwar in jeder von der Industrie verarbeiteten Form. Dazu zählt auch der künstliche Fruchtzucker. Künstlicher Fruchtzucker (Fructose) erhöht den Cholesterinspiegel, fördert die Einlagerung von Fetten in Fettgewebe und Leber und kann dadurch die Entwicklung einer Fettleber fördern. Fruchtzucker aus frischen, reifen Früchten hingegen ist im Rahmen einer klassischen Ernährungsweise vollkommen unbedenklich. Von synthetischen Süßstoffen raten wir dringend ab.. Einen natürlichen süßen Stoff bietet die Stevia-Pflanze. Neuerdings ist sie auch bei uns als Süßmittel zugelassen.

Generell gilt, frische Salate und Gemüsegerichte sollten künftig Ihre Grundnahrungsmittel sein. Ergänzen Sie sie mit Nüssen, Ölsaaten und Sprossen oder einer kleinen Beilagemenge aus Hirse, Quinoa, Buchweizen, braunem Reis, Vollkorn-Dinkelbulgur etc. Verwenden Sie statt Kuhmilch Mandelmilch. Mandeln sind extrem gesund und können die Insulinresistenz der Zellen vermindern. Vermeiden Sie Fleischprodukte am besten ganz. Verbessern Sie Ihre Magnesiumversorgung durch den Genuss magnesiumreicher Lebensmittel wie Amaranth, Quinoa, Meeresalgen, Kürbiskerne, Sonnenblumenkerne und Mandeln. Trinken Sie zwei bis drei Liter reines kohlensäurefreies Quellwasser jeden Tag. Verbessern Sie Ihre Chrom- und Zinkversorgung, indem Sie statt Weißmehl und Zucker Vollkornbrot und frische Linsensprossen zu sich nehmen. Bewegen Sie sich ca. 30 Minuten am Tag aktiv z. B. bei einem Spaziergang, auf dem Sie gleichzeitig Sonne tanken.

Ernährungsempfehlungen bei Rheuma, Allergien und Autoimmunerkrankungen

Allen Autoimmunerkrankungen gemeinsam ist, dass das Immunsystem auf harmlose oder körpereigene Substanzen überreagiert. Folglich ist eine ideale Ernährung bei Allergien und Autoimmunerkrankungen eine Ernährung, die unser Immunsystem nicht weiter belastet. Belastet wird unser Immunsystem durch Tiereiweiße, wie mehrfach beschrieben. Die Empfehlung kann daher nur lauten: Lassen Sie alle Milchprodukte weg, essen Sie weder Fleisch noch Fisch. Machen Sie den Versuch nur einmal vier Wochen lang. Ernähren Sie sich nach einem veganen Ernährungsplan und beobachten Sie, welche positiven Auswirkungen sich in Ihrem Körper zeigen.

Ernährungsempfehlungen bei Osteoporose

Unter Osteoporose versteht man eine Abnahme der Knochendichte. Dieser Verlust wird zum Teil durch die Verringerung von Kalzium, Phosphor und anderen wichtigen Mineralien in den Knochen verursacht. Die Knochen werden porös und brüchig und dadurch anfälliger für Knochenbrüche. Die Auswertung der Framingham-Osteoporosestudie[109] kam zu dem Ergebnis, dass der regelmäßige Konsum von Cola bei Frauen zu einer verringerten Mineraliendichte der Knochen führen kann. Die übliche westliche Ernährung, die reich an tierischen Proteinen ist, führt über den Weg der Übersäuerung des Körpers zu einem Abbau der Knochendichte. Die Säure entzieht den Knochen Kalzium, und es kommt zu einer Erhöhung der Kalziumausscheidung im Urin. Daher ist die Empfehlung, Milchprodukte als vorbeugende Maßnahme für Osteoporose einzusetzen, absolut falsch! Die Verdoppelung der Proteinaufnahme von 35 auf 78 Gramm pro Tag führte in einer Studie zu einer alarmierenden 50-prozentigen Erhöhung der Kalziumausscheidung im Urin.[110] Die ideale Ernährung, um Osteoporose vorzubeugen, ist frische, vollwertige, überwiegend vegane Kost ohne tierisches Eiweiß und vor allem ohne Milchprodukte. Ohne zusätzliches Kalzium, welches die körpereigene Kalziumproduktion nochmals reduziert.

---

109 Tucker K. L., Morita K., Qiao N., Hannan M. T., Cupples L. A., Kiel D. P.: »Colas, but not other carbonated beverages, are associated with low bone mineral density in older women: The Framingham Osteoporosis Study«. In: Am. J. Clin. Nutr., Bd. 84, Nummer 4, Oktober 2006, S. 936–942

110 Westman E., Yancy W. S., Edman J. S. et al.: »Carbohydrate Diet Program«. Am. J. Med. 113 (2002): S. 30–36

Was heißt entschlacken?

Schlacken sind vom Körper neutralisierte Säuren und Gifte, die in den verschiedenen Körpergeweben abgelagert werden. Diese den Körper schädigenden Substanzen entstehen während der Verdauung ungesunder Nahrung sowie aus Umwelt- und Giftbelastungen, denen die Menschen in immer größerem Maße ausgesetzt sind. Diese Giftstoffe werden in Binde- und Fettgewebe dauerhaft eingelagert. Die Säuren, die über unsere Ernährung den Körper belasten, stammen in erster Linie aus tierischen Produkten. Sie entwickeln während der Verdauung Salpetersäure, Schwefelsäure und Harnsäure. Weißmehlprodukte sowie sämtliche Zuckerarten entwickeln während der Verdauung Essigsäure. Auch Getränke spielen bei der Bildung von Säuren und der Umwandlung in sogenannte Schlacken eine große Rolle. Durch zu viel Genuss von Kaffee und schwarzem Tee entsteht Gerbsäure. Durch Genuss von Colagetränken entsteht Phosphorsäure. Trinken wir Mineralwasser, nehmen wir Kohlensäure auf. In alkoholischen Getränken ist Weinsäure oder Schwefelsäure enthalten. Viele Menschen neigen dazu, zu viel von diesen säureproduzierenden Stoffen mit der Nahrung aufzunehmen. Stellen Sie die Nahrung auf pflanzliche Kost um, beginnt der Körper automatisch zu »entgiften«. Das kann am Anfang zu leichten Kopfschmerzen, vorübergehender Müdigkeit, Verdauungs- oder Kreislaufproblemen führen. Je gesünder Sie sind, desto weniger zusätzliche Maßnahmen sind nötig. Liegen chronische Erkrankungen vor oder sind die Reaktionen bei der Ernährungsumstellung zu heftig, so benötigen Sie Unterstützung. Diese kann aus einer Darmsanierung oder homöopathischen Unterstützung der Leber-, Nieren-, Lungenfunktion oder der Entlastung des Lymphsystems bestehen.

Zusammenfassung

Die Qualität der Nahrung wird nicht ausschließlich durch ihren Energiegehalt bestimmt. Auch die Inhaltsstoffe allein sind nicht das Entscheidende, sondern ihre Eigenschaft, im menschlichen Körper die Prozesse zu unterstützen, die den Körper gesund erhalten, ist ausschlaggebend. Lebensmittel aktivieren, energetisieren, koordinieren, ordnen, besänftigen und unterrichten den Verbraucher zum richtigen Zeitpunkt, in der richtigen Art, an der richtigen Stelle. Die Nahrung ist Botschaft und Information und kann durch geistige Faktoren in ihrer Wirksamkeit beeinflusst werden. Je besser die Nahrung verdaut werden kann, umso höher ist der gesundheitliche Wert.[111] Gesunde Ernährung setzt sich zusammen aus:

- biologisch angebauten Früchten, Gemüsen, Wildfrüchten, Wildpflanzen, Kräutern und grünem Blattgemüse,
- Algen,
- Nüssen, Ölsaaten und gekeimten Samen,
- hochwertigen pflanzlichen Öle in geringen Mengen,
- reinem Wasser und Kräutertees.

Und außerdem sollte der Genuss nie zu kurz kommen!
Ungesund sind: alle tierischen Eiweiße, also Fleisch, Fisch, alle Milchprodukte und Eier.

---

111 Schrödinger, E.: »What is Life?«. Cambridge University Press, London 1945; dt.: Was ist Leben? Die lebende Zelle mit den Augen des Physikers betrachtet. Piper, München 1999

BEWEGUNG IST LEBEN

Bewegung bestimmt unser Leben ab dem Zeitpunkt der Zeugung. Bewegung ist entscheidend für das Wachstum und die körperliche Entwicklung der Kinder, unterstützt die Sprachentwicklung im Kindesalter und fördert die Intelligenz des Menschen. Bewegung ist Kommunikation. Mit Bewegung drücken wir Gefühle aus, zeigen Enttäuschung, Freude, Angst, Schmerz, Wut und Zuneigung. Bewegung steht somit in engster Wechselbeziehung zu unseren Gefühlen. Bewegung hält körperlich und geistig fit und gesund. Durch Bewegung schließen wir soziale Kontakte und Freundschaften, können z. B. beim Wandern gemeinsame Erlebnisse mit Freunden, der Familie oder mit Kameraden genießen. Bewegung stärkt das Selbstvertrauen und ist eine Chance der Selbstverwirklichung. Ausdauernde Bewegung setzt körpereigene Glückshormone frei, sogenannte Endorphine, und wirkt dadurch antidepressiv.

Fazit: Mit ausreichend Bewegung leben wir glücklicher und gesünder. Das Rezept ist einfach: Einmal täglich ausreichend Bewegung, Spiel und Sport! Sportwissenschaftler haben herausgefunden, dass dreimal in der Woche für 45 Minuten Ausdauersport sowie zusätzlich eine Gymnastik zur Förderung der Beweglichkeit den größten Gewinn für die Gesundheit und ein langes Leben bringen. Ausreichende Bewegung hilft nicht nur, die Gesundheit zu erhalten, sondern sie wird umso wichtiger im Falle einer Krankheit. Anhand vieler Studien im In- und Ausland wurde nachgewiesen, dass selbst bei Krebsbehandlungen durch Chemotherapie die Wirkung dieser Therapien und die Heilverläufe stark beschleunigt werden, wenn die Patienten sich bewegen oder sogar Sport treiben.

Jörg Tacke: Wenn ich als Jugendlicher operiert worden bin, wurde ich im Krankenhaus wochenlang ruhig gestellt. Offensichtlich hat die Medizin heute verstanden, dass Bewegung für alle Prozesse wichtig ist. Selbst bei schweren Operationen werden Patienten wenige Stunden nach der Operation bereits aufgesetzt und zur Bewegung ermutigt. Hat man vor 30 Jahren Herzinfarktpatienten vier Wochen absolute Bettruhe verordnet, so mobilisiert man diese heutzutage so bald wie möglich.

Viele Therapiemaßnahmen haben sich in den letzten 20 Jahren verändert. Wurde vor 25 Jahren ein Bänderriss am Sprunggelenk operiert und ruhiggestellt, heißt es heute »früh funktionelle Behandlung«, und ohne Ruhigstellung und ohne Operation soll baldmöglichst wieder bewegt werden. In der onkologischen Rehabilitation wurden Krebspatienten früher geschont. Heute versucht man, sie sanft zum Sport zu bewegen.

Auch Sportverletzungen aller Art können durch gezieltes Befragen des Patienten mit Zuhilfenahme der Körperwahrnehmung, direkt und ohne Ruhigstellung behandelt werden. Zum Beispiel ist das Faszien-Distorsions-Modell[112] sehr eng mit dem

---

112 Entwickelt wurde das Faszien-Distorsions-Modell von dem US-amerikanischen Notfallmediziner und Osteopathen Dr. Stephen Typaldos, der es 1991 erstmals der Öffentlichkeit präsentierte. Typaldos hatte erkannt, dass seine Patienten trotz unterschiedlicher medizinischer Diagnosen bei der Beschrei-

Empfinden des Patienten verknüpft und an der subjektiven Zufriedenheit orientiert, zugleich aber auch »leistungsorientiert«: Tätigkeiten, die ein Betroffener ausführen möchte oder muss (z. B. Laufen) werden durch die Behandlung der hinderlichen Beschwerden mittels FDM sofort wieder ermöglicht. In dem Buch *Geheilt! Wie Menschen den Krebs besiegten*[113] kann man in zahlreichen Tatsachenberichten von »unheilbar« Kranken lesen, die es u. a. durch viel Bewegung schafften, einen scheinbar aussichtslosen Krankheitsverlauf zur Heilung zu wenden.

Schon seit ungefähr 20 Jahren sind sich Krankenkassen in den USA bewusst, dass Menschen mit Herz-Kreislauf-Problemen ihr Leiden durch tägliche Bewegung im optimalen persönlichen Belastungsbereich lindern und Rückfälle verhindern können. Deshalb bieten sie ihren Mitgliedern stark vergünstigte Versicherungstarife an, solange sie sich an diese tägliche Übung halten, z. B. durch einen etwas flotteren Spaziergang.

Ein körperliches Training von 15 bis 45 Minuten täglich hält ein Körpergewicht aufrecht, das fünf bis acht Kilo niedriger ist als ohne Training. Hierzu zählen auch alle Tätigkeiten des Alltags und des Haushalts, Treppen steigen statt Aufzug fahren, gehen statt Auto fahren usw.[114]

bung ihrer Beschwerden immer wieder die gleichen Worte und Gesten verwendeten. So stellte er fest, dass Ursache dieses Phänomens sechs verschiedene Faszien-Distorsionen sind, die sich jeweils in mehreren Punkten voneinander unterscheiden (Lokalisation, Schmerzqualität, Beschwerdesymptomatik etc.) und daher sich spezifisch wiederholende Muster bei der Beschreibung entstehen.

113 Hartl, Thomas, Hofer, R.: Geheilt! Wie Menschen den Krebs besiegten. Ueberreuter, Wien 2008
114 Ravussin E., Lillioja S., Anderson T. E. et al.: »Determinants of 24-hour energy expenditure in man«. J. Clin. Invest. 78 (1986): S. 1568–1678

KLEINE AUSWAHL
AN HAUSMITTELN UND
ALTERNATIVEN
HEILMETHODEN

Mit Hausmitteln und homöopathischen Arzneien können Sie sich bei vielen Erkrankungen sehr schnell durch eine Selbstanwendung Heilung oder zumindest Linderung verschaffen. Wir verstehen diese Mittel als Ergänzung zu der Arbeit an den geistigseelischen Blockaden und der Ernährungsumstellung.

Aus eigener Erfahrung können wir den *Homöopathischen Kompass* von Sven Sommer (Gräfe und Unzer verlag) empfehlen. Er enthält ein umfangreiches Symptomregister, bei dem einfache Fragen nach Ihrem Befinden Ihnen dabei helfen, das richtige Mittel zu finden. Investieren Sie einmal in eine homöopathische Reiseapotheke mit 30 Mitteln und Sie haben wahrscheinlich über Jahrzehnte vorgesorgt. Nehmen Sie die unten angegebenen Globuli einmal am Tag, je fünf Kügelchen.

Jörg Tacke: Allein durch die Homöopathie haben wir uns viele quälende Wartestunden mit unseren Kindern in Wartezimmern erspart und während der Grippezeiten wahrscheinlich auch uns vor noch weiteren Viren geschützt.

Kopfschmerzen

Spannungskopfschmerzen signalisieren uns, dass wir zu viel um die Ohren haben. Der Druck und Stress der aktuellen Umstände sind zu viel, wir verlangen von uns selbst zu viel. Hilfreich können folgende Hausmittel sein:

Kalte Kompressen auf Stirn oder Nacken oder mit Pfefferminzöl die Schläfe einreiben. Sanftes Massieren der schmerzhaften Stellen an Stirn, Schläfen und im Augenbereich.

Entspannung fördern mit Melissen- oder Baldriantee.

Homöopathie: Spigelia C 30 Globuli, Gelsemium C 30 Globuli.

Aus der Pflanzenheilkunde kann bei Migräne Pestwurzextrakt zur Prophylaxe empfohlen werden. Auch Magnesium kann hilfreich sein.

Bindehautentzündung (nicht eitrig)

Homöopathie: Euphrasia (Augentrost) Augentropfen D3, Euphrasia C 30 Globuli

Schnupfen

Schnupfen kann auch immer bedeuten, dass wir von etwas die Nase voll haben.

Kopf-Dampfinhalation mit Kamillenblüten entweder als klassisches »Dampfbad« oder mit einem Inhalator aus der Apotheke. Das klassische Dampfbad besteht aus einem Topf kochendem Wasser mit Tee (Kamille, Salbei und Thymian) und einem Handtuch. Dabei sitzt man am Tisch, neigt den Kopf über das heiße Wasser, deckt sich mit einem Handtuch über den Kopf und den Topf ab und atmet durch Mund und Nase ein und aus.

Kochsalz-Nasentropfen helfen, die Schleimhäute zu befeuchten, frische Luft kräftigt das Immunsystem und reinigt die Atemwege.

Homöopathie: bei gelbgrünem Sekret: Pulsatilla C 30 Globuli

Nasennebenhöhlenentzündung
Zusätzlich zur genannten Schnupfenbehandlung warme Leinsamenwickel oder Meerrettichwickel auflegen.

Herstellung eines Wickels
Benötigt werden zwei bis drei Baumwolltücher. Die Größe der Tücher sollte von innen nach außen zunehmen. Auf das Innentuch den gewählten Zusatz gegeben. Dann sollte man den Wickel möglichst straff und faltenlos anlegen und mit den weiteren Tüchern umwickeln oder an Körperteilen, an denen das Umwickeln nicht möglich ist, nur auflegen.

Leinsamenwickel bei Nasennebenhöhlenentzündung
Aufgekochten Leinsamenbrei auf Kompressoren streichen, kleine Päckchen formen, auf einer Wärmflasche warm halten und auf die Nasennebenhöhlen legen.
Rotlichtbestrahlung
Homöopathie: Kalium bichromicum C 30 Globuli

Allgemeine Infektanfälligkeit
Kneippsche Anwendungen, Sauna, Wechselbäder
Holunder-, Lindenblütentee
Heilpflanzen: Roter Sonnenhut (Echinacea purpurea), Taigawurzel, Ginseng

Halsschmerzen

Jede halbe Stunde Salbeitee oder warmes Salzwasser gurgeln (ein
Teelöffel Salz auf ein Glas)
Heißen Zitronensaft mit Honig trinken
Warmer Quarkwickel, bei hohem Fieber kühler Quarkwickel
Homöopathie: Phytolacca C 30 Globuli

Ohrenschmerzen

Kochsalz- oder andere abschwellende Nasentropfen
Warmes Zwiebelsäckchen aufs Ohr

Zwiebelsäckchen für Ohrenschmerzen
Zwiebel in Würfel schneiden, erwärmen, z. B. auf ein
Taschentuch geben und ein kleines Päckchen formen.

Aconitum-Ohrentropfen: 1 Tr. in jedes Ohr, aus dem Ohr darf
aber keine Flüssigkeit austreten
Homöopathie: Aconitum C 30 Globuli

Husten

Inhalation mit Salzlösung oder Kamilledampf
Bäder mit Thymianzusatz
Brustwickel mit warmen zerdrückten Kartoffeln oder mit feucht-
heißem Tuch
Reichlich trinken, Husten-Bronchialtee (Thymian, Huflattich,
Spitzwegerich)
Wenn der Kranke sehr verschleimt ist, abklopfen des Brustkorbs
mit der hohlen Hand, um das Sekret zu lösen
Pflanzliche Hustensäfte mit Efeu, Thymian, Spitzwegerich
Homöopathie: Bryonia C 30 Globuli, Drosera C 30 Globuli

Nervöse Herzbeschwerden

Einen Schluck sehr kaltes Wasser trinken

Luft anhalten und pressen

Homöopathie: Cactus C 30, Coffea C 30

Übelkeit

Kamillen-Fenchel-Tee

Homöopathie: Nux vomica C 30 Globuli, Ipecacuanha C 30 Globuli

Erbrechen

Alle 5–15 Minuten dünnen schwarzen Tee löffelweise zuführen

Elektrolytlösung selbst herstellen: einen Liter abgekochtes Wasser, eine Tasse Orangensaft, zwei Esslöffel Traubenzucker, einen halben Teelöffel Kochsalz, eine Messerspitze Backpulver

Bauchkrämpfe

Wärme (Wärmflasche, Kirschkernkissen)

Homöopathie: Colocynthis C 30 Globuli

Durchfall

Schwarzer Tee, Birkenkohle

Aufbaukost: Zwieback, Kartoffeln, Reis oder Nudeln ohne Fett zubereitet, fettarme Brühe, geriebener Apfel, Bananen

Bei wässrigem Durchfall mit begleitendem Schwächegefühl: Arsenicum album C 30 Globuli

Verstopfung

Auf nüchternen Magen einen Viertelliter bis einen halben Liter Wasser trinken

Bauchmassage
Trockenobst und viele Ballaststoffe essen
Homöopathie: Opium C 30 Globuli

Sodbrennen, verdorbener Magen
Einen Teelöffel fein gemahlene Heilerde aus der Apotheke in
    Wasser aufgelöst trinken
Homöopathie: Nux vomica C 30 Globuli, Okoubaka C 30 Glo-
    buli

Blähungen
Fenchel-, Melissentee
Warmes Kirschkernkissen auflegen
Homöopathie: Nux vomica C 30 Globuli

Blasenentzündung
Warme Sitzbäder
Temperaturansteigendes Fußbad
Warme Auflage auf den Unterleib legen
Viel trinken (am besten Brennnessel- und Schachtelhalmtee)
Homöopathie: Cantharis C 30 Globuli

Menstruationsbeschwerden
Unterleibkrämpfe: Belladonna C 30 Globuli, Chamomilla C 30
    Globuli
Zu starke Blutung: Hirtentäscheltee
Wassereinlagerung: Brennnessel-, Birkenblättertee
Spannen in der Brust: Agnus castus C 30 Globuli
Depressive Verstimmung: Johanniskrauttee oder -kapseln

Rückenschmerzen und Verspannungen

Wie bei Kopfschmerzen entstehen Rückenschmerzen und Verspannungen meist durch zu viel Stress, bei zu viel seelischem Druck oder durch körperliche Fehlbelastung.

Hilfe bieten daher entspannende Bäder, Sauna, Massagen.

Homöopathie: Rhus toxicodendron C 30 Globuli

Beginnende Herzschwäche

Hervorragend geeignet sind Weißdornextrakte (Crataegus) z.b. als Dragees.

Prostataleiden

Pflanzenextrakte aus Kürbiskernen und Sägezahnpalme können sehr hilfreich sein.

Arthrosen und Gelenkschmerzen

Als unterstützende äußere Anwendung eignen sich Salben aus Spanischem Pfeffer (Capsicum), Beinwell (Symphytum), Arnika oder auch ein Heublumensäckchen.

Beinwell und Arnika gibt es auch als homöopathische Medikamente.

Vegetative Beschwerden, Nervosität

Heilpflanzen: Tees oder Dragees aus Baldrian, Melisse, Hopfen und Passionsblume

Zahnschmerzen

Jeder einzelne Zahn ist mit einem inneren Organ über die Meridiane der Akupunktur verbunden. Zahnschmerzen können ein Hinweis darauf sein, dass wir Probleme haben, uns zu behaupten, uns durchzubeißen. Existenzängste und Mangel an Lebensfreude können hinter Zahnfleischbluten und Zahnfleischentzündungen stecken, Aggressionen und unterdrückte Wut können zu Zähneknirschen führen.

Makula-Degeneration
Die beste Therapie und Vorsorgemaßnahme, um Augenleiden zu verhindern, ist die pflanzliche Ernährung. Sie enthält die meisten Antioxidantien und schützt uns vor zerstörerischen Entzündungsprozessen.

WIE FINDE ICH
DEN RICHTIGEN ARZT?

Haben Sie Ihre Möglichkeiten, sich selbst bei der Heilung zu unterstützen, ausgeschöpft und haben gleichzeitig das Gefühl, dass Sie zusätzliche Unterstützung von außen brauchen, dann wenden Sie sich an Ihren Arzt.

Die beste Empfehlung für einen Arzt ist die Mundpropaganda. Fragen Sie Ihre Freunde und Bekannten, ob sie Ihnen Ärzte empfehlen können, die ganzheitlich arbeiten. Auch an Krankenkassenmitarbeiter werden viele Informationen herangetragen. Wenn Sie Fragen dazu haben, welcher Arzt am besten für Ihre Behandlung infrage kommt, welcher Arzt bestimmte Methoden anbietet, wenden Sie sich an Ihren Ansprechpartner bei der Krankenkasse. Informieren Sie sich durch das Internet, Ihr Telefonbuch und fragen Sie die Arzthelferin, welche besonderen Behandlungsmethoden in der Praxis angeboten werden. Komplementärmedizin ist mittlerweile auch zu einem Vermarktungsmittel geworden. Deshalb gibt es natürlich auch Ärzte, die Zusatzbezeichnungen erworben haben, diese Methoden aber nicht wirklich in ihrer Praxis einsetzen. Deshalb können Sie durch Ihr Nachfragen dafür sorgen, dass diese Methoden vermehrt zum Einsatz kommen. Sie merken schon: Die Eigenverantwortung hört nicht auf.

Wie verhalte ich mich beim Arztbesuch?

Fragen Sie nach sanften Methoden. Lassen Sie Ihren Arzt gleich zu Beginn wissen, dass Ihnen wichtig ist, möglichst ohne chemische Medikamente auszukommen. Sprechen Sie ihn darauf an, dass Sie alles tun möchten, um Ihre Selbstheilungskräfte zu aktivieren und ihn bei der Heilung zu unterstützen. Lassen Sie sich über Behandlungsalternativen, Risiken und Nebenwirkungen aufklären. Diskutieren Sie mit, fragen Sie nach, wenn Sie etwas nicht verstehen.

Was macht der Heilpraktiker anders?

Heilpraktiker beschäftigen sich in ihrer Ausbildung überwiegend mit alternativen Heilverfahren. Sie lernen die Grundlagen der Medizin, um zu erkennen, wann eine Erkrankung so schwer ist, dass sie vom Arzt behandelt werden muss. Ein guter Heilpraktiker arbeitet Hand in Hand mit den Ärzten, insbesondere wenn es sich um schwere, lebensbedrohliche Erkrankungen oder Infektionskrankheiten handelt. Heilpraktiker haben sich nach der Grundausbildung meist auf einen alternativen Bereich der Medizin spezialisiert. Ihr Vorteil liegt oft darin, dass sie sich mehr Zeit nehmen, besser zuhören und ein weniger großes Gefälle zwischen Therapeut und Patient spürbar wird. Dadurch entsteht schneller eine vertrauensvolle Beziehung, die, wie wir wissen, allein schon ihre Wirkung auf Heilung entfaltet. Zwischen Ärzten und Heilpraktikern gibt es oft Vorurteile, die daraus resultieren, dass jeder vom anderen denkt, er würde ihm etwas wegnehmen. Verantwortungsvolle Heilpraktiker machen sehr gute Arbeit. Im quantenmedizinischen Denken arbeiten Arzt und Heilpraktiker generell zusammen. Der Arzt trägt die Hauptverantwortung, er hat gelernt, Notfälle zu behandeln, zu reanimieren, zu operieren. Der Heilpraktiker lernt von Anfang an, mehr auf den geistig-mentalen Aspekt zu sehen, den Menschen ganzheitlich zu betrachten, und er weiß, wann die Grenzen seiner Kompetenz erreicht sind.

Der Arzt berät – der Patient wählt

Seien Sie sich darüber bewusst, dass Sie derjenige sind, der den therapeutischen Prozess aktiv unterstützt. Nicht der Therapeut oder Arzt macht Sie gesund, sondern er schafft nur die Bedingungen dafür, dass der Körper wieder ins Gleichgewicht kommen kann. Lassen Sie sich nicht die Verantwortung abnehmen. Begegnen Sie Ihrem Therapeuten auf Augenhöhe. Ihr Körper ist Ihre Verantwortung. Deshalb lassen Sie sich beraten, entscheiden aber selbst. Fühlen Sie sich momentan nicht in der Lage zu entscheiden, dann nehmen Sie sich entsprechend Zeit. Selten muss sofort entschieden werden. Fühlen Sie sich durch die Entscheidung überfordert, bitten Sie Ihren Arzt um Unterstützung. Bitten Sie ihn um Informationsmaterial oder informieren Sie sich über Broschüren, Bücher, Filme, auch über das Internet, und fragen Sie gezielt nach dem, was Sie nicht verstehen.

Zeitdruck

Rät Ihnen Ihr Arzt zur Dringlichkeit, dann fragen Sie, was passieren kann, wenn man mit der Maßnahme einige Tage oder Wochen wartet. Wird Ihnen eine Operation empfohlen, bei der Sie kein gutes Gefühl haben, gibt es mittlerweile Organisationen, um sich eine zweite Meinung von erfahrenen Chefärzten der Chirurgie einzuholen.[115] Sie haben generell das Recht auf

---

115 www.vorsicht-operation.de

eine zweite Meinung. Überdenken Sie wichtige Entscheidungen zur Therapie sehr gründlich. Hören Sie dabei auch immer auf Ihr Bauchgefühl.

Diagnostik- und Therapieentscheidungen

Die Realität sieht so aus: Jede diagnostische Maßnahme, jede Operation, jede Medikation birgt Gefahren und Nebenwirkungen. Viele Verfahren sind wissenschaftlich nicht überprüft, es wurde z. B. festgestellt, dass Arthroskopien des Kniegelenks nicht wirkungsvoller sind als Placebooperationen. Testergebnisse können falsch sein oder belanglos für die Therapie. Oft entstehen hohe Kosten, aber wenig Nutzen. Viele Untersuchungen, wie zum Beispiel CTs oder MRTs, werden viel zu häufig durchgeführt. Sie sichern zwar die Diagnose, sind aber nutzlos für therapeutische Entscheidungen. Ein schwerer Bandscheibenvorfall, der einer Operation bedarf, wird an neurologischen Ausfällen sichtbar. Diese kann der Arzt allein durch körperliche Untersuchung feststellen. Leichte Bandscheibenschäden ohne neurologische Ausfälle werden generell konservativ behandelt, d. h. ohne Operation. In diesem Fall ist eine bildgebende Diagnostik mittels CT nicht sofort erforderlich. Viel zu häufig wird bei Rückenschmerzen ein CT durchgeführt. Was dem Patienten nicht bewusst ist: Auch diese Untersuchung kann falsche Ergebnisse liefern, sie ist eine Strahlenbelastung und hat sowieso für die Therapie keine Bedeutung. Ärzte lassen sich generell sehr viel seltener operieren oder diagnostizieren als der Normalbürger. Wir wissen, es ist nicht leicht, solche Entscheidungen selbst zu treffen, denn keiner kann sicher wissen, was das Richtige ist. Aber: Sie haben für Ihren Körper das beste Bauchgefühl, und dieses gilt es, zu schulen, denn Sie tragen die Verantwortung für Ihr Leben.

Wie kann ich meinen Arzt inspirieren, quantenmedizinisch zu denken?

Die Zeit ist reif geworden für Veränderung. Die Gesundheitskosten laufen aus dem Ruder, die Volksgesundheit wird immer schlechter und die Arbeitsbelastung der Ärzte durch bürokratischen Wahnsinn und Sparzwänge immer größer. Jeder spürt, dass sich etwas ändern muss, aber es passiert eben nicht von allein, sondern nur durch ein verändertes Bewusstsein und ein verändertes Verhalten. Alle Beteiligten sind aufgefordert, sich gegenseitig zu unterstützen. Sie können Ihren Arzt darin unterstützen, indem Sie ihn bitten, Sie ganzheitlich zu behandeln und Ihnen zu erklären, was Sie selbst für Ihre Gesundheit tun können. Das fordert ihn heraus, seine Position und Verfahrensweisen zu überdenken und sich den veränderten Wünschen der mündigen Patienten anzupassen. Es erinnert ihn immer wieder daran, dass nicht er gesund *machen* kann, sondern dass Menschen aus hochkomplexen Energiefeldern bestehen. Durch Ihre Beharrlichkeit unterstützen Sie ihn, langsam, aber sicher seine Sichtweise und sein Verhalten zu verändern. Die Zusatzbezeichnung »Naturheilverfahren« ist unserer Meinung nach heute so beliebt, weil die Nachfrage durch die Patienten ständig anwächst. Eine Änderung passiert von der Basis her, auch der Patient hat Einfluss auf die Entwicklung der Medizin.

Eigenverantwortung annehmen und fordern

Wie wichtig die Selbstverantwortlichkeit für Heilung ist, haben wir bereits im Kapitel »Krank oder gesund?« ausführlich deutlich gemacht. Bis dieses Wissen in die ärztliche Aus-, Fort- und Weiterbildung Einzug gefunden hat und somit zur Selbstverständlichkeit wird, können Sie durch Ihr Verhalten als Patient

dafür sorgen, dass dieser Prozess beschleunigt wird. Die weit-
verbreitete Haltung, die auch als Chipkarten-Mentalität bekannt
ist:»Ich lege meine Gesundheitskarte auf den Tisch, und dann
wird schon alles laufen«, mit anderen Worten:»Ich lasse mich
da jetzt mal gesund machen«, diese Haltung bremst oder verhindert Heilung, weil wir mit dieser Einstellung die Verantwortung
für unsere Gesundheit abschieben. Um eigenverantwortlich zu
handeln, fragen Sie z. B. Ihren Arzt, welche Alternativen zu Ihrer
schulmedizinischen Behandlung es im Bereich der Pflanzenheilkunde oder Komplementärmedizin gibt. Sie werden gleich merken, ob Ihr Arzt dafür offen ist oder ob er diese Thematik sofort
abwehrt und damit abwertet. Dann wissen Sie zumindest eines:
Sie passen nicht gut zueinander, und das ist für den Heilverlauf
nicht förderlich. Folgende Punkte sind für eine therapeutische
Beziehung wichtig, die den Heilverlauf optimal unterstützt:

1. Eine klare Diagnose: Achten Sie darauf, von Ihrem Arzt eine
   klare, verständlich Diagnose zu bekommen. Wenn die Diagnose für Sie unverständlich ist, sind Sie unsicher und fühlen
   sich hilflos oder ausgeliefert. Dadurch sind Sie handlungs-
   unfähig. Haben Sie verstanden, was die Diagnose bedeutet,
   so können Sie gezielt Ihr Verhalten ändern, also eigenverantwortlich die Ursache der Krankheit angehen. Diese Klarheit
   entspannt. Entspannung ist Heilung. Und die Klarheit schafft
   Vertrauen zwischen Ihnen und Ihrem Arzt. Vertrauen schafft
   ebenfalls Entspannung.

2. Ursache: Fragen Sie Ihren Arzt nach der Ursache für Ihre
   Krankheit und besonders nach Ursachen im mentalen Bereich. Wenn Ihr Arzt dort unerfahren ist, dann wird er sich
   entweder weiterbilden oder Sie an einen psychotherapeutisch
   arbeitenden Kollegen verweisen. Geschieht dies nicht und Sie

fühlen sich unverstanden, so geht kein Weg daran vorbei, den Arzt zu wechseln.

3. Redezeit: Bestehen Sie darauf, sich so lange Ihrem Arzt gegenüber zu äußern, bis Sie das Gefühl haben, dass er Sie verstanden hat. Dieses Gefühl, sich verstanden zu fühlen, ist ebenso grundlegend für Entspannung, also Heilung. Die Untersuchungen zeigen, dass Ärzte, die ihre Patienten nicht ausreden lassen, im Endeffekt keine Zeit sparen. Sie können sich also mit Gelassenheit und Ruhe ausdrücken, ohne die Sorge zu haben, egoistisch zu sein. Dadurch wird die Begegnung mit dem Arzt ruhiger, und damit tun Sie sich und dem Arzt etwas Gutes. Drücken Sie dabei Ihre Hoffnungen, Erwartungen und Ziele aus, Ihre Ängste und Ihre Unsicherheiten und Ihre Zweifel.

4. Entscheidungsbeteiligung: Je schwerer die Erkrankung, desto wichtiger ist die Beteiligung an den Entscheidungen durch den Patienten für den Erfolg. Finden Sie einen gemeinsamen Nenner. Lassen Sie ihn wissen, dass Sie seine Qualitäten und seine Kompetenz schätzen und ihn deshalb aufsuchen, aber dass Sie mitentscheiden wollen. Fühlen Sie sich dazu nicht in der Lage, dann bitten Sie ihn, Sie dabei zu unterstützen. Dies alles ist natürlich nur möglich, wenn Sie überhaupt noch aufnahme- und entscheidungsfähig sind. Aber hier kommt der Clou an der ganzen Geschichte. Je früher Sie eigenverantwortlich mit Ihrer Gesundheit umgehen, und dazu gehört auch das Verhalten in der Behandlung, desto größer ist die Wahrscheinlichkeit, dass Sie gesund bleiben und dass dieses Verhalten mühelos und selbstverständlich wird, auch wenn Sie geschwächt sind.

5. Atmosphäre in der Arztpraxis oder im Krankenhaus: Auch hier gilt es, wieder darauf zu achten, dass Sie sich wohlfüh-

len. Eine kalte Lazarettatmosphäre oder eine unpersönliche Atmosphäre stresst uns und unterstützt die Heilung nicht. Damit wird vieles wieder zerstört, was an sich hätte heilsam sein können. Erleben Sie eine Behandlung, in der der Arzt andauernd unterbrochen wird, z. B. Telefonate führt, mit anderen Worten, Sie das Gefühl haben, dass er nicht richtig bei Ihnen ist, dann drücken Sie dies aus. Vertrauen Sie da Ihrem Bauchgefühl.

Jörg Tacke: Ich hatte extreme Augenschmerzen und suchte die Ambulanz einer Universitätsklinik auf. Nach langer Wartezeit behandelte mich eine Augenärztin, die fast während der ganzen Behandlung Privatgespräche führte. Sie behandelte mich mit einer Salbe und empfahl mir, diese regelmäßig aufzutragen. Meine Beschwerden ließen nicht wirklich nach. Da ich kurz danach lange Zeit im Ausland war und ich erst dort erneut einen Arzt aufsuchte, stellte sich heraus, dass sie eine falsche Diagnose gestellt hatte. Sie hatte eine Infektion vermutet, dabei hatte ich aber Herpes auf dem Auge. Fatal für mich war: Sie hatte mir eine Antibiotikumsalbe verabreicht. Deshalb konnte ich das richtige Mittel, nämlich Cortison, aufgrund dieses Behandlungsfehlers im Nachhinein nicht mehr anwenden. Heute würde ich mich anders verhalten. Damals war ich zu schüchtern und zu obrigkeitsgläubig. Ich dachte über mich, dass das anmaßend und unverschämt sei. Diese Schüchternheit und falsche Bescheidenheit habe ich mit monatelang anhaltenden höllischen Augenschmerzen bezahlt. Hätte die Ärztin, anstatt mit einer Freundin zu telefonieren, nur mit einem Satz angedeutet, dass Herpes meistens durch Stress ausgelöst wird, dann hätte ich auf die Salbe komplett verzichtet. Seitdem mir der Zusammenhang zwischen Herpes und Stress bewusst ist, sorge ich für Entspannung in meinem Leben. Wenn das Kitzeln beginnt, weiß ich, wie ich mich zu verhalten habe, und habe seither keinen Herpesausbruch mehr.

6. Klarheit über die Wirkungsweise der Behandlungsmethode: Lassen Sie sich genau informieren, wie die Behandlungsmethode, für die Sie sich entschieden haben, voraussichtlich wirkt, mit allen Wirkungen und Nebenwirkungen und möglichen Verläufen. Lassen Sie sich auch informieren, wie der Heilungsverlauf üblicherweise ist. Die Studien zeigen, dass Patienten einen schnelleren Teilerfolg erzielen, wenn sie beispielsweise darüber informiert worden sind, dass nach einer bestimmten Operation zwei Tage mit Schmerzen zu rechnen ist und deshalb bestimmte Schmerzmittel empfohlen werden. Diese konnten eine Woche früher aus dem Krankenhaus entlassen werden als Patienten, die ebenfalls die Schmerzmittel nach der Operation bekommen hatten, aber über den Heilverlauf und die Wirkungsweise nicht informiert waren.

Nun ist die Umgewöhnung des Verhaltens nicht einfach. Deshalb gehen Sie sanft mit sich um und erwarten Sie bitte nicht von sich selbst, jetzt alle Empfehlungen sofort umsetzen zu können. Gehen Sie dies Schritt für Schritt an. Und jedes Mal, wenn Sie einen der Punkte beachtet haben, klopfen Sie sich auf die Schulter und sehen das als Erfolg an. Auf die Dauer werden Sie Ihr Ziel erreichen, die Empfehlungen umsetzen und darüber hinaus für sich noch heilende Dinge entdecken können.

Verändere deine Zukunft heute

Wenn Sie, verehrte Leserin, verehrter Leser, mit uns einig sind, dass es nicht sinnvoll ist, dass wir mit unserer Gesundheit, unserem Geld und unserer Zeit so weiter umgehen wie bisher, dann stellt sich natürlich die Frage: Wie können wir eine Veränderung bewirken und wie kann die Umsetzung gelingen? Lassen Sie uns gemeinsam überlegen.

Wir denken, dass es nur gelingen kann, wenn jeder bei sich selbst beginnt, sein Verhalten überdenkt und mit kleinen Schritten startet. Wir alle haben schon erfahren, dass es gar nicht so leicht ist, sofort etwas zu ändern. Zunächst benötigt man das geeignete Wissen, eine hohe Motivation und die entsprechenden Hilfsmittel. Dafür haben wir die Internetplattform www.der-quanten-mediziner.de geschaffen, damit alle Interessierten sich mit Informationen versorgen und sich Hilfe holen können.

Nicht auf andere warten!
Der Prozess wird ewig dauern, wenn jeder der Beteiligten wartet, bis der andere den ersten Schritt tut. Solange alle erwarten, dass die anderen etwas für uns regeln, entsteht die sogenannte Beamtenmikado-Mentalität: Wer sich als Erster bewegt, hat verloren. Das Gegenteil ist der Dominoeffekt: Wie oft haben wir im Privaten erlebt, wenn einer beginnt und handelt, dass alle anderen nachziehen. Wir wollen nicht versuchen, andere langwierig zu überzeugen, sondern durch das eigene Handeln inspirieren und ermutigen. Wir wollen aufklären, informieren, motivieren, um die Möglichkeit zu schaffen, gesundheitsbewusst zu leben. Die Gemeinschaft als Ganzes soll von der Last befreit werden, selbstzerstörerisches Verhalten zu fördern. Die mündigen Bürger wollen nicht länger mehr arbeiten, mehr Steuern zahlen, nur weil echte Gesundheitsvorsorge politisch nicht umgesetzt wird. Die mündigen Bürger wollen kein System mehr unterstützen, das vorgibt, ein Sozialstaat zu sein, aber unsoziales Verhalten auf

vielen Ebenen fördert. Die mündigen Bürger wollen Eigenverantwortung übernehmen, gut informiert sein und anderen dabei helfen, dasselbe zu tun. Dass dies schon geschieht, zeigt uns das Beispiel der »Schweinegrippe«. 32 Millionen Impfdosen hat die Regierung gekauft, fünf Millionen Impfdosen wurden nur injiziert. Die Einschätzung des Einzelnen war in der Summe besser als die Einschätzung der Expertengremien.

Jeder Einzelne, der beginnt, eigenverantwortlich mit seiner Gesundheit umzugehen, hat sofort entscheidende Vorteile. Er hat mehr Spielraum durch mehr Mitsprache und mehr Entscheidungsfreiheit. Er fühlt sich eingebunden in die Therapie, was deren Wirksamkeit verbessert. Ein weiterer Vorteil ist mehr Gesundheit durch mehr Wissen. Dadurch können 80 Prozent der Volkskrankheiten vermieden werden, was gerade im Alter zu mehr Lebensqualität führt. Ebenso entsteht mehr Freiheit, das Leben selbstbestimmt, sinnvoll und auch lustvoll zu leben. Das führt wiederum automatisch zu mehr Gesundheit und der Möglichkeit, Kosten zu senken oder auch mehr Geld zu verdienen. Die Zeit ist reif für Veränderungen. Das bestätigen uns viele Beispiele von Kollegen und Patienten, von Kongressen und Seminaren.

Weniger ist mehr
Welche Möglichkeiten haben andere Beteiligte, die Veränderungen zu unterstützen? Und welche Beispiele zeigen uns, dass diese Veränderungen schon umgesetzt werden?

Wir haben die Ärzte dazu eingeladen, ihre eigene Lebensqualität zu verbessern, indem sie mit dem Selbstheilungspotenzial ihrer Patienten und mit placebooptimierter Medizin arbeiten. Wir haben genau erläutert, weshalb sie die Gemeingüter Sozialstaat und Gesundheit zerstören, wenn sie nicht mit diesen kostenlosen Heilmitteln arbeiten. Dadurch haben sie die Möglichkeit, aus dem Hamsterrad des Kosten- und Gewinndrucks und der Angst vor Behandlungsfehlern auszusteigen. Sie verbessern das Leben ihrer Praxismitarbeiter und ihrer Patienten. Sie haben die Schlüsselrolle beim Medikamentenverbrauch. Innerhalb von drei Jahren (zwischen 2007 und 2010) wurden fast fünf Milliarden mehr an Medikamenten-Tagesdosen verordnet. Die Pharmaindustrie trifft durch die Erstellung und Verbreitung der zu 92 Prozent verfälschten und irreführenden Zusammenfassungen ihrer Broschüren für Ärzte über die Wirksamkeit ihrer Medikamente eine große Mitverantwortung.

Pharmafirmen versuchen, ärztliche Leitlinien zu beeinflussen, Ärzte spielen mit, und letztendlich ist die Eigenverantwortung des Patienten wieder gefragt, der bei der Therapieentscheidung ein Wort mitzureden hat.

Gehen Arzt und Patient verantwortungsbewusst mit dem Einsatz von Medikamenten und Therapien um, so kann der Trend der »Überverordnung« gewendet werden.

Im Anhang und auf der Website www.der-quanten-mediziner. de finden Sie eine Liste von Ärzten, die bereits so arbeiten. Verschiedene Ärztevereinigungen kämpfen bereits gegen ein »zu viel der Medizin«. Dazu gehört der Chirurg Prof. Dr. med. Hans Pässler, der mit elf Chefärzten ein Frühwarnsystem gegen sinnlose Eingriffe gegründet hat namens: »Vorsicht! Operation«. Über deren Portal www.vorsicht-operation.de oder über die Telefonnummer 089/41152830 können Sie sich von erfahrenen Chefärzten eine Zweitmeinung einholen, wenn Sie eine Empfehlung für eine Operation haben. Prof. Dr. Pässler und seine Gutachter bewerten die Unterlagen und Antworten binnen zwei Wochen, ob sie den geplanten Eingriff befürworten oder davor warnen. Der

Generalsekretär der Deutschen Gesellschaft für Chirurgie, Hartwig Bauer, sagt:»Es wird zu viel und zu rasch operiert. Das Ziel der Chirurgen ist nicht nur, Operationen zu verbessern, sondern auch, Operationen zu vermeiden.« Die Fachzeitschrift *Archives of Internal Medicine* hat die Rubrik »Weniger ist mehr« ins Leben gerufen. Mittlerweile sind über 20 Artikel im Internet erschienen, die davon berichten, dass Computertomografien Krebs auslösen können; über Methoden, die wenig Nutzen bringen, wie Magensonden und Chemotherapien bei alten Menschen usw. Die Ärztevereinigung National Physicians Alliance hat handfeste Empfehlungen herausgegeben: keine Antibiotika gegen Schnupfen, keine Computertomografie bei Rückenschmerz, keine Bluttests an Gesunden. Der Arbeitskreis Frauengesundheit unter Leitung der Frauenärztin Maria Beckermann arbeitet gegen die Übertherapie und Medikalisierung von Frauenleiden durch zu viele Operationen oder Hormonverabreichungen.

Nachdem Ärzte weltweit ignoriert haben, dass Placebobehandlungen genauso gut gegen chronische Schmerzen wirken wie Operationen, hat sich schließlich die Amercian Academy of Orthopedic Surgeons dazu durchgerungen, ihre Leitlinien zu bearbeiten und von den umstrittenen Knieoperationen (Knieorthoskopie) abzuraten. In Deutschland werden immer noch etwa 500.000 solcher Operationen pro Jahr durchgeführt.

Prof. Dr. med. Michael de Ridder, Chefarzt der Notaufnahme am Vivantes Klinikum in Berlin-Kreuzberg, hat sich getraut, die für Sterbende qualvolle Gewohnheit der Mediziner, bis zum letzten Moment alle technischen Mittel einzusetzen, zu thematisieren und Alternativen aufzuzeigen. In seinem weit beachteten Buch *Wie wollen wir sterben?* beschreibt er den medizinischen Alltag und zeigt Alternativen auf. Er fordert seine Kollegen auf, den Ärzteeid nicht gegen den Willen und zum Schaden des Patienten einzusetzen.

Ärzte, die das Bildungsdilemma verstanden haben, informieren sich aus unabhängigen Quellen und erteilen den Pharmavertretern Hausverbot. Sie tauschen sich mit anderen Ärzten aus, die einen ähnlich kritischen Blick auf die Medizin haben. Beispielsweise haben sich in dem Qualitätszirkel Naturpark Bayerischer Wald sieben Hausärzte zusammengetan, um sich in der Frage auszutauschen, wie sie ihre Patienten vor zu viel Medizin schützen. Die Krankenhausärzte haben wir dazu eingeladen, die Krankenhäuser in »Heilungshäuser« zu verwandeln. Sich dafür einzusetzen, dass die Menschlichkeit wieder Einzug hält, die Atmosphäre im Krankenhaus Sicherheit und Schutz für den Einzelnen bietet, weniger Zeit in Bürokratie und Verwaltungstätigkeiten gesteckt werden muss und es dadurch zu einem entspannteren Umgang miteinander und einem verbesserten Arbeitsklima kommt. Dies bewirkt ganz persönlich eine entspanntere Ausstrahlung des Arztes, die wesentlich besser heilend einzusetzen ist. Denn ein gestresster Arzt stresst den Patienten. Ein gehetzter Arzt ebenso. Die Studien zeigen, wie der Organisationsstress in Krankenhäusern zu Behandlungsfehlern, Krankheit und Tod führt. So gesehen, machen diese Häuser wirklich krank. Aber wir brauchen die Gebäude nicht niederzureißen, um sie in Heilungshäuser zu verwandeln. Wir laden die Chefärzte und Klinikleitungen ein, sich dafür einzusetzen, dass die erprobten Methoden gegen die Krankenhauskeime in ihrem Krankenhaus eingeführt werden. Wir laden sie ein, den Zusammenhang zwischen Ernährung und Krankheit aus der »China-Studie« umzusetzen und dafür zu sorgen, dass die Patienten entsprechend ernährt werden.

Nachdem der Zusammenhang zwischen der Ernährung und den Volkskrankheiten nicht mehr wegzudiskutieren ist, könnte die Gesundheitsausbildung der Patienten in Krankenhäusern erfolgen. Und zwar durch den Arzt verordnet – sonst wird es nicht ernst genommen. Die Ärzteverbände fordern wir auf, ihre Mitglieder entsprechend zu informieren und weiterzubilden. Die Deutsche Gesellschaft für Chirurgie hat auf dem Campus der Universitätsklinik Heidelberg ein Studienzentrum eingerichtet. Dort wird untersucht, welche chirurgischen Prozeduren den Patienten nutzen und welche nicht. Dr. Christoph Seiler, Chirurg und Leiter des Studienzentrums: »Auf wie unsicherem Boden die Chirurgen stehen, ist vielen Kollegen gar nicht bewusst. Man muss sehr aufpassen, dass man nicht etwas macht, das dem Patienten gar nicht hilft.«[116]

Krankenkassen sollen echte Vorsorge unterstützen statt Pseudovorsorge! Denn durch Sorgen und Ängste stresst man sich und bereitet den Boden für Krankheiten vor. Beispielsweise dadurch, dass sie die Kosten der quantenmedizinischen Methoden erstatten und ihre Mitglieder dazu motivieren, mit den sanftesten Therapien frühzeitig zu beginnen. Sie können auch günstigere Tarife anbieten für diejenigen, die eigenverantwortlich mit ihrer Gesundheit umgehen. Wir laden die Krankenkassen dazu ein, gerade im Krankheitsfall einen Gesundheitscoach zu engagieren, der den Patienten daheim oder im Krankenhaus schult, alte Hausmittel wieder näherbringt, Entspannungsmethoden zeigt, Ernährungsempfehlungen gibt. Denn liegt man im Krankenhaus oder zu Hause krank im Bett, hat man eines reichlich: die Motivation,

---

116 Der Spiegel Nr. 33 (2011): »Vorsicht, Medizin!«

wieder gesund zu werden, und auch Zeit zum Nachdenken. Die Forschung zeigt, dass die Information über Krankheit und Gesundheit zu mehr Zuversicht und Mut führt, den Stress reduziert und somit die Heilung beschleunigt. Es wäre also doppelt gut investiertes Geld. Der Gesundheitscoach der Krankenkasse könnte die Patienten eine Zeit begleiten, bis das gesundheitsbewusste Verhalten im Alltag gelingt.

Beispielsweise klärt die Krankenkasse Securvita in ihrem Magazin *securvital* ihre Mitglieder in diesem Sinne über alternative Heilweisen und neue Erkenntnisse auf.

Die Deutsche Betriebskrankenkasse und die DEBEKA Privatversicherung, mit zusammen drei Millionen Versicherten, haben nach Auskunft von Prof. Dr. Pässler signalisiert, dass sie die Kosten in Höhe von 200 bis 600 € für den Service des Zweitgutachtens im Falle einer empfohlenen Operation erstatten werden.[117]

Die Politiker haben wir eingeladen, dieses selbstverantwortliche Verhalten der Patienten, Ärzte und Krankenkassen zu unterstützen. Indem sie echte Vorsorge und das dazu notwendige Wissen und die dazu notwendigen Fähigkeiten nicht nur in den Kindergärten und Schulen, sondern auch in der Ärzteausbildung ermöglichen. Denn heute lassen einen die Gesetze und Bestimmungen glauben, dass nur die Ärzte, Medikamente oder Operationen einen gesund machen können. Die Politiker können ihren Beitrag dazu leisten, dafür zu sorgen, dass diese alten Bestimmungen verändert werden. Dadurch würden sie dazu beitragen, dass z. B. das Risiko, zuckerkrank zu werden, um 58 Prozent[118] gesenkt wird. Und das allein durch die Reduktion des Fettan-

---

117 Der Spiegel Nr. 33 (2011): »Vorsicht, Medizin!«
118 Tuomilehto, J. et al.: »For the Finish Diabetes Prevention Study Group«. The New England Journal of Medicine, 344, 18 (2001), S. 1343–1350

teils am gesamten Brennwert der Nahrung auf 30 Prozent oder weniger, der Reduktion des Fettanteils der gesättigten Fette auf zehn Prozent, bei einem hohen Anteil von Gemüse und Zerealien in der Nahrung und mindestens 30 Minuten körperlicher Bewegung täglich. Hierdurch allein würden jährlich 70 bis 80 Milliarden € eingespart, ganz zu schweigen von dem Leiden, das mit der Zuckerkrankheit einhergeht.

Die Universitäten, also genauer gesagt die Verantwortlichen in den medizinischen Fakultäten, die für die Ärzteausbildung zuständig sind, sind eingeladen, die Medizinstudenten dieses Wissen von Beginn an zu lehren und an Fallbeispielen erleben zu lassen. Mittlerweile gibt es zehn Lehrstühle für komplementäre Medizin und Naturheilverfahren der Hufelandgesellschaft an mehreren deutschen Universitäten, darunter die Charité in Berlin und die Technische Universität München – die zu den besten Universitäten für Medizin gehören. Das bedeutet allerdings noch nicht, dass sich dadurch die Ärzteausbildung verändert hat.

Die Lehrer möchten wir ermutigen, dieses Wissen nicht nur für die eigene Gesundheit umzusetzen, sondern auch ihren Schülern beizubringen. Am besten gelingt dies durch Vorleben und aktives Erleben mit Freude und Spaß. Interessanterweise leiden Lehrer ebenso wie Ärzte hochgradig unter dem Burn-out-Syndrom. Genauso wenig wie ein gestresster Arzt nicht heilen kann, genauso wenig kann ein gestresster Lehrer die Kinder zum Lernen motivieren und unterstützen. Unser Bildungssystem krankt ebenfalls an zu viel Druck und falschen Lehrmethoden. Der Mensch lernt durch Beobachten und Kopieren. Im Endeffekt bedeutet das, dass Schüler durch den Kontakt mit ihren Lehrern ein Verhalten annehmen und lernen, was zu Burn-out, Stress und Krankheit führt. Nur zehn Prozent der Lehrer schaffen es überhaupt bis zur Pensionierung. Dieses Thema liegt uns besonders am Herzen. Deshalb werden wir ein gesondertes Buch zu diesem Thema herausbringen, in dem wir aufzeigen, wie Lehrer diesem vermeintlichen Schicksal entkommen können und was Eltern, Schüler und der Rest der Gesellschaft dazu beitragen können, dies zu ändern.

Apotheker sind quasi immer und unmittelbar für Patienten erreichbar und ansprechbar. Wir haben sie eingeladen, ihre Rolle als Ansprechpartner der Patienten vor Ort zu nutzen, um ihre Kunden immer wieder auf den Zusammenhang zwischen Ernährung, Verhalten und Bewegung auf Erkrankungen hinzuweisen und sie darin zu unterstützen. Erfreulicherweise bietet die Bayerische Landesapothekerkammer in Kooperation mit der WIPIG (Wissenschaftliches Institut für Prävention im Gesundheitswesen) eine neue Weiterbildung zum Thema Prävention und Gesundheitsförderung zum Präventionsmanager für Apotheker an.

Apotheker, die schon nach diesem Prinzip arbeiten, finden Sie im Anhang des Buchs und den aktuellsten Stand unter www.der-quanten-mediziner.de.

Auf jeden kommt es an

Jede Verhaltensänderung, die Ihnen im Umgang mit Ihrer Gesundheit oder im Umgang mit Ihren Ärzten gelingt, ist gleichzeitig ein großer Beitrag für die Lösung unserer gesellschaftlichen Probleme.

Der Fall der deutschen Mauer wurde durch ein Gerücht ausgelöst, dass man nämlich ohne Reisedokumente ausreisen könne. Wie sich die meisten erinnern werden, hat dies die als unüberwindlich geltende Mauer zu Fall gebracht, ohne dass ein einziger

Schuss gefallen ist. Selbst die auf Gehorsam trainierten Grenzer entschieden quasi zeitgleich, dass sie ihre Waffen nicht mehr auf ihre Landsleute richten werden, selbst wenn es für sie von persönlichem Vorteil gewesen wäre. So ist eine Dynamik entstanden, die durch keine Planung, keine Intelligenz erreicht werden konnte und doch ein scheinbar unlösbares Problem gelöst hat. Die Menschen hatten für sich entschieden, dass sie das alte Modell zu keinem Preis mehr weiterleben wollten. Der Bewusstseinswandel bei jedem Einzelnen hat kraftvollen Einfluss auf andere, selbst in scheinbar hoffnungslosen Situationen.

Wir danken Ihnen für Ihre Aufmerksamkeit. Schreiben Sie uns, wenn Sie Veränderungen wahrnehmen konnten, bei sich selbst oder bei anderen, und unterstützen Sie uns, die Quanten-Medizin zu verbessern und zu verbreiten.

Wir bitten Sie, uns auf jeden Fall eine E-Mail zu schicken (an info@der-quanten-mediziner.de), falls Sie Unterstützung bei der Umsetzung wünschen oder das Gefühl haben, dass wir Zusammenhänge nicht erkannt haben, oder Sie meinen, dass wir Unterstützung brauchen könnten.

DAS 30-TAGE-PROGRAMM DER QUANTEN-MEDIZIN

Die Lektüre dieses Buchs allein vermag kaum etwas an Ihrer Gesundheit zu verändern. Wenn Sie der Inhalt bislang berührt hat und Sie diesem innerlich zustimmen, dann stellt sich die Frage, wie Sie als Patient Ihre Heilung maßgeblich unterstützen und zur Erhaltung Ihrer Gesundheit beitragen können.

Eine tägliche kurze Auseinandersetzung mit diesem Thema wäre eine sanfte Möglichkeit, die Inhalte in das eigene Leben einfließen zu lassen. Wir haben ein 30-Tage-Programm mit quantenmedizinischen Inhalten entworfen, das es Ihnen ermöglicht, alle wichtigen Lebensbereiche zu beleuchten. Dadurch wird Ihnen bewusst, wie viele Themen zu einer gesunden Lebensweise gehören. Wenn Sie Ihre eigenen Verhaltensweisen, Denkgewohnheiten und Glaubenssätze näher kennenlernen und selbst Verantwortung übernehmen, kann das zunächst erleichternd und anfänglich auch anstrengend sein. Gehen Sie sanft mit sich um und überfordern Sie sich nicht.

Realistischerweise benötigt man sehr viel mehr Zeit als 30 Tage für die Umsetzung aller empfohlenen Punkte. Lassen Sie das Buch einfach an einem Ort offen liegen, an dem Sie täglich verweilen, und blättern Sie je nach Fortschritt weiter. Wir hoffen, dass wir Sie durch unsere Fakten, Erzählungen und Gedanken inspirieren und motivieren konnten, mit kleinen Veränderungen zu beginnen. Schritt für Schritt entsteht dadurch ein neues Gesundheitsbewusstsein.

Wir wünschen viel Erfolg, viele Erkenntnisse und gute Gesundheit!

Tag 1: Bestandsaufnahme Gesundheit

Zuallererst ist es wichtig, dass Sie sich darüber im Klaren sind, wo genau Ihre Beschwerden liegen. Sie sollten eine klare Diagnose vor Augen haben, bevor Sie sich daranmachen, Ihre Beschwerden quantenmedizinisch zu behandeln.

Ich leide unter:
- Übergewicht
- Schmerzen im Bewegungsapparat
  - Rheuma
  - Arthrosen
  - Bandscheibenproblemen
  - Rückenschmerzen
- Kopfschmerzen/Migräne
- Herz-Kreislauf-Beschwerden
  - Blutdruck zu hoch oder niedrig
  - Angina Pectoris
  - Herzmuskelschwäche
- Allergien
- Neurodermitis

260

- Asthma/Bronchitis
- Diabetes mellitus
- Stoffwechselstörung wie
  - Schilddrüsenfunktionsstörung
  - Cholesterinerhöhung
  - Gicht
- Magenbeschwerden
- Sodbrennen
- Verdauungsstörungen
- Osteoporose
- Autoimmunerkrankungen
- Augenleiden
- Krebs
- Depression, Burn-out oder sonstige psychische Leiden
- Zahnleiden
- Sonstiges

Tag 2: Bestandsaufnahme Arztkontakt
Machen Sie sich an diesem Tag klar, ob Sie bis jetzt den Kontakt zu einem Arzt oder anderen Therapeuten bevorzugt haben oder ob Sie schon dabei sind, sich selbst zu informieren über Ihre Beschwerden. Wer genau trifft die Entscheidungen in Ihrem Arzt-Patienten-Verhältnis? Wie sehr brauchen Sie den Arzt Ihres Vertrauens? Wie oft brauchen Sie ihn?

Dies trifft für mich zu:
- Ich gehe jede Woche zum Arzt.
- Ich lasse den Arzt entscheiden.
- Ich arbeite mit meinen Selbstheilungskräften.

- Ich mache erst von Hausmitteln Gebrauch, bevor ich zum Arzt gehe.
- Ich wende mich erst an einen Heilpraktiker.
- Ich gehe selten zum Arzt.
- Ich lasse mich vom Arzt beraten.
- Ich will verstehen, was der Arzt sagt, und frage nach.
- Ich bevorzuge sanfte Heilmethoden.
- Ich nehme selten Medikamente.

Tag 3: Quanten-Medizin: Patient-Arzt-Kontakt
Wenn die unteren Sätze für Sie alle zutreffen, dann sind Sie schon im Zeitalter der Quanten-Medizin angekommen.

Für alle anderen:
- Beginnen Sie in die Eigenverantwortung zu gehen:
  - Informieren Sie sich über die Möglichkeit, wie Sie selbst zu Ihrer Gesundheit beitragen können.
  - Informieren Sie sich über den Gebrauch von Hausmitteln.
  - Kümmern Sie sich selbst um Ihre Befunde.
  - Gehen Sie Ihrem Bauchgefühl nach oder entwickeln Sie es.
  - Suchen Sie sich den Arzt, der mit von Ihnen gewünschten Methoden arbeitet und dem Sie vertrauen.
  - Lassen Sie sich vom Arzt beraten.
  - Lassen Sie Ihren Arzt wissen, dass Sie in die Entscheidung mit einbezogen sein wollen.
  - Achten Sie auf eine entspannte Atmosphäre.
  - Bitten Sie den Arzt um eine klare Diagnose.
  - Sprechen Sie Ihre Ängste und Zweifel an.
  - Lassen Sie sich klar und deutlich über die Wirkungsweise

und den wahrscheinlichen Verlauf und die Risiken von
Diagnosemethoden und Therapien aufklären.
- Bitten Sie ihn um Unterstützung beim Treffen von
  Entscheidungen.
- Fragen Sie nach, wenn Sie nicht verstehen, was der
  Arzt sagt.
- Bestehen Sie auf ausreichende Redezeit und Bedenkzeit.

Tag 4: Bestandsaufnahme medizinische Selbsthilfe

Schauen Sie heute darauf, wie Sie selbst mit Erkrankungen umgehen. Kennen Sie sich naturheilkundlich aus? Oder vertrauen Sie
vollkommen auf die Ratschläge und die eventuelle Medikamen-
tenverordnung Ihres Arztes?

Dieser Satz trifft für mich zu:
- Ich kenne die folgenden alten Hausmittel gut:
  - Dampfbad bei Erkältung
  - heiße Zitrone bei Erkältung
  - Wadenwickel bei Fieber
  - heiße Milch mit Honig zum Einschlafen
  - Zwiebelpackung bei Ohrenschmerzen
  - Lindenblütentee bei Magenschmerzen
  - Kamillentee zur Beruhigung
  - Pfefferminztee kühlt
  - schwarzer Tee gegen Ekzeme
  - Quarkwickel gegen Gelenkschwellung, Entzündung und
    Brustentzündung
- Ich kenne mich in der homöopathischen Hausapotheke aus.
- Ich verwende Bachblüten.

- Ich kenne mich mit der Kräuterheilkunde aus.
- Ich weiß nichts.

Tag 5: Entwicklung medizinische Selbsthilfe

Falls der letzte Satz für Sie zutrifft, dann probieren Sie bei der nächsten Erkältung einen unserer Vorschläge aus oder lassen sich von jemandem helfen, der sich mit den Hausmitteln auskennt.

Kaufen Sie sich beispielsweise einen homöopathischen Kompass oder ein Buch über Bachblüten oder Kräuterheilkunde mit den entsprechenden Mitteln und machen Sie sich langsam damit vertraut. Es gibt sehr viele Ratgeber zum Thema »Hausmittel bei leichten Erkrankungen« oder mit Runduminformationen zum Thema »Hausapotheke«. Und es ist wirklich einfach, sich selbst zu helfen im Falle von leichten Beschwerden, wie Schnupfen, Husten oder Durchfall.

Tag 6: Bestandsaufnahme Ernährung

Wie genau sieht Ihre Ernährung aus? Vielleicht führen Sie sogar einige Tage ein Ernährungsprotokoll, damit Sie auch wirklich realistisch einschätzen können, was Sie über den Tag alles zu sich nehmen. Denn oft isst man auch zwischendurch, ohne diese Mahlzeit wirklich als Essen einzustufen.

Wie ist mein Ernährungsverhalten?

Ich ernähre mich
- vegan
- vegetarisch
- vollwertige Mischkost

- Wie häufig esse ich in der Woche
  - Fleischprodukte
  - Fisch
  - Milchprodukte
  - Fast Food
  - überwiegend industriell hergestellte Nahrungsmittel
  - Fertigprodukte
  - Tiefkühlkost
  - Eier
  - Süßigkeiten
  - Kuchen/Backwaren
- Ich koche selbst.
- Ich gehe in die Kantine/Restaurants.

Tag 7: Quantenmedizinischer Ansatz zur Ernährung
Wenn Sie sich vegan ernähren und das auch noch von selbst gekochtem Essen: herzlichen Glückwunsch! Optimal! Dann genießen Sie den Tag!

Für alle anderen empfehlen wir eine sanfte Umstellung, z. B.:
- Ich reduziere das Essen in Restaurants/Fast Food/Bäckerei und koche selbst oder treffe mich mit Freunden zum Kochen.
- Ich koche zunehmend mit frischen Produkten und reduziere fertige oder halb fertige Zutaten.
- Ich versuche, nur einmal die Woche Fleisch zu essen. Ich ersetze das durch köstliche Gerichte ohne Fleisch oder nehme Sojaschnitzel und vegane Würste, Buletten etc.
- Ich lasse Wurstwaren weg und ersetze sie durch vegane.

- Ich reduziere Milchprodukte und ersetze sie durch Reis-, Hafer-, Sojamilch. Das Gleiche gilt für Sahne, Quark und Joghurt.
- Ich reduziere Käseprodukte und ersetze sie durch vegane (siehe Kühlfach in einem guten Bioladen).
- Ich reduziere Kaffee und trinke stattdessen Tee, heißes Wasser oder Fruchtsaft, gemischt mit heißem oder kaltem Wasser.
- Ich reduziere kohlensäurehaltige Getränke.
- Ich reduziere alkoholische Getränke.
- Als Ziel habe ich den Verzehr von mindestens 750 Gramm Obst und Gemüse täglich.
- Vegane Wurstwaren, Käse etc. finden Sie in Ihrem Supermarkt, Reformhaus, Biomarkt oder lassen Sie sich bequem z. B. bei www.alles-vegetarisch.de in der Kühlbox mit Lieferung am nächsten Tag bestellen.

Tag 8: Bestandsaufnahme Bewegung

Jeder weiß, wie wichtig die Bewegung für ein gesundes Leben ist. Wie bewegen Sie sich?

Wie ist mein Bewegungsverhalten?
- Ich gehe regelmäßig spazieren.
- Ich treibe mindestens einmal wöchentlich Sport.
- Ich nehme die Treppe anstelle des Aufzugs.
- Ich gehe einmal in der Woche an die frische Luft.
- Ich gehe bei jeder Gelegenheit raus.
- Ich gehe regelmäßig tanzen.

Tag 9: Quantenmedizinischer Ansatz zur Bewegung
Wenn Sie regelmäßig Sport machen, spazieren gehen oder tanzen und gelegentlich die Treppe anstatt des Aufzugs nehmen: Gratulation!

Für alle anderen:
Versuchen Sie, eine Sportart zu finden, die Ihnen Spaß macht.
Verabreden Sie sich mit Freunden.
Melden Sie sich im Fitnessstudio an.
Vermeiden Sie extremen Sport. Gehen Sie der Freude nach. Es geht in erster Linie um Bewegung, die Spaß macht.

Tag 10: Bestandsaufnahme Entspannung
Dieser Punkt ist so wichtig, da die seelischen und geistig-mentalen Ebenen den größten Einfluss auf unser gesamtes Befinden haben. Stress bringt alles aus der Balance. Wie gehen Sie mit Stress um? An welchem Punkt genau empfinden Sie eine Situation als stressig?

Ich erlebe Stress durch
- den Druck, gesellschaftlichen Normen entsprechen zu müssen
- die Erwartungen von Freunden, Kollegen und Familie
- Einkaufen in der Stoßzeit
- ständiges Handyklingeln
- das Verrichten mehrerer Tätigkeiten gleichzeitig
- Überdosis an Information
- Misserfolge
- Unzufriedenheit mit dem Aussehen
- mangelnde Wertschätzung

- Lärm
- Berufsverkehr

Was tue ich für meine Entspannung?
- Ich mache
  - Yoga
  - autogenes Training
  - Meditation
  - 2-Punkte-Methode
  - andere Formen der Entspannungstherapie
- Ich höre gerne Musik.
- Ich singe gerne.
- Ich lese gerne.
- Ich gehe in die Sauna.
- Ich gehe spazieren.
- Ich nehme gern ein Sonnenbad.

Tag 11: Quantenmedizinischer Ansatz zur Entspannung
Wenn Sie in Ihrem Alltag Entspannungsinseln eingebaut haben, z. B. durch tägliches Yoga, Meditation, Spazierengehen oder Kochen, Gärtnern etc., die Sie regelmäßig entspannen, dann: herzlichen Glückwunsch! Wenn Sie dazu noch gelernt haben, Stress zu vermeiden und mit unvermeidbarem Stress umzugehen, dann wird Stress Sie kaum krank machen können.

Für alle anderen:
Entlasten Sie Ihren Tag, um Stress zu vermeiden. Planen Sie großzügig – eng wird's immer von selbst. Lernen Sie, mit unvermeidbarem Stress umzugehen. Üben Sie die Selbstanwendung

der 2-Punkte-Methode, um sich so innerhalb von Minuten entspannen zu können. Dies unterstützt Sie, mit Gelassenheit Stresssituationen zu bewältigen.

Finden Sie heraus, bei welchen Tätigkeiten oder Nichttätigkeiten Sie Entspannung erleben und wie Sie diese in den Tagesablauf einbauen können. Wenn Sie den ganzen Tag arbeiten und dann noch daheim mit Kindern und Hausarbeiten beschäftigt sind, müssen Sie sich ein Zeitfenster für sich schaffen. Nutzen Sie dazu die Meditationen und Übungen aus dem Kapitel »Quanten-Medizin im Alltag« (S. 172ff.) sowie die dort beschriebenen Übungen der Selbstanwendung der 2-Punkte-Methode.

Tag 12: Bestandsaufnahme psychische Belastung

Wie wir gezeigt haben, haben Sorgen und Nöte direkten Einfluss auf unsere Gesundheit, vor allem, wenn sie schon eine Weile andauern. Machen Sie sich ganz genau bewusst, welche größeren Sorgen Sie aktuell in Ihrem Leben haben. Denn nur wenn diese Nöte nicht diffus bleiben, sondern Sie sich darüber im Klaren sind, können Sie eigenverantwortlich etwas dagegen tun:

• Partnerschaft
• Beruf
• Familie
• Finanzen
• Freunde
• Sonstiges

Tag 13: Psychische Entlastung

Wenn Sie in keinem der Bereiche Sorgen haben: herzlichen Glückwunsch!

Für alle anderen:

Wahrscheinlich werden Sie in mehreren Bereichen unter den Folgen derselben Blockaden leiden, die sich jedoch im Außen anders darstellen.

Beispiel: Wenn ich unter der Gewohnheit des starken Vergleichens leide, dann werde ich im Privatleben wie auch im Berufsleben mich minderwertig fühlen und immer jemanden sehen, der mir diese Sichtweise bestätigt.

Arbeiten Sie der Reihe nach unsere Hitliste der beliebtesten Blockaden bis auf die Glaubensmuster durch und verwenden Sie zur Lösung und Bewusstwerdung dieser die Meditationen und Übungen aus dem Kapitel »Quanten-Medizin im Alltag« (S. 172ff.) sowie die dort beschriebenen Übungen der Selbstanwendung der 2-Punkte-Methode.

Gehen Sie Tätigkeiten nach, die Ihre Selbstachtung und Ihr Selbstvertrauen stärken, die Ihnen das Gefühl geben, geliebt zu werden und selbst lieben zu können, die Sie Verbundenheit erleben lassen und konfliktfähig machen.

Tag 14: Bestandsaufnahme Partnerschaft

Der Partner ist eine sehr wichtige Bezugsperson in Ihrem Leben. Viele Partnerschaften verändern sich im Laufe eines gemeinsamen Lebens. Wie genau sieht Ihre Partnerschaft zum jetzigen Zeitpunkt aus?

Dies trifft für mich zu:
- Ich liebe meinen Partner.
- Wir haben viele Gemeinsamkeiten.
- Mein Partner ist mein bester Freund.
- Ich fühle mich geborgen und frei.
- Ich kann überallhin und möchte aber nur zu meinem Partner.
- Ich finde ihn total erotisch.
- Wir leben nebeneinander her.
- Mein Partner tut nicht das, was und wie ich es will.
- Meine Lebensvorstellungen decken sich nicht mehr mit denen meines Partners.
- Wir tauschen keine Zärtlichkeiten mehr aus.
- Im Bett läuft schon lange nichts mehr.
- Wir können nicht miteinander reden.
- Mein Partner interessiert sich nicht für mich – wie es mir geht.
- Mein Partner ist rücksichtslos und egoistisch.
- Mein Partner schiebt alle Verantwortung auf mich ab.
- Wir sind füreinander wie Mama und Papa oder wie Bruder und Schwester.

Tag 15: Entwicklung Partnerschaft
Wenn für Sie nur die ersten sechs Punkte zutreffen, dann bieten Sie bitte umgehend Seminare an, in denen Sie Ihr Wissen weitergeben. Denn 90 Prozent der Partnerschaften finden sich früher oder später in den unteren Beschreibungen wieder. Weil die meisten von uns Liebe als Kuhhandel gelernt haben. *Liebe muss man sich verdienen. Wenn du tust, was ich will, dann lieb ich dich (zur Belohnung). Liebe als Besitz.* Der Erwartungsdruck und die eingeschränkte Freiheit lähmen die Freude.

Für alle anderen:
Das Wichtigste ist die Gefühlsebene. Die Basis der Beziehung sind liebevolle Gefühle füreinander. Diese reichen aber nicht. Treten Probleme auf, dann muss man darüber reden können, da man nicht erwarten kann, dass man einander wortlos versteht. Daher ist es extrem wichtig, achtsam im Umgang miteinander zu sein und Konflikte nicht auf die lange Bank zu schieben.

Nehmen Sie sich von Anfang Ihrer Beziehung an genügend Zeit als Paar, um Ihre Sexualität und Kommunikation regelmäßig zu leben. Jenseits von Haushalt und Müdigkeit. Planen Sie das als wichtigsten Termin in der Woche ein. Treffen Sie miteinander lebensbereichernde Entscheidungen.

Tag 16: Bestandsaufnahme Bedürfnisse

Seine Bedürfnisse zu kennen ist Grundlage für die seelische Gesundheit. Kümmern wir uns nicht um unsere Bedürfnisse, macht uns das unglücklich, unzufrieden, einsam, unwohl und krank. Ob Sie sich um Ihre Bedürfnisse kümmern, erkennen Sie an Ihren Gefühlen und daran, wie zufrieden Sie im Leben sind. Machen Sie sich immer wieder klar, dass andere nicht für die Befriedigung Ihrer Bedürfnisse verantwortlich sind.

Diese Bedürfnisse sind mir wichtig:
- Nähe
- Selbstständigkeit
- Freiheit
- Gemeinschaft
- Sex
- Freude

- Sicherheit
- Kreativität
- Lebendigkeit
- Abenteuer
- körperliches Wohlergehen
- lustvolles Genießen
- Entspannung
- Wertschätzung
- Feiern
- Liebe
- Wohlergehen anderer
- Sinnhaftigkeit

Tag 17: Befriedigung von Bedürfnissen

Wenn Sie sich in allen Lebenslagen glücklich und zufrieden fühlen, dann scheinen Sie sich bestens um Ihre Bedürfnisse zu kümmern. Gratulation!

Für alle anderen:
Beobachten Sie Situationen, die Freude in Ihnen aufkommen lassen. Sie zeigen Ihnen am schnellsten, welche Bedürfnisse Ihnen wichtig sind. Dann achten Sie bei künftigen Entscheidungen auf Ihr Bauchgefühl, ob Sie Ihre Bedürfnisse dort erfüllt sehen oder nicht. Meiden Sie Situationen, die Ihre Bedürfnisse nicht befriedigen.

Diese Situationen freuen mich:

_____

_____

_____

Diese Bedürfnisse werden dabei befriedigt:

_____

_____

_____

Tag 18: Bestandsaufnahme blockierende Glaubensmuster

Da die meisten von uns viele Glaubenssätze in die Wiege gelegt bekommen haben, sind wir damit aufgewachsen. Als Erwachsene leiden viele unter diesen unbewussten Markierungen, nach denen wir unser Leben ausrichten. Machen Sie sich Ihre Glaubenssätze unbedingt bewusst, denn sie blockieren Ihre Entwicklung.

Welche Glaubensmuster fallen mir auf?
- Ich muss möglichst perfekt sein.
- Das Leben ist ein Kampf.
- Ich möchte es jedem recht machen.
- Liebe muss ich mir mit Leistung verdienen.
- Ich bin nicht gut genug.
- Ich schaffe das nie.
- Geld ist schlecht.
- Reiche Leute sind schlecht.
- Für Erfolg muss man hart kämpfen.
- Ich darf mein wahres Gesicht nicht zeigen.
- Ich bin zu dick.
- Ich bin hässlich.
- Ich bin dumm.
- Ich hab es nicht verdient.
- Ich darf nicht glücklich sein.
- Nur wenn ich leide und Opfer bringe, bin ich ein guter Mensch.

Tag 19: Auflösung blockierender Glaubensmuster
Wenn keines der Glaubensmuster auf Sie zutrifft: Herzlichen Glückwunsch, Sie haben sich erfolgreich gegen alle Konditionierungen der Gesellschaft wehren können.

Für alle anderen:
Wahrscheinlich werden Sie in mehreren Bereichen unter den Folgen derselben Glaubenssätze leiden, die sich jedoch im Außen anders darstellen.

Beispiel: Wenn ich unter dem Glaubensmuster leide, wie etwa: »Ich bin nicht gut genug«, dann werde ich mich im Privatleben wie auch im Berufsleben minderwertig fühlen und immer jemanden sehen, der mir diese Sichtweise bestätigt.

Arbeiten Sie einen Glaubenssatz nach dem anderen durch und verwenden Sie zur Lösung die Selbstanwendung der 2-Punkte-Methode aus Kapitel »Quanten-Medizin im Alltag« (S. 172ff.) an.

Tag 20: Bestandsaufnahme »Lebe ich meine Spiritualität?«
Diese Fragestellungen zählen mit zu den wichtigsten im Leben. Woher kommen wir, welchen Sinn hat unser Leben, und wo gehen wir hin nach unserem Tod? Wie denken und empfinden Sie darüber? Wie tauschen Sie sich darüber aus mit anderen Menschen?

• Welchen Sinn hat mein Leben?

_____

_____

_____

- Welches ist meine Lebensaufgabe?

_____

_____

_____

Diese Aussagen treffen für mich zu:
- Alles im Leben ist vorherbestimmt.
- Alles beruht auf Ursache und Wirkung.
- Was passiert nach dem Tod?
  - nichts
  - Wiedergeburt
  - Himmel/Hölle
  - Sonstiges
  - weiß ich nicht
- Ich habe Angst vor dem Tod.
- Ich meditiere regelmäßig.

Tag 21: Spirituelle Erfüllung
Wenn für Sie keine Fragen offen sind und Sie Sinn im Leben wie auch bei der Erfüllung Ihrer Lebensaufgabe finden, dann: Hut ab!

Für alle anderen:
Machen Sie sich auf die Suche. Diskutieren Sie mit Freunden. Hören Sie auf Ihre Freude und Ihre innere Stimme. Scheuen Sie sich nicht, diese tiefsinnigen Fragen mit Menschen zu besprechen, die Sie gerade erst kennengelernt haben. Sie werden erleben, dass viele Menschen sich nach tiefgründigen Gesprächen sehnen und sich aber nicht trauen, diese Themen anzusprechen.

Tag 22: Bestandsaufnahme Soziales

Sich mit anderen auszutauschen, zu kommunizieren, zu diskutieren und auch miteinander Schönes zu erleben gehört zu einem gesunden und freudvollen Leben für die meisten Menschen dazu. Tiefe Freundschaften oder auch ein gesundes Verhältnis zur Familie bieten Wurzeln im Leben, die man nicht unterschätzen sollte. Wie sehen Ihre Kontakte aus? Wie nah lassen Sie Ihre Mitmenschen? Wie oft sehen Sie Ihre Freunde?

- Ich treffe mich regelmäßig mit Freunden.
- Ich habe jemanden, mit dem ich über alles reden kann.
- Ich frage meine Kinder regelmäßig, wie es ihnen geht.
- Ich habe einen ehrlichen Kontakt zu meinen Geschwistern.
- Ich habe ehrlichen Kontakt zu meinen Eltern.
- Ich gehe regelmäßig aus.
- Ich treffe mich zum Kino, Konzert oder Theaterbesuch etc.

Tag 23: Entwicklung des sozialen Miteinanders

Wenn Sie alle oben genannten Kontakte pflegen, dann brauchen Sie sich keine Sorgen um Ihr soziales Leben zu machen.

Für alle anderen:

Wenn Sie mit keinem der Beispiele Kontakt haben und sich trotzdem gesund und wohlfühlen, dann scheint alles in Ordnung. Falls Sie jedoch unter körperlichen Symptomen oder depressiven Verstimmungen leiden, dann überlegen Sie, mit welchem Kontakt Sie beginnen oder welchen Sie ausbauen könnten. Kontakte zu pflegen ermöglicht uns menschliche Nähe, die Entspannung und Freude bringt. Planen Sie etwas langfristiger, dann gibt Ihnen der

Termin in der Zukunft Halt und Geborgenheit. Meist ist es leichter, über Hobbys oder Interessen neue Kontakte aufzubauen.

Tag 24: Bestandsaufnahme Hobby

Hobbys sind wichtig, um sein Selbstwertgefühl und seine Persönlichkeit zu entfalten. Und um das Selbstwertgefühl nicht allein von dem Beruf oder der Beziehung abhängig zu machen. Denn wie wir alle wissen: Das kann mal besser und mal schlechter laufen. Alles, was Ihnen Freude macht, können Sie zum Hobby machen.

Tag 25: Entwicklung Hobby

Gehen Sie der Freude nach. Was haben Sie gerne getan oder würden Sie gerne tun? Oder was wollten Sie immer schon mal tun? Missbrauchen Sie Ihren Partner, Ihre Partnerin oder Familie nicht als Entschuldigung, Ihrer Freude an einer Sache nicht nachzugehen. Wenn Sie sich dabei erwischen, dass Ihnen einer oder mehrere Glaubenssätze, wie z. B. »*Ein guter Vater/Ehemanl/ Sohn etc. tut so etwas nicht*«, einfällt, dann gehen Sie bitte zu Tag 13 zurück. Fällt Ihnen kein Hobby ein, dann gehen Sie zu Tag 12 zurück und überprüfen Glaubenssätze wie »*Ich bin das nicht wert*«. Die Erfüllung, Leichtigkeit und Freude, die Sie durch Ihr Hobby erfahren, werden Sie in Ihren Beziehungen mehrfach weitergeben und ernten.

Tag 26: Bestandsaufnahme Beruf

Mit unserem Beruf verbringen wir sehr viel Zeit. Er schafft die materielle Grundlage für unsere Existenz und sichert unseren Le-

bensstandard. Außerdem ist er auf einer weiteren Ebene mit unserer Lebensaufgabe verbunden, wir können unsere Fähigkeiten, Talente und Kompetenzen im Beruf ausleben – er wird dann zur Berufung.
Wie sieht Ihr Verhältnis zu Ihrem Beruf aus?

Dies trifft für mich zu:
• Meine Arbeit erfüllt mich mit Freude und Befriedigung.
• Ich kann meine Kreativität in der Arbeit ausleben.
• Ich kenne meinen Wert und verbiege mich nicht.
• Ich handle eigenverantwortlich.
• Ich schaue während der Arbeit nie auf die Uhr.

• Mir wird schon schlecht, wenn ich an die Arbeit denke.
• Meine Arbeit langweilt mich unendlich.
• Ich erfahre durch die Arbeit keine Anerkennung.
• Ich werde von den Kollegen, vom Chef gemobbt.
• Ich habe Angst um meinen Arbeitsplatz.
• Ich stehe in der Arbeit ständig unter Druck und fühle mich gestresst.
• Ich kann von der Arbeit nicht abschalten.
• Alle schwierigen Aufgaben landen auf meinem Tisch, der der Kollegen ist leer.

Tag 27: Entwicklung Beruf
Wenn Sie Ihren Beruf nicht als Arbeit empfinden, dann sind Sie ein Glückspilz.

Für alle anderen: Kündigen! Finden Sie heraus, was Ihnen wirklich Spaß macht und welche Tätigkeit Ihren Bedürfnissen entspricht. Das nützt Ihnen und Ihrem Arbeitgeber. Erstens langweilen Sie sich nicht zu Tode und zweitens sind Sie wegen Ihrer Erfüllung und Freude besser als jeder, der die gleiche Arbeit nur zum Broterwerb ausführt. D. h., Sie sind produktiver und sichern sich so Ihren Job.

Tag 28: Inspiration Krankenkasse
Nachdem Sie Ihre Fähigkeiten zur Stärkung Ihrer Selbstheilungskräfte erkannt und entwickelt haben, fordern Sie von Ihrer Krankenkasse, dass sie sanfte komplementärmedizinische Methoden wie in der Schweiz übernehmen. Fordern Sie Ihre Krankenkasse auf, Ihnen einen günstigeren »Tarif für selbstverantwortliche Patienten« anzubieten. Fordern Sie Ihre Krankenkasse auf, in echte Vorsorge zu investieren, indem sie ihre Mitglieder über den Zusammenhang zwischen tierischen Proteinen, Stress und den Volkskrankheiten informiert. Beantragen Sie, dass die Kurse zur Quanten-Diät und Quanten-Medizin von Ihrer Krankenkasse bezuschusst werden.

Tag 29: Inspiration Politiker
Schreiben Sie Ihrem Bundestagsabgeordneten, dass er sich dafür einsetzen soll, dass die Ernährungsempfehlungen des Bundes mit denen der Subventionen für die Agrarindustrie abgeglichen werden. Unterrichten Sie ihn über die »China-Studie« und dieses Buch und über die darin vorgeschlagenen Lösungen für das Problem der steigenden Gesundheitskosten und unserer verfallen-

den Gesundheit. Fordern Sie ihn auf, dafür zu sorgen, dass das Wissen, wie man durch Ernährung etc. verhindern kann, an den Volkskrankheiten zu erkranken, Unterrichtsstoff in den Schulen wird.

Tag 30: Inspiration Krankenhaus
Schreiben Sie dem Chefarzt und dem Klinikleiter Ihres Krankenhauses. Unterrichten Sie diese über die »China-Studie« und dieses Buch, über den Zusammenhang zwischen tierischen Proteinen, Stress und Krankheit. Fordern Sie von ihnen, dass sie eine strikt vegane Ernährung bester Qualität in ihrem Krankenhaus einführen und dies als Heilmittel erkennen. Schlagen Sie den Herren vor, dass die Patienten durch Ernährungsberater bzw. durch das Senden von Schulungsfilmen auf dem Krankenhauskanal fortgebildet werden. Die Patienten sollen eine Fortbildung darüber erhalten, wie sie zu ihrer Heilung durch die richtige Ernährung und durch mentale Techniken selbst beitragen können, ihren Stress abzubauen. Fragen Sie Ihren Chefarzt, wie weit die Verordnung zur Umsetzung der Krankenhaushygiene zur Eindämmung der Krankenhauskeime umgesetzt ist bzw. bis wann. Weisen Sie ihn auf die Zusammenhänge zwischen dem organisatorischen Stress und den Behandlungsfehlern hin. Fordern Sie die Herren auf, für heilende Atmosphäre anstelle einer Umgebung kostengeplagter Personalknappheit zu sorgen. Einen Entwurf finden Sie unter www.der-quanten-mediziner.de.

ÄRZTELISTE

Dipl.-Med. Rita Winter
Fachärztin für Allgemeinmedizin
Selliner Straße 17
04207 Leipzig
Tel.: (03 41) 4 11 10 78
E-Mail: hausarztwinter@gmx.de
www.hausarztwinter.de

Dr. med. Silvia Fischer
Fachärztin für Arbeitsmedizin
Gesundheitsdienst
BMW Werk Leipzig
04359 Leipzig
Tel.: (01 76) 42 04 30 28

Dr. med. Petra Koch
Praxis für ganzheitliche Medizin
Ahrensburger Straße 38a
22041 Hamburg
Tel.: (0 40) 76 08 08 81
Fax: (0 40) 76 08 08 85
E-Mail: praxis@kimochi.de
www.kimochi.de

Dr. med. Michael Buthke
Internist und Apotheker
Waldstraße 13–15
24939 Flensburg
Tel.: (04 61) 1 30 61
Fax: (04 61) 1 30 63
E-Mail: info@akumotion.com
www.akumotion.com

Dr. med. Alexandra von Kühlmann
Praxis für klassische Homöopathie
Linprunstraße 56
80335 München
Tel.: (08 9) 1 29 53 25
E-Mail: a.bodhichitta@mnet-online.de

Dr. med. Torsten Fischer
Facharzt für Orthopädie, Diplom-
osteopath D.O. DAAO
Praxisklinik für Ganzheitsmedizin in
Praxisgemeinschaft
Infanteriestraße 19/5
80797 München
Tel.: (0 89) 12 71 46 66
Fax: (0 89) 12 71 46 72
E-Mail: tf@praxisklinik-fischer.com

ÖSTERREICH

Dr. Karin Unger
Fachärztin für Neurologie und Psychiatrie
Hügelgasse 12/6
A-1130 Wien
Tel.: (00 43-1) 8 76 89 15
Fax: (00 43-1) 8 76 89 15-20
E-Mail: dr.unger@chello.at

HEILPRAKTIKER

Monika Urban-Schriefer
Heilpraktikerin klassische Homöopathie
und Bioresonanz
Flotowstraße 11
10555 Berlin
Tel.: (0 30) 3 92 74 32
E-Mail: silicea13@web.de

Sasha J. Beuermann
Kiefholzstraße 412
12435 Berlin
Tel.: (01 76) 22 14 90 57
E-Mail: sasha.beuermann@googlemail.
com
www.gesundheitsberatung-berlin.net

Pauly Dahms
Lindenstraße 31f
12555 Berlin
Tel.: (0 30) 65 26 02 15
E-Mail: zenturius3@aol.com

Susanne Loßmann
Carl-Schurz-Straße 34
13597 Berlin
Tel.: (0 30) 64 49 96 60
E-Mail: naturpraxis@s-lossmann.de
www.s-lossmann.de

Kirsten Selina Baumann
Naturheilpraxis Seelen-Balance
Alt Nowawes 66
14482 Potsdam
Tel.: (03 31) 7 40 89 34
E-Mail: kontakt@praxis-seelen-balance.de
www.praxis-seelen-balance.de

Heidi Bonow
Praxis für energetische Medizin
Wiesenweg 28
21354 Bleckede/OT Walmsburg
Tel: (0 58 53) 98 03 01
E-Mail: heidi.bonow@t-online.de
www.naturheilpraxis-lueneburg.de

Katrin Ripa
Flaßbarg 117
22549 Hamburg
Tel.: (0 40) 8 32 06 58
E-Mail: info@katrin-ripa.de
www.katrin-ripa.de

Kerstin Kauffeldt
Schwarzer Weg 8
22955 Hoisdorf
Tel.: (0 41 07) 31 24 34
E-Mail: info@heilpraktiker-kauffeldt.de
www.heilpraktiker-kauffeldt.de

Susanne Wulf
Claudiusstraße 15
22967 Tremsbüttel
Tel.: (0 45 32) 9 79 87 54
E-Mail: sw-heilpunkt@web.de
www.sw-heilpunkt.de

Andrea Krahl
Am Veilchenhang 28
35452 Heuchelheim
Tel.: (06 41) 6 30 90
E-Mail: info@heilpraxis-krahl.de
www.heilpraxis-krahl.de

Gabriele Nies
Schaphausstraße 6
45239 Essen
Tel.: (02 01) 4 08 82 32
E-Mail: g.nies@arcor.de
www.naturheilpraxis-nies.de

Hanne Heintz
Stöberlstraße 59
80686 München
Tel.: (0 89) 58 98 78 55
E-Mail: hanneheintz@arcor.de
www.quantenmethode.de

Karin Koczy
Forstenrieder Parkstraße 19
82131 Gauting
Tel.: (0 89) 7 25 71 61
E-Mail: info@auxilia-vita.de
www.auxilia-vita.de

Karin Putfarken
Amperweg 12
85221 Dachau
Tel.: (0 81 31) 8 52 11
E-Mail: info@karin-putfarken.de
www.karin-putfarken.de

Elfriede Grasser
Friedensstraße 43
85591 Vaterstetten
Tel.: (0 81 06) 3 28 24
E-Mail: elfriedegrasser@yahoo.de

Marion Plank
Carl-Maria-von-Weber-Straße 41
93053 Regensburg
Tel.: (09 41) 64 66 03 83
E-Mail: info@gesund-bleiben.eu
www.gesund-bleiben.eu

Sabine Gruber
Satzdorf 16
93486 Runding
Tel.: (0 99 71) 20 08 90
E-Mail: info@naturheilpraxis-gruber.com
wwww.naturheilpraxis-gruber.com
www.natur-bioaesthetik.de

Doris Huber
Freundorf 20b
94572 Schöfweg
Tel.: (0 99 08) 8 72 15 50
E-Mail: doris_huber@gmx.de

APOTHEKER

Christian Lindinger
Apotheker, Präventions-Coach und
Ernährungsberater
Wittelsbacher-Apotheke
Ludwigsplatz 7
94032 Passau
Tel.: (08 51) 3 61 33
E-Mail: info@apotheke-passau.de

PSYCOTHERAPEUTEN

Horst Vogt
Heilpraktiker für Psychotherapie,
Diplompsychologe
Stockstraße 3
04155 Leipzig
Tel.: (03 41) 42 88 95 59
E-Mail: awg_sicher@web.de
www.therapie.de/psychotherapie/horst.
vogt/
Silvia Ehl
Heilpraktikerin für Psychotherapie
Rykestraße 54
10405 Berlin
Tel.: (0 30) 4 43 91 39
E-Mail: silvia.ehl@gmx.de
www.seelenreisen.eu

Irmela Siemer
psychologische Beraterin ALH
Energie-Coach
22303 Hamburg
Hamelausweg 6
Tel.: (0 40) 27 72 68
E-Mail: i.si-coaching@web.de

Doris Schmalhofer
Heilpraktikerin (Psychotherapie)
Schulstraße 30a
80634 München
Tel.: (0 89) 14 34 80 88
E-Mail: doris.schmalhofer@gmx.de
www.doris-schmalhofer.de

Sarah Baumgart
Heilpraktikerin für Psychotherapie
Heidingsfelderweg 51
85072 Eichstätt
Tel.: (0 84 21) 9 37 81 88
E-Mail: post@praxiswunderwerk.de
www.praxiswunderwerk.de

Brigitte Pirchmoser
Heilpraktikerin für Psychotherapie
Praxis Anzing
Bergstraße 9a
85646 Anzing
Praxis München
Sendlinger-Tor-Platz 10
80336 München
Tel.: (0 81 21) 43 79 30
E-Mail: praxis@brigitte-pirchmoser.de
www.brigitte-pirchmoser.de

Ulrike Bach
Coach und Therapeutin, Heilpraktikerin
Lützowstraße 25
86167 Augsburg
Tel.: (08 21) 7 94 77 45
E-Mail: info@ulrikebach.de
www.sich-selbst-bewusst-führen.de

PHYSIOTHERAPEUTEN

Andrea Gladrow
Physiotherapeutin
Praxis für ganzheitliche Physiotherapie
Hauptstraße 44
21614 Buxtehude
Tel.: (0 41 61) 8 10 20
E-Mail: andrea.gladrow@yahoo.de

Nachiero Sandra
med. Masseurin
Richardstraße 101
40231 Düsseldorf
Tel.: (02 11) 5 45 24 42
E-Mail: mail@well-med.info
www.well-med.info

Ute Neuberger
Psychotherapie (HPG),
Traumatherapie (EMDR, Ego-State,
Aufstellung)
Agnesstraße 44
80798 München
Tel.: (0 15 77) 4 28 09 66
E-Mail: indieganzheit@web.de

ÖSTERREICH

Danja Brands
Physiotherapeutin
Herminengasse 4/11
A-1020 Wien
Tel.: (00 43-6 99) 11 44 41 48
E-Mail: danja.brands@gmail.com

REGISTER

2-Punkt-Methode 10, 21, 174ff.
- Grundlagen 176f.
- Selbstanwendung 176ff.
- Übungen 178ff.
- Wirkung 185ff.

Achtsamkeit, mangelnde 139
ADHS 80
Adipositas 49ff., 220ff.
Allergien 225
Alzheimer → Morbus Alzheimer
Antioxidantien 64f., 219
Apotheker 257
Arzneimittelnebenwirkungen 143ff.
Arztbesuch 241
Ärzte 162ff.
- Ausbildung 32ff., 162f.
- Interessen 166ff.
- überforderte 157ff.
Ärzteliste 282f.
Ärzteverbände 254
Arzt-Patienten-Beziehung 87ff.
Arztsuche 240ff.
Augenleiden 64f.
Autoimmunerkrankungen 68f., 225
- Wirkmechanismus 59

Beobachtereffekt 115
Bewegung 51f., 112f., 229ff.
Bewusstheit/Bewusstsein 26f., 29f.
Bildgebende Verfahren 243ff.
Bildungsdilemma 162ff., 253
Blockaden 94ff., 187ff.
- umwandeln 187ff.
Brustkrebs 56f., 75, 148f.
Bypass-Operationen 45ff.

China-Studie 37ff.
Cholesterinwerte 39f.

Darmkrebs 58, 75
Demenz 65f.
Diabetes mellitus 59ff., 223f.
Diagnosen 243f.
Diäten 48ff.
Distress 81

Eigenverantwortlichkeit 110, 168f.,
 244ff.
Emotionen 100ff.
Entschlacken 227
Entschleunigung 139f.
Entspannung 202ff.
- Tipps 203
Epigenetik 79f.
Ernährung 35ff., 41f., 50, 207ff.
- biologische 213f.
- quantenphysikalische 210f.
- Regeln 211ff.
- Rohkost 211
- vegane 37, 53, 216
- vegetarische 222
- Vielfalt 219f.
Ernährungsempfehlungen 220ff.
Ernährungslügen 118
Eustress 81
Experten 120f.

Fehldiagnosen 145f.
Fette 214, 217f.
Fettsucht → Adipositas
Filtereffekt 24ff.
Fixiertheit 105
Forschungsergebnisse 120ff.
Freie Radikale 224f.
Freiheit 93f.

Ganzheitlichkeit 124f.
Geist 15ff.
Geistige Fähigkeiten 174ff.

Geistige Nahrung 110f.
Geistig-mentale Faktoren 111
- Einfluss 67ff.
Geistig-mentales Potenzial 84ff.
Geistig-spirituelle Gesundheit
- Grundlagen 108ff.
Gesundheit 29f., 32ff.
- Wirtschaftsfaktor 124ff.
Gesundheitssystem 134ff.
- Kosten 9, 28, 134ff.
Getränke 214f.
Gewohnheiten 95ff., 130
Glaubenssätze 174
Grundkräfte, physikalische 16ff.

Hausmittel 232ff.
Heilmethoden, alternative 232ff.
Heilpraktiker 241f.
Heilung 26f.
Herz-Kreislauf-Erkrankungen 40ff., 222
Homöostase 32, 68f.

Iatrogene Krankheiten 142f.
Immunsystem 59f.
Impfungen 150
Infekt, grippaler 201
Informationen 21ff.
Informationsstrategien 115ff.
Interessen, wirtschaftliche 117, 124ff.
Interessenkonflikte 150
Intuition 23
Ist-Zustand 172f.

Kindheitstraumata, Verarbeitung 94
Kohlenhydrate 219
Konfliktfähigkeit 270
Krankenhäuser 253f.
- Aufenthalte 157
- Keime 141ff.
Krankenkassen 125, 135, 146, 240
Krankheiten 32ff.
- erfundene 159ff.
- Hauptursachen 137
Krebs 146ff., 197f.

- Früherkennung 146ff.
- Punktierung 146f.
- Umweltfaktoren 76f.

Lebensaufgabe 109
Liebe 92f.

Magnetfeld 17
Mammografie 148ff.
Materie 15ff.
Medikamente, Überverordnung 250
Mehrfacherkrankungen 133f.
Mental ... → Geistig ...
Misstrauen 128f.
Morbus Alzheimer 65f.

Nahrungsergänzungsmittel 123f., 214
Nichtlokalität 21ff.
Noceboeffekt 81ff.

Operationen 132ff., 251ff.
Osteoporose 63f., 226

Patient 11, 30f.
Patientenverhalten 137f.
Pflegepersonal
- überfordertes 157f.
Pharmaunternehmen 162ff.
Philosophie 21f.
Placeboeffekt 86ff.
- Studienergebnisse 88f.
Politik 115ff., 255f.
Prostatakrebs 59f., 75, 147f.
Proteine, tierische 40f., 209
Psycho-Neuro-Immuno-Endokrinologie
  72f.

Quanten-Medizin 10, 124
- 30-Tage-Programm 259ff.
- Behandlungsansätze 172ff.
Quanten-Mediziner
- Arbeitsmethoden 199ff.
Quanten-Physik 13f.
Quanten-Verschränkung 21ff.

287

Resonanzgesetz 19ff., 177f.
Rheuma 199f., 225

Schmerzkompensation 18
Schulmedizin 81, 141ff.
Schwingungen 20
Seelische Gesundheit
- Grundlagen 92ff.
Seelisches Befinden 32f.
Selbstachtung 92
Selbsterfüllende Prophezeiung 25, 103,
    176f.
Selbstheilungskräfte 23, 25, 29
Simonton-Methode 196ff.
- Anleitung 197
Spontanremissionen 91f.
Sterben 28
Stress 67
- Anfälligkeit 77ff.
- Folgen 80f.
- Genveränderung 77
- in Krankenhäusern 155ff.
- körperliche Auswirkungen 70ff.
Stressachsen 72ff.

Stressmodell 68f.
Suchtverhalten 106

Therapien 243f.
Transfettsäuren 214
Traumata 94, 108

Unbewusstheit 141
Unfälle 138f.

Veränderung 250f.
Verantwortung 126f.
Verhalten 125
Verstrickungen 107f.
Vitamin C 65
Volkskrankheiten 131

Weltbild 13ff., 27f.
Widerstand 106
Widerstandskraft 30f.
Wissen, fehlendes 127f.
Wunderheilungen 91f.
Wünsche 104f.